JN021287

モリー・マルーフ
矢島麻里子 訳

脳と身体を最適化せよ！

「明晰な頭脳」「疲れない肉体」「不老長寿」
を実現する科学的健康法

The Spark Factor

The Secret to Supercharging Energy,
Becoming Resilient,
and Feeling Better Than Ever

Dr. Molly Maloof

ダイヤモンド社

無条件の愛を注ぎ、人生の意味を教えてくれた
素晴らしい両親と4人の姉妹にこの本を捧げる。

THE SPARK FACTOR
by
Molly Maloof

Copyright © Molly Maloof, 2023

Japanese translation rights arranged with Glass Literary Management, New York
through Tuttle-Mori Agency, Inc., Tokyo

自分の能力を最大限に発揮して生きることを目指す人の
必読書として、本書を心から推薦する。

『シリコンバレー式　自分を変える最強の食事』著者
デイヴ・アスプリー

推薦

本書の著者、モリー・マルーフ医師と私は、2019年に開催されたバイオハック〔身体の内外の環境を整えて主体的に健康の最適化を図る手法〕に関するパネルディスカッションの壇上で出会った。メディアは私のことを「バイオハックの父」と呼んだ。私が10年以上前からこの活動を始めていたからだ。

健康法としてマイナーな存在であったバイオハックはいまや主流となった。メリアム・ウェブスター社が「バイオハッキング（biohacking）」を辞書に加えたほどだ。

生まれつきの限界を超えて能力を――寿命さえも――延ばすために、人類は脳と身体をどれだけアップグレードできるのか？ 私はずっと関心を持ち続けている。

私はこれまでに何百万ドルも投じて、最大寿命（100年と言わず200年近く、可能ならばそれ以上）に到達できる域まで身体を整え、知的能力とレジリエンス〔回復力〕を高める最新のイノベーションやツール、テクノロジーを試してきた。もし巷にバイオハックを高いレベルで実践している人がいれば、私はその人物をおそらく知っている。

しかし、モリー・マルーフ医師の名はまだ聞いたことがなかった。隣にいるこの見知らぬ若い医師は誰だろうと私は思った。

まず気づいたのは、彼女の明晰な頭脳だ。知識が豊富で、（のちにわかる）実年齢よりもはるかに若く見えることに感銘を受けた。彼女自身がまさにバイオハックの概念を実証していたのだ！ 専門家レベルでバイオハックを実践している彼女の存在を、なぜ今まで知らなかったのか不思議でならなかった。

モリーは当時、シリコンバレーでコンシェルジュドクター〔企業やエグゼクティブを顧客とする専属医師〕として働き、栄光を独り占めしていたテック企業の顧問医を務めていた。

彼女は舞台裏で黙々と仕事をしながらスポンジのように知識を吸収し、**最高のパフォーマンスを発揮するために脳と身体を最適化する方法をスタンフォード大学で教えていた。**そして、状況が整い次第、自らの会社を立ち上げ、自分の本を携えて表舞台に立てるように準備をしていたのだ。

そしてまさに今、モリーは表舞台に立った。胸が躍るようだ。

モリーは私がこれまで出会った中で最もオープンで、好奇心と探究心に満ちた、批評的感性の持ち主の一人だ。バイオハックの専門家でありながら、常にもっと学び、大きな問題に取り組み、最新の発見を実行に移すために探究を続けている。

モリーが本を書いていると知ってわくわくした。私にとっていちばん興味深かったのは、さまざまなバイオハックが男性と女性に及ぼす影響の違いを解き明かしている点だ。

男性は女性をひと回り大きくした存在ではなく、その逆でもない。**私たちはみな唯一無二の存在であり、だからこそバイオハックはアートでも科学でもある。**

ポッドキャスト『ザ・ヒューマン・アップグレード』の1000近いエピソードの中で、私はバイオハック分野の数十人の女性にインタビューしてきた。男性に効果があるバイオハックの多くは女性にも効果があるが、いくらか相違点もある。

男性と女性とではホルモンの特徴が違うため異なる介入が必要であり、女性ホルモンの不安定で周期的な性質がバイオハックをいっそう複雑で興味深いものにしている。

モリーはこの画期的な本の中で、専門的でハイレベルなバイオハック界のツールや原則、イノベーションを取り上げながら、一度もバイオハックを試したことのない人でもそれを理解し実践できるようにかみ砕いて説明している。

ほとんど理解されていない「エネルギーが人生を動かす」というバイオハックの基本原則からモリーは説明を始めている。

特に高校の生物の授業で習ったことをほぼ忘れている人たちのために、人の体内で起きている現象に新たな角度から光を当てている。

私たちの体内にいるミトコンドリアこそがこの本の原題となった「スパーク」だ。この「細胞のバッテリー」のエネルギーがあなたの人生を動かしている。自分の身体を大事にするとは、ミトコンドリアを大事にすることなのだ。

では、どうすればいいのか？

モリーがその具体的な方法を教えてくれる。あなたは細胞のバッテリーであるミトコンドリアの充電の仕方、使い方、外部充電の方法を学ぶことができる。

この本の最も素晴らしい特徴のひとつは、エネルギー容量を最大化するために食事や運動をバイオハックする方法を学べると同時に、あらゆる人のエネルギー切れを引き起こすストレスへの対処法も教えてくれる点だ。

小児期のトラウマや「危険」信号がもたらす根本的なストレス、人生におけるホルモンの働き（とホルモンをハックする方法）、さらには人間関係や性に関するさまざまな問題にもモリーは新たな光を投げかけている。

この本はまさに総合的な手引書だ。

誰もがここから何かを学べるはずだ。食事、マイクロバイオーム（人間の身体に共生している微生物の集合体）、理想的なトレーニング、性生活、ホルモンの変化、心や精神性など、健康に関するあなたの関心事が何であれ、モリーは高いレベルで議論し、わかりやすい言葉で説明し、問題への対処や解決を助け、次のレベルに進むためのライフスタイルの処方箋を授けてくれる。

これは稀有なスキルだ。天才級の頭脳を持つ人に、温かく親しみやすい人は多くない。だが、彼女は間違いなく、この本のテーマであり、誰もが身につけ活用することを目指す「スパーク」の持ち主だ。

モリーはイノベーターであり、起業家であり、未来志向の人である（かく言う私も同じだ）。私は彼女の心の持ちようを気に入っている。何が起きようとしているかを見極め、それに備えるための知識を持ち合わせている。

人の健康改善に取り組む最も先進的なテック企業の顧問医を多数務めているため、今すぐ知りたい内部情報にも通じている。

あなたがバイオハックに興味を持ち始めたばかりでも、ベテランのバイオハッカーでも、バイオハックという言葉を今まで聞いたことがなくても、『脳と身体を最適化せよ！　「明晰な頭脳」「疲れない肉体」「不老長寿」を実現する科学的健康法』は、あなたが求める成果を挙げる手助けができる。

慢性疾患の治療に役立ち、人としての到達点の限界に挑むのを後押しする。

この本がバイオハック界やさらに幅広い分野にどのような影響を及ぼすのか見届けるのを楽しみにしている。

自分の能力を最大限に発揮して生きることを目指す人の必読書として、本書を心から推薦する。

デイヴ・アスプリー（『シリコンバレー式　自分を変える最強の食事』著者）

はじめに

あなたの細胞の一つひとつに、生命の「スパーク」がある。身体を動かす電気エネルギーだ。人によっては「気」「プラーナ」「生命力」と呼ぶ。どの文化や神話にも存在する普遍的概念だ。

だが、それは神話ではない。あらゆる生命がこのスパークから生まれている。

日常生活の要求によって、私たちのスパークは曇り始めている。

私たちは「慢性的で容赦ないストレス」に押しつぶされそうな感覚を抱いている。

有害物質に汚染された環境の中で暮らしている。

炎症を悪化させ、ホルモンバランスを乱し、血糖を不安定にし、マイクロバイオーム（微生物叢（そう）〔人間の身体に共生している微生物の集合体〕）の健康を損なう加工食品を食べている。

生活が便利になりすぎて、身体を動かす必要がない。多くの人が日中はデスクワーク、夜は一晩中テレビやコンピュータの前から動かない座りっぱなしの生活をし、その代償として、睡眠の質を下げる概日リズム障害に陥っている。

私たちはデジタルでコミュニケーションをとり、安心感や支えにつながるアイコンタクトや身体的な触れ合いを伴う対面でのコミュニケーションにあまり時間を割かない。人生は瞬く間に忙しなく過ぎていき、常に孤独を感じている。そして、それがスパークの曇りにつながっている。

これは単に比喩的な曇りではない。**細胞が生み出すエネルギーが目に見えて減少しているのだ。**このスパークがなければ健康に長生きすることはできない。細胞レベルでエネルギーの産生が抑えられると、私たちを活気づける明るいスパークは輝きを失う。

脳と身体を最適化し、潜在能力を引き出す

しかし、あなたのスパークを再び輝かせることができると言ったらどうだろうか？

それができれば、夢を追いかけるエネルギーが手に入る。

今どのライフステージにいたとしても、必要なエネルギーがすべて得られる。

人生最高の時期を引き延ばし、年齢を重ねても明晰な頭脳と疲れ知らずの肉体を保てる。

生活の質を最大限に高め、幸福度を増し、慢性疾患の発症リスクを下げられる。

自らの内なるスパークを活用することが、身体的・知的・精神的な潜在能力を引き出す鍵となる。バイオロジーを意図的に操って脳と身体を最適化するバイオハックは、まさにそれを行う

手法なのだ。

『脳と身体を最適化せよ！　「明晰な頭脳」「疲れない肉体」「不老長寿」を実現する科学的健康法』へようこそ。

私のキャリアは、コンシェルジュドクター、スタンフォード大学講師、起業家、プロのバイオハッカーと多岐にわたる。

私は優れた業績を挙げているテック企業のエグゼクティブや億万長者の投資家、シリコンバレーの起業家、アカデミー賞受賞歴のある俳優などに個別化医療サービスを提供してきた。

こうした人々は、**最先端の技術や研究を活用して、寿命（どれだけ長く生きるか）と健康寿命（どれだけ長く健康と身体機能を維持できるか）をハックする方法を試すことに情熱を燃やしている。**シリコンバレーのテック起業家ほど、人間の健康寿命と寿命をハックすることに文字どおり多額の投資をしている人はいない。

私はこうした起業家の多くから、明晰な頭脳をできる限り長く保てるよう、自らのエネルギーを最大限に引き出す手助けをしてほしいと依頼されている。

こうした人たちは野心的な長寿目標を掲げている。**頭脳の明晰さと身体的健康を失わずに100歳を超えても生きたい**と願い、その願いの実現方法を研究する企業に携わっている。

私はこれらの企業に助言することが多いため、新しい技術やイノベーションにも一から関わっている。私の患者の多くは高いレベルの特権を有し、通常は利用不可能な医療にアクセスできる。

しかし、こうした特別な医療的介入を受けるための障壁が崩壊し始めているのは朗報だ。自分の健康とパフォーマンスはコントロールできるという考え方を受け入れる人が増えるなか、**バイオハックは健康法として主流になりつつある。**

これまで私が患者に提供してきた個別化ソリューションの多くが、技術プラットフォームによって拡張性のある製品やサービスへと変わっている。

たとえば、個別にカスタマイズしたサプリメントやプロバイオティクス〔適正な量を摂取したときに有用な効果をもたらす生きた微生物〕、ニュートリゲノミクス（栄養ゲノム学）、持続グルコースモニタリング、持続心拍変動モニタリングはいずれも10年前はニッチなサービスだったが、今では消費材として広く利用できる。

健康やウェルネス、パフォーマンスの目標達成に向けて、自らの生体情報をトラッキングする利点に気づく人が増えるにつれ、価格もますます手頃になっている。

バイオハックは最新のテクノロジーに根差す一方、場合によっては、ローテクであったり、まったくテクノロジーを使わなかったりもする。

とはいえ、**最もシンプルなバイオハックでも、健康状態を変化させ、スパークを輝かせ、細胞のバッテリーを充電し、人生を好転させることができる。**

あなたも試してみてはいかがだろうか?

「自身のエネルギー不足」に気づく

私は子どものころ、健康問題を多く抱え、耳の感染症、連鎖球菌性咽頭炎、肺炎、へんとう炎など複数の感染症を患っていた。私のいちばん古い記憶は入院しているときのもので、それが病院への親近感や医師になることへの興味につながったように思う。

私は11歳で思春期に入り、ホルモンの作用で自制心を失うようになった。12歳ごろまでは落ち着かずに混乱していた。「いつかこれらのことが自分に起きている理由がわかり、対処法が見つかるはずだ」と当時考えていたことを覚えている。

13歳のとき、書店で『Becoming a Physician(医者になること)』(未邦訳)という本を見つけ、自分が進む道の青写真を描き始めた。高校に入学すると、将来医師になるという強い意欲と高い集中力で、睡眠時間を削って勉強した。サプリメントにも興味を持つようになり、バイオハックという言葉ができる前から自分の脳と身体の状態をハックしようとしていた。

大学に入っても、引き続き目標に従って生活を組み立てた。関連するクラブにはすべて参加したし、病院でボランティアをしながら研究に取り組み、複数の図書館で勉強し、学び方を身につけることに集中した。そのときは知る由もなかったが、その学びこそが私のバイオハッカーとしての将来の土台となった。

自分の身体問題を解決し、自ら立てた健康目標を達成する方法を見いだす、これはまさにバイオハックそのものだからだ。

しかし、経験した人ならわかるように、医学部の環境は過酷極まりない。医学部生活の半ばで、私は打ちひしがれ、もがき苦しんでいた。要は、燃え尽きたのだ。

医学部では心身を回復させる時間がない。私は不満を抱え、成績も下がり、ついにはひどいテスト恐怖症に陥った。自分が自分自身でないような感覚をおぼえた私は、臨床心理士を訪ね、不安症やうつ病を患っているのではないかと訊いた。自分のどこが悪いのか知りたかったからだ。

臨床心理士は何が起きているのかをしっかり確かめたうえで、穏やかにこう言った。

「どこも悪くありませんよ。あなたはただ、自分を大切にせず、ストレスで疲れ切っている医学部生です」

「私自身」が成績不振の原因であることに私はようやく気がついた。**健康に気を配らなかったせいで、かかる負担に見合うだけのエネルギーが不足していたのだ。**バッテリーの再充電が必要だった。

スタンフォード大学で「ライフスタイル改善」を教えた理由

私はエビデンスに基づく健康的な生活の送り方について、できる研究はすべてやろうと心に決めた。

自分はどこでエネルギーを消耗させているのか、どうすればエネルギーを補給できるのか？不調の原因が運動不足やコーヒーの飲み過ぎ、食品選びのまずさ、睡眠不足にあると突き止めるのにさほど時間はかからなかった。

また、家族や友人と過ごす時間も十分ではなく、人とのつながりからエネルギーを補給することもなかった。こうした習慣が積み重なって、エネルギー容量不足による機能不全を引き起こしていたのだ。

私は早速改善に着手した。常識的な時間帯に眠り、規則的な食事を心がけ、ヨガや瞑想を取り入れ、家族と過ごす時間を増やした（後で説明するが、これらはすべて細胞レベルでエネルギーを再充電するのに役立つバイオハックだ）。

ライフスタイルを変え始めると、自分自身の変化を感じとることができた。より幸せになり、成績も上がった。新たな自己養生法を着実に実践して半年ほど経ったころ、私はすっかり変貌を遂げていた。初めて受けた専門医試験は平均的なスコアだったが、二度目の試験では上位1%に入ったのだ！

クラスメートは信じられない様子で、一体何をしてこれほど劇的にスコアを上げたのか知りたがった。

「ライフスタイルを変えたのよ」。私はクラスメートにそう言った。専門医試験の結果は、私が遂げた変化のきわめて明快で客観的な証しだった。この方法を学生に教える人が誰もいないことが信じられなかった。

私はその後、まだ医学部生の身でありながら、専門医試験向けの授業を設計し、その授業は医学部のカリキュラムに組み込まれた。また、**ライフスタイルを変えることで成績アップを図る授業を、スタンフォード大学で3年間教えた。**

自らが遂げた進歩を振り返り、これまでの人生で自分がどれほど多くのストレスと不安を抱えてきたかに私は気づいた。

健康に良いことを実践し、エネルギーを消耗するのではなくエネルギー容量を増やし始めたとたん、**心身をコントロールする力を取り戻し、**かつてないほど成長できたのだ。方程式は至ってシンプル。「エネルギーの増加＝パフォーマンスの向上」だ。

研修医として働き始めると、従来的な医療システムの限界に悩むようになった。人々に健康になる方法を教えるのではなく、「病気から利益を得ようとするシステム」に組み込まれることを自分は本当に望んでいるのだろうか。私は自分の進路に疑問を持ち始めた。

私は熟慮の末、何とかなると思い切り、医師免許を取得した後に脳と身体の最適化に特化したクリニックを開業した。医療システムと病気治療を重視する仕組みから距離を置き、人間の潜在能力を高める分野に軸足を移す決断をしたのだ。

私は脳と身体に何が起きているのかを把握することで、問題に先回りして病気を予測・予防できるようにしたかった。

それこそが真の健康を叶える秘訣だからだ。

脳と身体を最適化し、人生を取り戻す

あなたは飛びながら修理を続ける飛行機で旅をしたいだろうか？　いや、センサーを備え、フライト前に入念に点検された万全な状態の飛行機に乗りたいはずだ。

人間の身体が飛行機だとすると、バイオハックとは、各種のセンサーを利用してメンテナンスを行うと同時に、飛行機の仕組みを知り、墜落を回避することなのだ。センサーは、あなたの「機体」が5年後に墜落するリスクを察知する。5日もしくは5分後に墜落するリスクでは

ない。それでは手遅れだからだ！

バイオハックにより、自分の細胞の中に電源があらかじめ備わっていることが理解できる。あなたは創造的なエネルギーの力（それを使う目的が会社を立ち上げる、アートで世界を彩る、有意義な仕事をする、子どもを産むのいずれであっても）を独自で備えている。バイオハックは、あなたが運命や人生の目的を（それが何であろうと）まっとうできるよう、エネルギーの潜在力を拡大する。

現代ならではの複雑さや困難、喜びがたくさんあるなか、本書の目的のひとつは、21世紀に生きる人間として、**あなたが人生を見いだし、人生に立ち向かい、人生を最適化するお手伝いをすること**にある。

また、バイオハックはもともと興味深く複雑なものだが、こと女性に関しては、人生に周期性があるためにいっそう興味深く複雑だ。その点についても解説していきたい。

あなたが脳と身体を最適化する旅に乗り出すにあたって、目指すべきは完璧ではなく、着実に段階を追って改善していくことだと強調しておきたい。

自らの脳と身体を最適化する方法を身につけることで、あなたが仕事で成果を挙げ、病気やケガを治し、家族を大切にし、「自分で選んだ人生を生きる」素晴らしい感覚を味わえることを願っている。
　これらを達成するには、いずれも十分なエネルギーが必要になる。あなたがこれからの人生を自らの意志に従って生き生きと活動的にレジリエント（強くしなやかな）に生きられるよう、スパークを取り戻すお手伝いをすること、それが本書のゴールだ。

注記：本書全体を通して、さまざまなテクノロジーやサプリメント、アプリ、臨床検査などに言及していく。私のお気に入りのブランドやバイオハックの資料・文献を紹介したウェブサイト（https://drmolly.co/thesparkfactor/）（英語）があるので参照してほしい。

目次

Chapter 2

ミトコンドリアがエネルギーをつくる――62

Chapter 3

現代人に必要な科学的健康法――104

PART 2 運動で脳と身体を鍛える 131

Chapter 4 身体活動――わざわざジムに通わない―― 132

Chapter 5

運動――最も効率的な最適化法――163

PART 3 体内のエネルギーを回復する

Chapter 6 食事——栄養のベスト&ワースト——

Chapter 8

腸――微生物とうまく共生する――283

Chapter 9

代謝——断食は最高の薬——303

PART 4 精神状態を整える 337

Chapter 10 ストレス――不安の原因を整理する―― 338

Chapter 11

メンタル――疲れた心を癒す習慣―― 369

PART 5 人生の幸福を最大化する 405

Chapter 14
人間関係――スマホ中毒と孤独からの脱出――

＊本書には、健康管理に関する助言や情報が含まれています。本書の内容は、かかりつけ医やその他の訓練を受けた医療専門家による助言に代わるものではなく、それを補完するために使用されるべきです。健康上の問題があるとわかっている場合、もしくはその疑いがある場合は、医療プログラムや治療に取りかかる前に、かかりつけ医に相談することをお勧めします。本書で提案されている方法を用いたことによって発生し得るあらゆる結果について、出版社と著者・翻訳者はいっさいの責任を負いません。
＊本文中の〔　〕は訳注を示す。

PART 1

脳と身体を最適化する方法

THE HUMAN ENERGY CRISIS

Chapter 1 なぜ「脳と身体の最適化」が必要なのか？

リスクの軽減や健康維持の取り組みも素晴らしいが、そろそろ身体的・精神的・社会的能力の向上によって健康力を高めることに注意を向け、努力を傾けるべきだ。

——クレイグ・ベッカー（イーストカロライナ大学博士）
ウィリアム・マクペック（ウエルネスコンサルタント）[1]

エネルギー。それは精子と卵子が出会う瞬間から始まる。

卵子が受精したとき、亜鉛による蛍光グリーンの閃光（スパーク）が放たれる。科学者は、それをカメラで捉えている。[2] その受精直後から、卵子のミトコンドリアが胚の発育を促す働きを始めるのだ。

ミトコンドリアは細胞の発電所の役割を果たす細胞内器官であり、電荷を蓄えるバッテリーだ。人生を輝かせ続けることができるかどうかは、ミトコンドリアがいかにうまくエネルギーをつくり、蓄え、使えるかにかかっている。

十分なエネルギーがなければ、身体はやるべき仕事ができない。人生を活気づけることができない。スパークの強さとエネルギー産生能力が、あなたの体調を左右するのだ。


あなたは自分のスパークを感じているだろうか?

起きたときに活力がみなぎっているだろうか? 一日中その状態が続くだろうか?

それとも、一日が終わる前にエネルギー切れを起こすだろうか?

痛みを抱えながら生活している? それはエネルギー欠乏のサインかもしれない。

健康的に輝いている? それはエネルギー容量が十分なサインだ!

現代人が直面している「エネルギー危機」

あなたは、日常生活や社会からの要求に対して十分なエネルギーを持っているだろうか?


私が治療にあたっている患者の大半は、この問いに「いいえ」と答える。実際、近ごろ各病院で患者が訴える主な症状のひとつは「疲労」だ。私はもちろんこの変化に気づいているし、同僚の医師も気づいている。

いまや多くの人が四六時中疲れていて、ウイルスに感染しやすく、気分が優れず、過剰なストレスにさらられるのも普通だと考えてしまっている。しかし、そのどれもが「普通」ではない！

最も重い疲労症状を訴える患者たちには、たいてい同様のパターンが見られる。健康の原則に反した、エネルギー欠乏と免疫機能不全を引き起こすライフスタイルだ。

こうした患者はストレスを感じる大きな出来事に見舞われ、厄介な感染症にかかり、以前のエネルギーレベルまで回復していない。そして、万全とは言えない健康状態が続いている。

エネルギーが十分でないとき、私たちはその不調を感じることができる。**脳が最適に機能せず、身体が効率よく動かず、人生がより困難で負担に感じられ、満足感を得られない。**

まだ病気ではなくても、エネルギー産生不足が続けば、そのうち病気になるのはほぼ間違いない。エネルギーは寿命（命の長さ）と健康寿命（健康でいられる期間）の両方を決定づける主要な基本要素なのだ。

長生きをして、命が尽きるまで人生を楽しみたいなら、エネルギー容量を増やすことに力を注ぐべきだ。

人生の最後まで活動的に過ごす

健康寿命とは、病気や障害を抱えずに生活できる人生の期間を指す。その間は生き生きと活動的で積極的に社会と関わり、認知能力も高い状態にある。

健康寿命の鍵を握るのがエネルギー産生だ。細胞内でつくられるエネルギー量が多いほど、身体がうまく機能し、より長く健康を維持できる。

しかし、人は「死なないこと」にばかり注目する傾向にある。だから、ゆっくりと弱り衰えていく過程を受け入れながら、薬や手術でただひたすら生きる時間を延ばそうとしてしまう。**健康寿命を延ばせば、病気とは無縁の活動的で活力に満ちた生活を送れる年数を増やすことができる。**それこそが、誰もが本当に望んでいることではないだろうか?

最も長寿な人々（110歳を超えて生きるスーパーセンテナリアン）であっても、健康データを調べると、最終的には普通の人がかかる慢性疾患を発症していることがはっきりと見てとれる。

だが、普通の人たちとは決定的に違う点もある。最も長寿な人々が病気になるのは、人生の最後の数年だけ――最後の数カ月もしくは数週間のみというケースもある――という点だ。

つまり、健康寿命が非常に長いのだ!

通常、慢性疾患の悪化は、長い時間をかけてゆっくりと進行し、命が尽きるまで数十年にわたって障害や痛みを引き起こす。

ほとんどの人がこうした経過をたどるため、それは避けられないことに思えるかもしれない。だが、人生の最後の数十年を衰弱しながら過ごすか、それとも活動的に過ごすかどうかは、あらかじめ決まっているわけではない。

あなたが今からどのような生活を送るか――エネルギー容量をどう増やし、維持するか――によって、あなたの行く末が決まるのだ。

「寿命は遺伝子で決まっている」わけではない

長寿は遺伝すると長年信じられてきた。だが、最新の研究によると、寿命に影響する要因のうち、遺伝が関係するものはわずか10～20％程度にすぎない。[3]

米国人の寿命は、１９９０年以降約60％も延びている。その要因のひとつは、公衆衛生的介入だ。下水や排水処理の向上や食の安全、ワクチン、抗生物質、「個人衛生に対する文化的な見方の変化」により、感染症関連の死亡が大幅に減少したからだ。[4]

しかし、**平均寿命が78・９歳であった２０１４年以降、米国の平均寿命は再び短くなる傾向に**

ある。[5] 米国疾病対策センター（CDC）によると、[6] 2020年の米国の平均寿命は77・3歳だ（男女の平均値。女性の寿命のほうが常に少し長い）。

2020年は新型コロナウイルス感染症のパンデミックの影響により平均寿命が前年より1・5歳縮まったが、これは既に起こりつつあった現象が加速したにすぎない。

米国は寿命に関しては、先進国の中で驚くほど順位が低い（日本が最高位）。過去10年間の実際の死因を見ると、修正可能な行動リスク因子（たとえば、偏った食生活、運動不足、喫煙、飲酒、過度のストレス、社会的断絶など）が、私たちの命を縮めるほとんどの慢性疾患の根底にあることが見てとれる。

死因トップの心疾患を例にとってみよう。心疾患は他のどの疾病よりも多くの人を死に至らしめ、1日当たり約10億ドルの医療費と生産性の損失につながっている。[7] 心疾患は中年期に患う場合が多い。驚くほどたくさんの人が35〜64歳の間に心臓発作を起こしている。だが、米国心臓協会によれば、心疾患や心臓発作を含む循環器疾患の80％は予防可能だという。[8]

もうひとつの主な死因である「がん」も、禁煙や栄養価の高い食事、飲酒の抑制、肝炎やヒト・パピローマウイルス（HPV）などのウイルスに対するワクチン接種、皮膚がんの予防対策といった方策を講じることで、50％以上予防できる可能性がある。[9]

さらに、米国では驚くほど糖尿病が蔓延(まんえん)している。米国人の10％以上が糖尿病で、3人に1人が前糖尿病（糖尿病予備軍）だ。その割合は若者の間で最も急速に上昇している。[10]

しかし、2型糖尿病〔遺伝的要因に加え、生活習慣の乱れが原因で発症する糖尿病〕リスクのうち遺伝的要因は10～15％にすぎない。

つまり、糖尿病の発症は、ライフスタイルや社会・経済的要因、環境的要因に大きく左右される。残念ながら、糖尿病予備軍の84％はその自覚がなく、糖尿病を患う人の21％は確定診断を受けていない。[11]

人生の終わりまで脳と身体を最高の状態に保つ

21世紀に生きるほとんどの人が、ミトコンドリア機能不全を引き起こす環境の中で生活している。

現代的な生活が代謝を損なわせ、エネルギー容量不足を招き、炎症の警報信号を作動させ、私たちを実年齢よりも早く老けさせ、慢性疾患を発症させている。

細胞内器官のミトコンドリアが私たちのエネルギーを産生する。つまり、ミトコンドリアの数と健康が私たちのエネルギー容量を決定づけるのだ！

私がミトコンドリアを「バッテリー」と呼ぶ理由はここにある。バッテリー容量が損なわれると、元気を保つために使えるエネルギーが減るため、健康も損なわれてしまう。

遺伝子やライフスタイルから予測される状況にかかわらず、何らかの理由で病気になる人が常に一定割合存在するのは事実だ。

しかし、エネルギー容量を最大化し、エネルギーの消耗を最小限に抑えることで、ほとんどの人が代謝性疾患の発症を予防または遅らせることができる。それもまた事実だ。ところが残念なことに、現代人のほとんどが、エネルギー産生が最適ではない状態で生活している。

米国立慢性疾患予防・健康増進センターによれば、米国人の60％がひとつ以上の慢性疾患を既に患っているが、それも当然だろう。[12]

私は長寿を目指すシリコンバレーの人々のように、150歳まで生きようとは思わない。私の関心事は、できるだけ長く自分の生活の質を維持することだ。

ある時点で私たちの命は尽きる。だが、脳機能と身体機能の終わりが人生の終わりよりも先に――少なくとも、私たちが思うよりも早く――来る必要は断じてない！

110歳まで健康に生きる方法

もしあなたがまだ健康なうちに（まあまあ健康か、やや健康なうちでもいい）エネルギー容

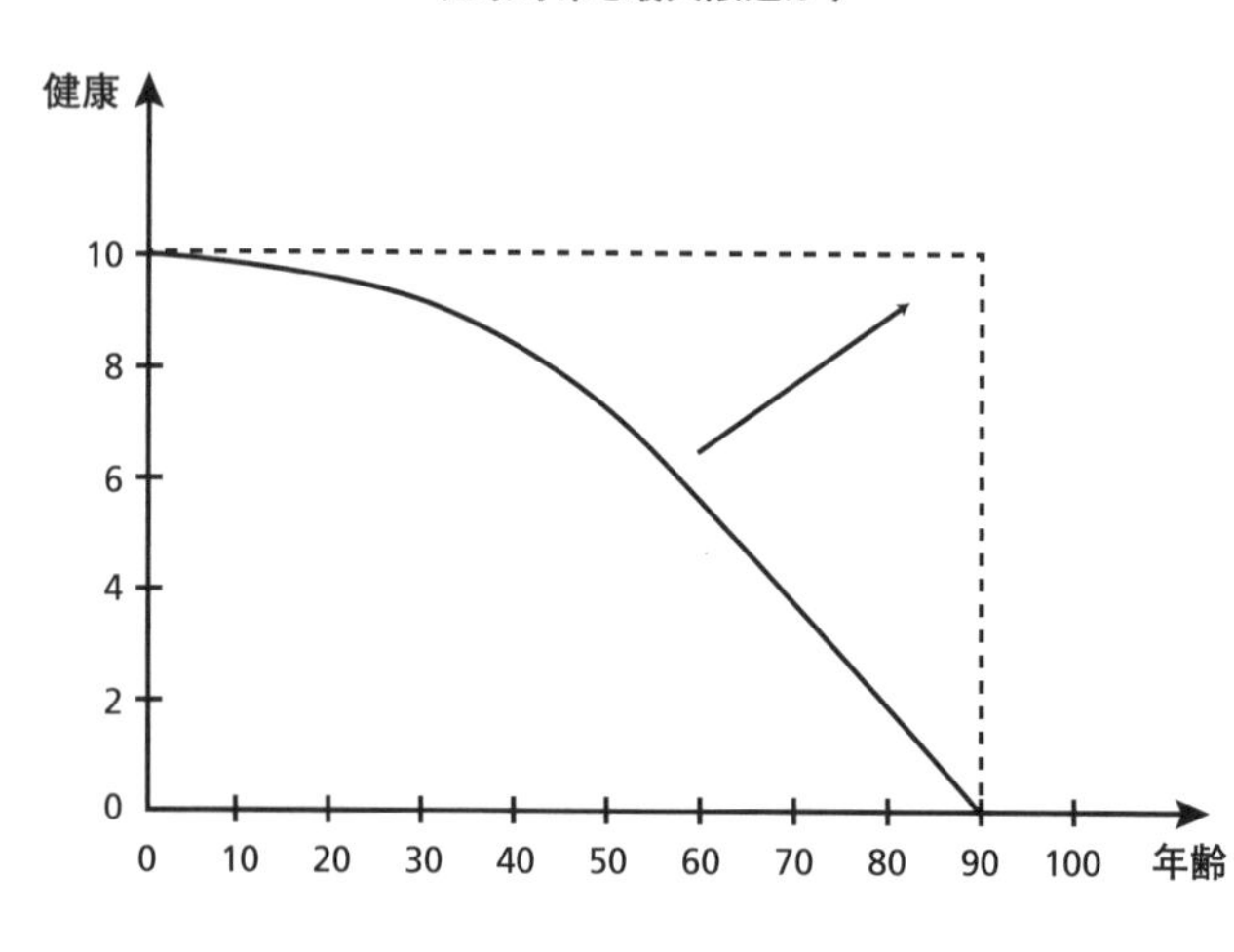

量の最適化に着手すれば、病気や障害の発症を大幅に遅らせることができるだろう。

健康寿命カーブを四角形に近づけて、より質の高い生活を、より長く保てるはずだ。

運が良ければ、健康な状態で110歳の誕生日を祝う「スーパーセンテナリアン」の仲間入りができるかもしれない！

健康寿命を最大限延ばすには、エネルギー容量を減らす行動をやめて、エネルギー容量を増やす行動をとる必要がある。

実に単純明快だ。健康を増進したい、もっと長生きしたい、健康寿命を延ばしたいと願うなら、ミトコンドリア機能を最適化してエネルギー容量を増強することを目標にすればいい。

エネルギーを蓄える容量を増やすため、より大きなバッテリーをもっとつくり出し、充電を欠かさず、エネルギーを賢く使う。それがスパークを取り戻す方法だ。
そして、それこそが脳と身体を最適化する基盤となるのだ。

遺伝子に反する現代生活

人間は昔からずっとストレッサー(ストレス要因)と闘うことを余儀なくされてきた。だが、現代の私たちが直面しているストレスは、祖先が直面していたストレスとは大きく異なる。

私たちは、人工的(電気に頼った屋内生活)で、深刻に汚染された環境の中で暮らしている。太陽や四季の自然なリズムと調和することもない。快適さと利便性を重視するのと同時に、きわめて高い生産性と完璧性を求める社会に生きている。

多くの場合、家族と離れて暮らし、友人や家族とは画面越しにコミュニケーションをとる。外の世界をほとんどまたはまったく意識せずに、デバイスの前で背中を丸めて生活している。

私たちは遺伝的適応に真っ向から反する生活様式を築いてきたのだ。

しかし、人間は、座りっぱなしでいたり、食べすぎたり、いっさい断食しなかったり、慢性的に容赦ないストレスにさらされたり、夜中に明るい画面に向き合ったり、こみ上げる感情にあらがったり、大事な仲間がいないまま独りで暮らしたりするようにはつくられていない。

こうした自然と調和しない状況は、遺伝子的に不整合である。したがって、エネルギー産生を直接阻害し、生活の質を低下させ、寿命を縮めてしまう。

健康とは「逆境への適応能力」である

エネルギー容量が健康の基盤であると正しく理解するために、「健康」には実際何が必要かをより詳しく見ていきたい。
1948年、世界保健機関（WHO）は、健康を「病気ではないとか、弱っていないということではなく、肉体的にも、精神的にも、そして社会的にも、すべてが満たされた状態にあること」と定義した。[13]
ハードルが高く、まったく非現実的な定義だ。なぜなら、人間はウイルスに感染したり、身体の一部に不調をきたしたり、たいていは加齢に伴い衰えを経験するものである。特に活発に生きている人ほどそうなりがちだ。

あなたは次のどちらの人がより健康的だと思うだろうか？

サラダばかり食べて、リスクをいっさい冒さずに、一日中椅子に座っている人が健康的なのだろうか？

それとも、山に登り、ダイビングをし、世界中を旅して回り、それゆえに疲労骨折や腱断裂に見舞われたり、時折たちの悪いウイルスに感染したりする人が健康的なのだろうか？

健康とは何かを理解するために、「あなた自身にとっての健康とは何か」を考えてみてほしい。

あなたは自らのエネルギーをどう使いたいだろうか？

あなたは自分の人生から何を得たいだろうか？

あなたが価値を置くのは、安全と冒険のどちらだろうか？　黙想にふける人生と危険と隣り合わせの人生のどちらだろうか？

こうした個々人の健康の捉え方を踏まえると、私が今まで見た中で最も適切かつ正確だと思う健康に関する説明は、マフトルド・ヒューバーが2011年に提唱した「**社会的、身体的、感情的な問題に直面したときに適応し、本人主導で管理する能力**」という健康の定義だ。[14]

これは、私の健康の定義である「**逆境への適応能力**」にも通じる。

私たちは人生で絶えず難題にぶつかる。こうした難題への対処と適応の仕方こそ、健康の真の指標となる。

私たちの健康は、主要なストレッサーを処理する能力と、すぐに立ち直り元気を保つために感情的・身体的・精神的・社会的なリソースを整える能力によって測られる。

しかし、残念ながら、あまりに多くの人々が既に心身衰弱への道をたどっている。こうした人たちは逆境に適応できていない。もしあなたが慢性疾患を患っているなら、あなたは適応できていない。常に疲れているなら、あなたは適応できていない。

食べすぎや睡眠不足、働きすぎや低いパフォーマンス、ストレス過多や運動不足、孤立やソーシャルメディアへの執着、カフェインや喫煙への依存、そしてアルコールや薬物による自己治療〔心理的苦痛から逃れるためのアルコールや薬物への依存〕をやめられないなら、あなたはやはり適応できていないのだ。

診断不能な「エネルギーの枯渇問題」は自力で改善できる！

なぜ私たちは逆境に適応できないのだろう。

これは4兆ドル相当の問題だ（2020年に医療費として費やされた額が4兆ドルだからだ[15]）。人々は疲れ果て、不安を抱え、燃え尽き、ストレスに苦しんでいる。

私たちは無理をして頑張りすぎ、将来について頭を悩ませ、失敗を恐れて（あるいは成功を恐れて）身がすくむような思いをしている。私の友人やフォロワーの多くが、トラウマや臨床的うつ病、心をむしばむ不安、自分の身体の基本的価値や所有感に関する心の葛藤がもたらす「目に見えない影響」に対処していると口にする。

明らかに何かがおかしい。だが、「減量しよう」「もっと睡眠をとろう」「ストレスを抱え過ぎないように」といったあいまいでありきたりな助言以外、まっとうな解決策はほとんど見かけない。

そして、こうした問題はかつてないほど若い世代に影響を及ぼしている。

米国心理学会によれば、[16] ミレニアル世代〔一般に1981〜1996年前後に生まれた人を指す〕とZ世代〔一般に1997〜2012年前後に生まれた人を指す〕はどの世代よりもストレスを多く抱えているという。これまでは、成人の中で最も若い世代がいちばん明るいスパークを放っていた。それが「人のエネルギー危機」によって覆(くつがえ)されている。

だが、まだ望みはある。たとえ、かかりつけ医がエネルギーの枯渇という「診断不能で漠然とした生活に支障をきたす症状」への対処法を教えてくれなくても、自力でできることはたくさんあるからだ！

ゆっくりと段階的にエネルギー容量の再構築に取りかかればいい。バッテリーをもっとつくり出し、充電を欠かさず、容量を減らすのではなく増やしながらバッテリーを利用しよう。あなたにもできる。

これは逆境に直面したときにうまく適応し管理できる、よりレジリエント〔柔軟で回復力のある〕

な脳と身体づくりの方法であり、あなたのスパークを強くする方法だ。

「エネルギー容量」を増やす

もしあなたがゲームのキャラクターだとしたら、今のライフポイントはどの位だろうか？　ライフポイントは満タンだろうか、それとも尽きる寸前だろうか？

敵に出くわしたとき、十分なライフポイントがあれば、プレイを続けられる。より高いスキルを会得し、ライフポイントを増やすことで、もう1日生きて戦えるだろう。だが、ライフポイントを増やさなければ、ゲームを長く続けられない。

この概念を理解することが、本書で紹介する手法を解き明かす鍵だ。

ミトコンドリアの健康で測られるエネルギー容量をライフポイントに置き換えて考えてみよう。エネルギーレベルを低下させるものとエネルギーを満タンにするものを概念的に理解しやすくなる。

エネルギー容量を増やし続けるには、筋肉を鍛えるように、毎日健康づくりをする必要がある。あなた自身で選択して健康づくりに取り組もう。

エネルギー容量を増やせば増やすほど見返りは大きく、ストレッサーにうまく適応できるよう

になる。

私も自分の健康について真剣に考え始めるまでは、カフェインを摂りすぎ、十分な睡眠をとらず、運動もまったくしていなかった。栄養摂取にも無頓着で、シリアルを食事として(1日に数回)食べていた。ストレスもいっさい管理せず、不安を山ほど抱えていた。睡眠や運動、栄養のある食べ物でエネルギーレベルを高めることはなく、エネルギーを消耗してばかりいた。だが、コーヒーを1日1杯に減らし、規則正しい睡眠をとり、毎日ヨガをし、栄養バランスの良い植物性食品中心の食事を摂り、定期的な瞑想を始めたことによって、少ない労力でより多くの仕事ができるようになった。

そのやり方を理解するには、現状を把握したうえで、自分がどうなりたいか目標を設定する必要がある。

エネルギー容量が不十分なときのサイン

まずは、**今のエネルギーレベルの率直な自己評価**から始めよう。エネルギー容量が不十分であるサインには次のようなものがある。

□一日が終わる前にエネルギー切れを起こす

一日の途中で昼寝（もしくはダブルエスプレッソ）が必要だと感じないだろうか？　もし就寝時間までにきまって強い疲労を感じるなら、バッテリーが消耗している明らかなサインだ。

□朝、頭がぼんやりする

朝どんな気分で目覚めるだろうか？　多くの人は目覚ましのアラームなしにベッドから出られない。自然に目が覚めて朝から気分爽快なのは、エネルギーに満ちていて健康なサインだ。

□睡眠不足

あなたは一晩中ぐっすり眠れているだろうか、それとも頻繁に目が覚めるだろうか？　夜熟睡して朝スッキリしているかどうかは、エネルギー容量を測る指標となる。熟睡は細胞のバッテリーを充電する重要な手段だ。

□気分が不安定になりがち

気分が不安定で変動しやすい、あるいは不安や憂鬱(ゆううつ)を感じやすい場合は、体調不良や健康問題が影響している。エネルギー容量が低下すると脳に悪影響を及ぼす。脳は体内のどの臓器よりもエネルギーを多く使うため、エネルギーシステムが機能しないと脳も機能しなくなるからだ。脳が機能しないと、気分の調整に支障をきたす。

□集中できない

仕事に集中できず注意散漫になるのも、エネルギー欠乏のサインだ。頭の中にモヤがかかったような状態になるブレインフォグや、日常生活の複雑なやりくりができなくなるのも、脳がエネルギーの安定した流れを得られていないサインだ。

□常に何か食べていないと気がすまない

これはストレスや血糖調節異常(低血糖症)、もしくは高炭水化物・低栄養の食事によって代謝柔軟性が低下している、つまり炭水化物燃焼から脂肪燃焼への切り替えが難しくなっているサインであり、やがてはエネルギー容量の低下につながる。食べすぎはミトコンドリアの健康を損なう最短ルートのひとつだ。

□良質な人間関係の欠如

健康に直接関係ないように思えるかもしれないが、他者との深いつながりを少なくともいくつか持っていなければ、本当の意味で健康になるのは難しい。健全で協力的な関係はストレスを大幅に減らし、生活の質を大きく高める。こうした人間関係がなければ、エネルギー容量が著しく低下しかねない。

□スタミナ・持久力・体力の低下

もしあなたがスタミナや持久力、体力に問題を抱えているなら、それはエネルギー不足の表れにほかならない。エネルギー容量が十分にあれば、運動も楽にできる。もし階段2～3階分の上り下りに苦労しているなら、ミトコンドリアの状態に注意を払う必要がある。

□柔軟性と骨強度の低下

骨のもろさや関節のこわばりは、骨格の崩れにつながるエネルギー低下のサインだ。

□感覚の鈍化

感覚は神経機能と結びついている。優れた視覚・聴覚・味覚・嗅覚・触覚は、電気「配線」の強固さの表れだ。感覚の鈍化は配線の不具合を意味する。

□肌の不調

生き生きとして健康的な人は、（年齢を重ねていても）光を放っているように見える。この現象は「皮膚の自家蛍光」と呼ばれている。一方で、血色の悪い人や、重度のニキビ、深いシワ、くすみなど肌の不調を抱えている人もいる。これらは何らかのホルモン機能不全（インスリン抵抗性による場合が多い）があるサインだ。糖尿病やミトコンドリア機能不全を抱えている人は、健康な人よりも皮膚が放つ光が少ない。[17]

□内臓脂肪

健康の指標として体重計の数字に注目する人は多いが、それ以上に重要なのは体内の脂肪の種類だ。多少体重がオーバーしていても害はないが、内臓脂肪（臓器の周りに蓄積した脂肪）がついていると――たとえ細身でも――不健康の証しとなる。女性なら腹囲が35インチ（約89センチ）、男性なら腹囲が40インチ（約102センチ）を超えていれば、内臓脂肪がついていることを示している。内臓脂肪はＤＥＸＡスキャンやＭＲＩで最も正確に測定できる。

□髪や爪の傷み

髪と爪は、木や植物の葉と同様、健康の外面的指標だ。（季節外れの）葉の垂れ下がりや枯れ葉、落ち葉は、その木が不健康なサインであり、ストレスが関係している抜け毛や髪のパサつき、傷み、若白髪[18]（欧州人では20歳前、アジア人では25歳前、アフリカ人では30歳前に白髪になることと定義されている）は、ミトコンドリア機能不全のサインと考えられる。

このリストの複数の項目にチェックが入った場合はエネルギー容量不足とみられ、その原因はあなたのライフスタイルにある可能性がかなり高い。

エネルギー容量を減らす要素と増やす要素

エネルギー容量を減らす4つの基本的要素と、エネルギー容量を増やす4つの基本的要素がある。それぞれについて、自分が現在どういう状態にあるか考えてみよう。

◉エネルギー容量を減らす要素

1. 運動不足
2. 慢性炎症を引き起こす食べすぎと栄養不足
3. ストレス過多
4. 社会的断絶

◉エネルギー容量を増やす要素

1. 運動と回復によって、細胞のバッテリーを増やす
2. 適切な食べ物を適切な時間に適量食べることで、細胞のバッテリーを充電する
3. 十分な睡眠をとり、瞑想し、自然に触れることでストレスを効果的に管理し、細胞のバッテリーを適切に使う
4. 人との触れ合いとつながりによって、細胞のバッテリーを外部充電して元気を保つ

本書全体を通して、エネルギー容量を減らす問題を克服し、エネルギー容量を増やす習慣を身につけられるバイオハック戦略を紹介していく。

それを実践できれば、あなたはエネルギー産生を最大限に増やして健康寿命を延ばすことができる。

「医療システム」では脳と身体を最適化できない

健康でいることの最大の動機のひとつは、シンプルに「医療システム」を回避できることかもしれない。

医療システムはいわば、病気で儲ける産業複合体だ。今日の医療システムは、病気や障害や死をコード化するように設計されている、慢性疾患からの回復を促すためではなく、治療を管理するためのサービス料を患者に請求しているのだ。

医療には多額の費用がかかるが、患者にも主治医にも自己決定権を与えていない。いったん開業すれば、医師は好むと好まざるとにかかわらず保険会社の下請けになる。健康や元気を増進する方法で医療を行うインセンティブは働かない。現行の医療システムは栄養やライフスタイル医療について教えないため、今日の医師の大半がこうした方法で健康にアプローチする能力を備えていない。

さらに、現行の医療システムは、医師に対して他者の世話をするために自らの生活の大部分と自分の健康を犠牲にすることを求める軍隊に近い官僚的体制を基盤としている。私自身かつてこのシステムの一員だったこともあり、個人的な経験に基づいてそう言える。担当する患者たちの疾病治療負担が大きいため、ほとんどの医師が処理能力の限界に近い状態で業務にあたっており、燃え尽き症候群が蔓延している。医師の自殺率はあらゆる職業の中でもトップクラスだ。[19] エネルギーの消耗がエネルギー容量を上回り、医師たちは疲弊している。

私たちの経済を社会の病に依存させておく（米国の医療費の対ＧＤＰ比は18％）など、まったくどうかしている。

あなたは時代遅れで効果のないシステムの中で働く過労の医師に本当に頼りたいだろうか。そうした医師が実際に必要になるときはあるが、バイオハックとエネルギー容量やレジリエンスを高めるライフスタイルを実践することによって、医療システムに頼らざるを得ない未来を自分の手で大きく変えられるかもしれない。

バイオハックが脳と身体を最適化する

エネルギーは基盤、バイオハックは手段、脳と身体の最適化はその結果だ。

いたってシンプルだが、健康づくりへの決意を心に持っていなければならない。

健康増進は誰もが望むことのように思われるが、実際にライフスタイルを変えるとなると、実行に移すのは頭で思い描くよりも難しい。


運動をして野菜をもっと摂るべきだということは誰もがわかっている。しかし、「エネルギーを生み出すために必要な行動」を起こすエネルギーがない場合はどうすればいいのだろうか？

あるいは、元気を保つために必要な物的リソースや感情的リソースが単純に不足していたら？

あなたは今いる場所からスタートして、正しい方向に向かって力を尽くすしかない。

だが、それだけでいい。時間をかけても、さほどかけなくてもいい。お金をかけても、まったくかけなくてもいい！　大きな目標を掲げても、小さな目標を掲げてもいい。それはあなたの道なのだから！


あなたがしたいこと、あなたにできることが何であれ、本書はあなたのやり方で脳と身体を最適化するお手伝いができる。バイオハックは結局、個人的なものだ。手の込んだテクノロジーを使うにしろ、ただ心を落ち着けて内面に集中するにしろ、あなた自身の内なる知恵に耳を傾けることを学ぶのがバイオハックだ。

自分の脳と身体をバイオハックすることで私が経験してきたエネルギーの変化は、内面的にも外面的にも驚くべきものだった。

エネルギーは高まり、集中力は増し、消化が良くなり、以前よりはるかに頭が冴えるようになった(もちろん、髪は豊かになり、爪は丈夫になり、肌の透明感も増した——これらはすべて健康の外面的な指標だ)。

バイオハックで実現する3つのメリット

私と共にバイオハックの旅に乗り出そうと本気で思ってもらうために、健康増進に向けた努力(それが努力でないと言うつもりはない)になぜ価値があるのか、説得力のある理由をいくつか挙げておきたい。これらは、あなたが今まであまり考えなかったであろう、積極的に健康増進に取り組む3つの大局的なメリットだ。

・ケガや病気のリスクが下がり、確実に体調が整う

簡単に言うと、健康であれば、必要なときにうまく逃げることができる。転びにくく、重いものをさっと持ち上げ（いつそれが生死の分かれ目になるかわからない）、脅威を撃退し、苦境から抜け出す方法を思いつくことができる。

また、あなたを倒そうとするウイルスや細菌、がん細胞を寄せ付けないために、より識別力に優れた免疫系が備わる。心臓、肺、血管、肝臓、腎臓、膵臓が強くなるため、心疾患、肺疾患、アステローム性動脈硬化症、肝疾患、腎疾患、糖尿病にかかりにくくなる。

また、関節が強くなり、骨密度が上がるため、命にかかわるケガをしたり、腰を骨折したり、関節炎で手足が不自由になるリスクも下がる。もし家族を持つことを望んでいるなら、リプロダクティブヘルス〔性と生殖に関する健康〕の向上も期待できる。

また、自分が望む人生を手に入れるために有利に闘えるようになる。

・人生の目的を達成するための能力と力量が手に入る

健康はより多くの可能性と選択肢を与えてくれる。エネルギーは、あなたが人生で望むことや、人生に意味を与えることをより多くやり遂げるための力となる。それはたとえば、大学進学や会社設立、コミュニティの人々の支援といったものかもしれない。

あなたにとってやりがいのあることが何であっても、エネルギーと健康は、人生や人間関係、使命に全力を尽くすために間違いなく必要なものだ。

・生活の質が高まる

健康であれば、生産性が高まり、効率が上がり、疲れにくくなる。そのため、何をしていても気分良く楽しむことができる。集中力が増し、実行機能が向上し、機嫌が良くなり、熟睡でき、心の平穏と自分の能力に対する自信が増し、慢性的な痛みからも解放される。さらに、身体的に他者に依存する可能性が下がるため、高齢になっても自立した生活を送ることができる。

健康は、人生を「ただ生き延びる」以上のものにする。健康こそ、人生の目的を達成する手段なのだ！　目的を果たし、目標を実現し、潜在能力を発揮するための燃料でもある。

あなたは、最悪のシナリオに備えて脳と身体を整え、小さな問題が大きな問題になる前に自分で改善できるように体調をモニタリングする方法を学ぶことができる。

まあまあな気分ではなく、素晴らしい気分を味わうことができる。

頭にモヤがかかったような状態を脱して、人生に目覚めたように感じることができる。

そして、いまここで、そのスタートを切ることができるのだ！

Chapter 2 ミトコンドリアがエネルギーをつくる

あなたの身体を構成する40兆の細胞には1000兆を超えるミトコンドリアが存在し、その入り組んだ膜の表面積は合計で約1万4000平方メートル、サッカー場約4個分の広さになる。ミトコンドリアの仕事は細胞内のプロトンを外に汲み出すことであり、毎秒10の21乗個を超えるプロトンを汲み出している。これは既知の宇宙にある恒星の数にほぼ等しい。

——ニック・レーン（イギリスの生化学者）

私たちは人類のエネルギー危機を集団で経験している。その根底にあり、多くの人を苦しめている疲労は、ミトコンドリアの機能不全がもたらしたものだ。細胞の発電所であるミトコンドリアが正常に稼働しなくなるとエネルギー欠乏が生じ、あらゆる慢性疾患を引き起こす。つまり、**脳と身体のバイオハックとは、さまざまな意味で、結局はミトコンドリアのバイオハックなのだ！**

私たちは、この小さなエネルギー産生器官と双方向的な関係にある。ミトコンドリアはあなたの人生経験すべてに影響を及ぼすと同時に、あなたのあらゆる行動から影響を受けるのだ。幸いなことに、ミトコンドリアは環境への感受性が高いため、ミトコンドリアをハックするのは比較的容易だ。それによってエネルギーの増加や健康改善を直ちに図ることができる。

ミトコンドリアがエネルギーを生みだす

ミトコンドリアは、周辺環境から効率よくエネルギーを取り込むために、進化の過程で宿主細胞に吸収された真正細菌から進化したという有力な説がある。

この共生関係を通して、これらの細菌が宿主生物のためにつくり出した余剰エネルギーが、より高度で複雑な生物の進化を可能にした。つまり、ミトコンドリアは人類の進化に重要な役割を果たしたと考えられるのだ。

しかし、**ミトコンドリアは人間の一部ではない**。ミトコンドリアは固有の器官であり、独自のDNAを持っている。人間とミトコンドリアは相互に依存しているが、別個のものだ。

自分がミトコンドリアの宿主だと考えると、体内に生息する「間借り人」についてもう少し知りたくなるだろう。

ミトコンドリアはあなたのためにどんな働きをしているのか？　それを知れば、ミトコンドリアを最適化する方法も理解しやすくなるだろう。早速本題に入って、その働きを詳しく見ていこう（あなたの関心をそらさないよう、難しい専門的な話は控えめにすると約束する）。

基本的な質問をしてみたい。そもそも、エネルギーはどこから生じるのか？

ずっとさかのぼれば、元々エネルギーは太陽からもたらされている。植物は太陽光を取り込み、細胞内にエネルギーとして蓄える。動物は植物を食べ、動物の体内にあるミトコンドリアが植物の中のエネルギーを糧（かて）に動物のエネルギーをつくり出す。

私たちが動物や植物を食べると、そこに蓄えられていたエネルギーを体内のミトコンドリアが取り込んで、エネルギーをつくる。

エネルギー産生自体は、水力発電ダムの貯水池の水をゆっくりとくみ上げる太陽光発電ポンプに似ている。エネルギーが必要になると、ダムが開放されて水が流れ出し、タービンが回転してエネルギーを生み出すのだ。

ミトコンドリアの場合、エネルギーはアデノシン三リン酸（ＡＴＰ）の形でつくられる。ＡＴＰはミトコンドリアによって産生、貯蔵、消費される細胞内のエネルギー通貨だ。

ミトコンドリアはこのエネルギーを蓄える「バッテリー」と、エネルギーを送り込む「コンデンサー」の両方の役割を果たす。

フィラデルフィア小児病院ミトコンドリア・エピゲノム医学センター所長のダグラス・ウォレス医学博士によると、ミトコンドリアは人の細胞エネルギーの90%を産生しており、ミトコンドリアひとつ当たり0・2ボルトのエネルギーを保持している。

私たち一人ひとりの体内にはおよそ10の17乗個のミトコンドリアが存在するため、あなたは実に稲妻ひとつ分を超える位置エネルギーを蓄えていることになる[1]！

私たちの身体は、細胞が生み出したエネルギーを使って働いている。それは細胞レベル（細胞からの老廃物の除去など）でもそれ以上のレベル（体格の形成や筋肉の使用など）でも同じだ。

私たちは細胞でできているため、私たちの行動すべてが、目で見て認識できるマクロレベル（家を掃除する、庭の芝刈りをする、脳を使って仕事する、セックスする、走る、話すなど、つまりは生活全般）だけでなく、エネルギーがつくられている細胞レベルでも起きている。

そのため、ミトコンドリアがエネルギーをつくるために必要なものをすべて受け取らなかったときに、私たちはそれに気づく。

細胞レベルでエネルギーを失えば、生活レベルでもエネルギーを失ってしまうのだ！

ミトコンドリアは体内の監視役

エネルギーの産生はミトコンドリアの主要機能だが、ミトコンドリアには別の役割もある。体内システム全体の重要な生物学的プロセスの監視にも関わっているのだ。

たとえば、ミトコンドリアは細胞の維持管理の多くを指揮しており、アポトーシス（有害な可能性がある細胞を取り除くための、プログラムされた細胞死）やマイトファジー（エネルギーが蓄えられず機能不全を起こしたミトコンドリアの除去）をつかさどっている。

また、ミトコンドリアは、筋肉などの組織の成長や分解の各段階で、細胞のシグナル伝達を通してエネルギーの配分方法にも影響を及ぼす。

脅威がある状況では、非常事態にうまく対応できるようストレスホルモンの産生を増やすよう促す。


ミトコンドリアは貴重なエネルギーの蓄えを保全し、必要不可欠なものだけにエネルギーを振り向けるために最善を尽くしてくれる。


あなたが安心を感じ、必須栄養素を十分に摂れているときは、ミトコンドリアはあなたのリソースを筋肉づくりや食べ物の消化、生殖などの副次的機能に振り向ける。

一方、強いストレスを感じているときに、消化・解毒・生殖の各機能や運動能力が損なわれたり、脂肪を溜め込んだりするのは、ミトコンドリアがエネルギーを保全しようとしているからだ。

私たちの身体は、認識した試練を乗り越えるために十分なエネルギーを確保したがるため、ストレスにさらされた状態では減量がいっそう難しくなる。

慢性疲労とウイルスの関係

ミトコンドリアは体内の免疫反応に重要な役割を果たしている。だが、ストレスによって、ミトコンドリアから免疫系への効果的なエネルギー供給が阻害されるおそれがある。

慢性ストレスが原因で十分なエネルギーがつくられないと、免疫系は十分なエネルギーを得られず効率的に働かなくなってしまう。ウイルスや細菌をはじめとする病原体などの侵入者を検知し撃退する役割を担う免疫系は、大量のエネルギーを必要とするからだ。

慢性疲労症候群（ＣＦＳ）とウイルスや免疫系の働きとの関係もここから見てとれるだろう。

２０１９年の夏、多数の慢性疲労症候群患者を診ていた私は、この病状（筋痛性脳脊髄炎とも呼ばれる）についてかなり時間をかけて研究した。そこで突き止めたのは、患者のほぼ全員が、以前から非常にストレスの多いライフスタイルを続けており、過去に深刻な感染症に一度もしくは続けて罹患した経験があり、日常生活でも健康をひどく害するような極度のストレスを抱えていたということだ。

患者たちは、感染症に見舞われたときには既にエネルギーが枯渇していたため、侵入者に適切に対応できなかったとみられる。そのため、微生物（ウイルスや、ライム、梅毒、リケッチアといった細胞内病原体など）が細胞内に侵入して潜伏することができたのだ。

多くのウイルスは細胞機構をハイジャックし、大量のエネルギー消耗や炎症、疲労を引き起こす。ヒト免疫不全ウイルス（HIV）などのいくつかのウイルスは、ミトコンドリアタンパク質を乗っ取ることもでき、細胞内で自己複製する機会を高める。[2] ウイルスはいったん細胞に侵入すると、自己複製して細胞を殺し、免疫系にウイルスを放出する。[3]

そうなると、多くの場合、ミトコンドリアのエネルギー産生が不十分になる。

2020年のある研究[4]は、慢性疲労症候群の患者にミトコンドリア異常があることを突き止めた。それ以前の1991年の研究[5]では、ウイルス感染後に慢性疲労症候群にかかった1歳から17歳までの50人の患者を対象に筋生検〔筋肉の一部を切り取って筋組織の状態を調べる検査〕を実施し、筋線維に明らかなミトコンドリアの変性があることを発見した。

ウイルス感染から回復した人の多くは、変性したミトコンドリアによって慢性疲労が長期間続いていたのだ。

これらの事象について研究した後、私は不思議に思った。なぜ本流の医療システムは慢性疲労症状とウイルスとの関連性にもっと目を向けないのだろう。実際、2019年8月、私は友人にこう言った。「ウイルスについてまだ十分わかっていないせいで、疫病への対応が大幅に遅れている」。もしウイルス性の疫病が流行したら、慢性疲労症候群の患者が大量発生すると私は感じていた。

2020年に新型コロナウイルス感染症のパンデミックが起きたとき、申し訳ないが、「コロナ後遺症」の出現に私はまったく驚かなかった。

新型コロナウイルスは細胞に侵入して感染する。この感染は重度のミトコンドリア機能不全や炎症、さらには細胞を損傷する酸化ストレスを引き起こし、下流の臓器の機能不全、特に肺機能不全につながる。

私が思うに、炎症は火、酸化ストレスは煙、ミトコンドリア機能不全は電力供給停止のようなものだ。コロナ後遺症による病気や体組織全体に及ぶ消耗性疲労が世界中で顕在化しているのはそのためだ。

ミトコンドリアが最も豊富に存在し、エネルギーを最も必要とする臓器（心臓と脳）に、最も顕著な問題（動悸、心筋炎、ブレインフォグ、耳鳴り、嗅覚障害）が現れているのは当然のことだ。筋細胞にもミトコンドリアが豊富なため、全身疲労と運動疲労が慢性疲労症候群やコロナ後遺症の症状としてよくみられる。

ミトコンドリアの機能を向上させる方法

コロナ後遺症や慢性疲労症候群を治すにはどうすればよいかとたびたび質問を受ける。現在この分野の研究が盛んに進められており、研究結果がもっと出揃(そろ)えば、より多くのことがわかるはずだ。

しかし、もしあなたがいまコロナ後遺症の影響に苦しんでいるなら、ウイルス感染後のミトコンドリア機能の向上を促すやり方として、次の方法をお勧めしたい。

・リンパを流す――デトックスで免疫を高める

リンパドレナージは、**サウナで汗をかいたり、乾布摩擦やセルフマッサージを行ったり、フォームローラーを使ったり、ウォーキングやヨガをすることによって、**自分でリンパの流れをよくすることができる。あるいは、リンパドレナージ専門のセラピストによる施術を受けてもよい。リンパ液を全身に流すことで、デトックス効果や免疫力向上効果が得られる。

・呼吸訓練――1日10回咳をする

呼吸訓練は、呼吸器感染症の罹患後に肺を治し正常な肺活量を取り戻すために重要な役割を果たす。呼吸筋のトレーニングには、インセンティブスパイロメーター（強制呼気を行うためのコンパクトな呼吸抵抗装置で、医師から入手できる）を使用する。**咳嗽（がいそう）訓練では、1日10回自発的に咳（せき）をする。**

さまざまな呼吸法も、感染からの回復期のストレス緩和に役立つ。詳細は379ページを参照のこと。

・抗炎症食――野菜やナッツ類を食べる

新型コロナウイルス感染症は身体に深刻な炎症性の損傷を引き起こすため、抗炎症作用のある食事をすることが重要となる。**色とりどりの豊富な野菜を果物や豆類、脂肪性の魚、牧草飼育牛（グラスフェッド）やジビエ肉の脂肪分の少ない動物性タンパク質、スパイス、ナッツ類や種子類と一緒に食べる**ようにして、精製穀物や加工食品をほとんどあるいはいっさい食べないようにする。食物過敏症を引き起こすとわかっている食品を避けることも特に重要だ（食事の詳細は、Chapter6〜9を参照のこと）。

・有害物質の回避——アルコールや殺虫剤を避ける

ミトコンドリア機能を最適化するためにできる最も重要なことのひとつは、ミトコンドリアを直接損傷する物質の回避だ。

たとえば、家の中のカビ、アルコール、特定の薬剤（抗生物質、アセトアミノフェン、コカイン、アンフェタミン、非ステロイド性抗炎症薬、スタチンなど）、水銀などの重金属、殺虫剤、残留性有機汚染物質（ろ過していない水道水に含まれる）、電磁界への過度な曝露（ばくろ）、フタル酸エステル、パラベン（化粧品に含まれる）は避けるべきだ。

・オゾン療法

低濃度オゾンは抗酸化系を活性化し、しつこい感染症の治癒を助ける。

オゾン療法は自力では行えない。オゾン療法を通常の診療に取り入れている信頼できる機能性医学専門医を探そう。

・高気圧酸素療法（HBOT）

HBOTは高気圧酸素療法（hyperbaric oxygen therapy）の略だ。

高気圧酸素装置内の大気圧より高い気圧環境下で過ごすことによって治癒を促し、ミトコンドリア機能を高め、感染症を治す。この治療を受けるには医師の予約をとる必要がある。

ミトコンドリアのためのサプリメント

さまざまなサプリメントを感染後の症状の緩和に役立てることができる。自分に最適な処方を組み立てられるよう、機能性医学専門医に相談することをお勧めする。ここでは、私が推奨するサプリメントを紹介しよう。

・抗炎症作用――ビタミンDやオメガ3脂肪酸

ビタミンD（5000IU〔IUは国際単位〕をビタミンK1・ビタミンK2と一緒に摂取）、メラトニン（夜1ミリグラムから摂取）、クルクミン（500〜1000ミリグラム）といったサプリメントにはすべて抗炎症作用がある。

私は炎症収束性脂質メディエーター〔炎症を収束させる生物活性を持つ脂質〕が含まれる医薬品グレードの魚油を1日に4グラム摂取している。炎症収束性脂質メディエーターは他の追随を許さないほど効き目がある抗炎症剤だ。ただし、あなたが高用量オメガ3脂肪酸の処方対象かどうか医師に確認しよう。

・疲労対策――マグネシウムやコエンザイムQ10など

疲労対策として、ミトコンドリア機能を高めるサプリメントには、マグネシウム（1日400ミリグラム）、アセチル-L-カルニチン（1日2グラム）、ピロロキノリンキノン（1日20ミリグラム）、ビタミンB群、クレアチニン（1日3〜5グラム）、コエンザイムQ10（1日100ミリグラム）がある。

・電解質――水にヒマラヤ岩塩を加える

起立性低血圧症（急に立ち上がると血圧が下がって、立ちくらみや時には失神を引き起こす）には、電解質を十分に摂ることが重要となる。水を飲むときにピンクヒマラヤシーソルトをひとつまみ加えてみよう。

・肺機能向上――ビタミンCなど

N-アセチルシステイン（1日500〜1000ミリグラム）は、体内のグルタチオンの蓄えを回復させるのに役立つ。グルタチオンは体内でつくられる主要な抗酸化物質であり、肺の中に最も豊富に含まれる。肺機能向上を促すには、ビタミンC（1日1グラム）

とマレインもお勧めだ。

・血栓予防——ナットウキナーゼなど

ナットウキナーゼ（1日4000FU〈FUはナットウキナーゼの活性を示す単位〉）やセラチオペプチダーゼ（セラペプターゼ）（1日4万SPU〈SPUはセラチオペプチダーゼの活性を示す単位〉）といった酵素をお勧めしたい。オメガ3脂肪酸も血液をサラサラにする効果がある。

・脳の健康——ライオンのたてがみ

神経可塑性を高める効果があるサプリメント「ライオンのたてがみ〈ヤマブシダケ〉」（1日3グラムが脳機能の最適化に最適な用量とみられる）を試してみよう。

・デトックス——ブロッコリースプラウトや水のろ過など

リポソームグルタチオン（1日500〜1000ミリグラム）と、活性炭やベントナイトクレイ、モディファイドシトラスペクチン、クロレラを配合したサプリメントを試してみよう。自家製ブロッコリースプラウトもスルフォラファンを含むため、デトックス効果が高い。また、家の中の空気と水をろ過することも忘れないようにしよう。

サプリメントを安心して活用する方法

本書全体を通して、サプリメントの活用を勧めている。

最初は（私や他の情報源が提示する）多数のサプリメントリストに圧倒されるかもしれない。そのリストを絞り込み、最も重要なものを判断するには、無計画にあれもこれも取り入れるのではなく、一定のサプリメント戦略が必要となる。

私の診療では、2通りの用途でサプリメントを使っている。

1つ目は、**最も一般的な不足栄養素を補うために処方する基本サプリメント**のセットだ。医薬品グレードのオメガ3脂肪酸、ビタミンD、マグネシウム、ビタミンB群、ミネラル群がそれに含まれる。

ミトコンドリアと代謝機能を正常に働かせるためには十分な栄養素が必要であり、これらの基本栄養素は日々の全般的な健康維持を支える。臨床検査でも必ずと言っていいほど補う必要があると判断される栄養素だ。

私は尿中機酸検査、血液検査、毛髪ミネラル検査の結果に基づき、患者一人ひとりのサプリメント処方計画を立てる。

有機酸と毛髪中ミネラル濃度は、ビタミンやミネラル、ファイトニュートリエント（植物栄養素〔植物が紫外線や害虫から身を守るために生み出す成分〕）の状態を見極めるのに特に役に立つ。

ストレスが多い状態では、疲労時にビタミンB6、ナトリウム、カリウムの欠乏が起こることがめずらしくない。 あなたの細胞はミネラル濃度勾配に応じて働くバッテリーであり、ストレスが多いと身体はミネラルを大量に消費する。

私は男女問わず必ずフェリチン値〔血液1ミリリットル中のフェリチン量〔ナノグラム〕〕を測定している。フェリチン値は体内貯蔵鉄のマーカーとなる。鉄は細胞呼吸のためにミトコンドリアが必要とする酸素を赤血球が運べるようにするミネラルだ。

フェリチン値が低い場合は（75ng／mL未満）、鉄分のサプリメントを処方する。フェリチン値が高い場合は（150ng／mL超）、酸化ストレスを引き起こすおそれがあることから、鉄濃度を下げるため献血に行くよう患者に勧める。

私はサプリメントを利用する前に検査を受けたい方だが、もしあなたがこうした検査を受けたくない、あるいは受けられない場合、**これらの基本的なサプリメントであれば、たとえ検査を受けなくても安心して摂取できる。**

女性の中には妊婦用ビタミン剤で基本栄養素の大半を補っている人もいるほどだ。

サプリメントの2つ目の用途は、さまざまな体内システムを最適化することであり、これは患者一人ひとりに合わせたより個別的なものとなる。

私は必ず腸の健康から着手する。**腸の機能不全があると栄養素を吸収できず、ホルモン異常が生じる場合が多い。**腸の働きが弱ると、過剰なホルモンを排便によって完全に排出できないからだ。

腸機能不全は免疫力の低下にもつながるため、この問題を抱えた人には食物不耐性や食物アレルギーがよくみられる。腸の治療には時間がかかり、成果が見え始めるまでに通常3カ月かかる（具体的な治療方法については、Chapter8で説明する）。

次に、ストレスからの回復の最適化と、睡眠障害を抱えている場合は睡眠と概日リズムの最適化に目を向ける。

ホルモンにまだ問題があれば、サプリメントやバイオアイデンティカルホルモン（ナチュラルホルモン〔人体がつくるホルモンと同じ化学構造を持つホルモン〕）補充療法で対処する必要があるだろう（これらについてはChapter12で説明する）。重金属やカビ毒にさらされている場合はデトックスが必要かもしれない。

また、ミトコンドリアの健康とアンチエイジングのために用いるサプリメントもある。

ここで**重要なポイントは、すべてのサプリメントを一度に使用しないことだ。**

まず3～6カ月間、特定の改善すべき部分に集中してから、次の最適化に取りかかるようにしよう。

多量のサプリメントを摂取すると、あらゆるものが相互に作用し、サプリメントが効いて身体に魔法をかけるまでにかえって時間がかかるからだ。

習慣がミトコンドリアに与える影響

ミトコンドリアは、あなたの習慣に敏感に反応する健康のパートナーだ。
ミトコンドリアは環境に応じて成長したり、増殖したり、死に絶えたりする。
ミトコンドリア機能を最も劇的に低下させる主な行動パターンは次の3つだ。

1．運動不足――座りっぱなしはNG

運動不足や座りっぱなしの身体は「これ以上エネルギーは必要ない」という信号をミトコンドリアに送り続けるため、ミトコンドリアはエネルギーの産生を特に筋肉や心臓で減らしてしまう。

もっと身体を動かし運動することによって、より多くのエネルギーを必要とする生活を送れば、ミトコンドリアはその要求を満たそうとしてエネルギーの産生を増やす。

2．食べすぎ——肥満が炎症を引き起こす

食べすぎ、特に糖分の多い食品を食べすぎると、細胞がミトコンドリアと血管の内膜を損傷させる排ガスの一種（活性酸素種）を放出する。

身体が使い切れなかった燃料は脂肪細胞に蓄えられて肥満を引き起こし、肥満は炎症などミトコンドリアを損傷させる状況をさらに増やす。

3．回復なき慢性ストレス——飲酒や食べすぎの連鎖

ストレスはミトコンドリアのアロスタティック負荷（細胞内の累積的なストレス負荷）を増大させる。

アロスタティック負荷は、ミトコンドリア機能不全の原因となる飲酒や喫煙、食べすぎといった不適応行動を引き起こす場合が多い。

ストレスから回復しなければ、ミトコンドリアは修復と充電の機会を得られない。

ミトコンドリアを損傷させるライフスタイルの深刻な影響を理解している人は少ない。

ミトコンドリア研究者のダグラス・ウォレス博士によると、利用可能エネルギー不足の基準値である50％を超えてエネルギー容量が低下すると、病変（疾患）が現れる。[6]

しかし、50％を上回るエネルギー容量を保つために、あなたにもできることがある。これから紹介する寿命を延ばす5つの健康習慣は、心血管疾患による死亡確率を82％、がんによる死亡確率を65％低下させ、50歳時点での余命を女性で14年、男性で12・2年延ばすことができる。[7]

これらを習慣化できるか否かで、ミトコンドリア機能が（必然的に）向上するか低下するかが決まるのだ。

1．禁煙する

喫煙はミトコンドリアの質と機能を直接損なう。高濃度汚染物質を吸い込み直接血流に取り込むことで、極度の炎症反応と酸化ストレスを引き起こすからだ。

2．健康な食生活を心がける――老廃物を排出する

栄養豊富で多様性に富んだ食事は、体内のミトコンドリアにビタミンやミネラル、エネルギー産生に必要な補因子を提供する。ファイトニュートリエントが豊富な食事をとれば、体内に長く留まってミトコンドリアを損傷させるおそれがある老廃物をより適切に処

理して排出できる身体に変えられる。

3．運動する――ミトコンドリアの数を増やす

定期的に運動すると、エネルギー需要の増加に応えるためにもっとミトコンドリアをつくるよう筋肉に信号を送ることになる。特に運動内容を頻繁に変えて筋肉（心筋を含む）と脳に負荷をかけると、いっそう効果がある。

4．健康的な体重を維持する――肥満がミトコンドリアを損傷させる

肥満は、ミトコンドリアに燃料（脂肪とグルコース）を与えすぎることで過度な負担をかけ、ミトコンドリアの機能不全を引き起こし、これがさらにミトコンドリアを損傷させる炎症と酸化ストレスにつながる。

5．アルコール摂取量を最小限に抑える――肝臓を弱らせない

過度な飲酒は、ミトコンドリアが豊富に存在する臓器のひとつである肝臓にダメージを与える。肝臓は血糖のホメオスタシス（恒常性）と細胞の解毒を担っている。肝臓が弱ると、これらのプロセスが正常に機能しなくなる。

適度なストレスがミトコンドリアを最適化する

もしあなたがストレスや免疫抑制、ウイルス感染、慢性疲労症候群、慢性疾患を予防するためにエネルギー容量を増やしたいなら――心身をより強靭にして健康寿命を延ばし、元気に長生きしたいなら――、日々の暮らし方によってミトコンドリアを積極的に守り、エネルギー容量を最適化することを選択できる。

そのためには、ミトコンドリアに送る信号を変えなければならない。

つまり**（1）エネルギー産生量を増やすためにミトコンドリアに負荷**をかけたうえで、**（2）ミトコンドリアが反応できるように十分な回復時間をとること**が必要になる。これはホルミシスと呼ばれるミトコンドリア強化法の基本となる2段階のプロセスだ。

ホルミシスとは、ストレッサーがもたらすプラスの効果を指す。

そう、ストレスは役に立つこともあるのだ！

具体的に言うと、**ホルミシスとは、軽度のストレスが有益な生物学的反応を生み出すことを意味する**。適度なストレスは、継続的な需要に応えるためにエネルギー産生を増やす必要があるという信号をミトコンドリアに送ることで、有益な効果をもたらす。

ミトコンドリアがこの指令に従うことにより、エネルギー量やストレスへの対応力が高まり、レジリエンスも向上する。

ホルミシスの仕組みを示す良い例はウエイトトレーニングだ。

重いウエイトを持ち上げると、ミトコンドリアが豊富に存在する筋肉に微小断裂（小さな損傷）が生じる。

軽い損傷ならば、その後に十分な回復時間がとれる限り、有益となり得る。筋肉を使っているという信号を受け取ったミトコンドリアは、その損傷を治し、需要の増加に備えるために、より多くのエネルギーを産生する。

ミトコンドリアは回復時間を使ってストレッサーに反応するため、回復はホルミシスに欠かせない要素だ。適度な量のエクササイズと十分な回復を組み合わせれば、ウエイトトレーニングによって強靭になり、身体的レジリエンスが高まる。これがホルミシス効果だ。

ミトコンドリアの生合成を促進するストレッサーと回復の切り替えの代表的な例をいくつか挙げてみよう。

それぞれのやり方は後で詳しく説明するが、ここでは、プラスの効果が認められるストレッサーにさらされ、その後回復する方法を次のページで一覧にした。

ご覧のとおり、すべてのストレッサーには真逆の回復行動がある。

ストレッサーと回復の切り替え

ストレッサー	回復
寒冷／水風呂	高温／サウナ
断食（ファスティング）	食事
きつい仕事	休憩
日光	睡眠（概日リズム）
高強度インターバルトレーニング（HIIT）	休息
ウエイトトレーニング	マッサージ、フォームローリング
低炭水化物食やケトン食（脂質代謝）	高炭水化物食（糖質代謝）
低酸素状態（息止め）	高酸素状態（深呼吸などの呼吸法）
高気圧（高気圧酸素療法［HBOT］、登山、ダイビング）	標準気圧（海面気圧）
心理社会的ストレス	遊びや大切な人たちとの良質な時間

回復の時間さえとればストレスは悪いものではないというのは良い考え方だ。

逆境への適応能力が揺るぎない健康の核となることを思い出してほしい。ホルミシスはミトコンドリアの機能を促進し、レジリエンスを高める簡単な方法を提供する。ミトコンドリアを通じて、逆境への適応の仕方を身体に教えてくれるのだ。

しかし、ホルミシスの力を借りるには、体内から発せられるかすかな信号に注意を払うことも必要になる。

もしこれらのストレッサーを経験して、活力が得られたというより疲れ果てたと感じるなら、回復が十分ではない証拠だ。

ホルミシスにはバランスが欠かせない。心身が癒えて新たなストレスに耐えられるようになるまで、ゆっくりと回復に集中する必要がある。

エネルギー需要が容量を上回ると、身体が機能不全に陥ることを忘れないようにしよう。もっと強靭になろうとしてストレッサーで自分をひどく痛めつけ、長期的にレジリエンスが低下しているバイオハッカーたちのまねをしてはいけない。

サウナ後に長時間の水風呂は危険

ホルミシスのことを指すとみられるフリードリッヒ・ニーチェの有名な言葉がある。

「私たちを殺さないものは私たちを強くする」

これはホルミシスに関する議論の中でよく引用される言葉だ。[8] でも、どうか自分を殺す寸前まで痛めつけないように！ **私たちを殺さないものは必ずしも私たちを強くしない。**

私の友人に、四六時中激しいトレーニングをしている熱心なアスリートが何人かいる。彼らは新型コロナウイルス感染症にかかったとき、深刻な後遺症に悩まされた。回復しないまま過度なトレーニングをする習慣によって、免疫系が損なわれていたためと考えられる。

また、**サウナに長く入った後、水風呂に20分間浸かることを習慣にしている患者もいたが、その患者は視床下部-下垂体-副腎軸（HPA軸）の深刻な機能障害を起こしていた。**

これは副腎を疲弊させ、コルチゾールの正常な分泌を阻害する慢性的なストレス状態であり、慢性疲労やうつ病、頻繁な体調不良など多くの健康問題を引き起こす。

ホルミシスを試すときには最小有効量戦略をとるようにしよう。極度のストレッサーは、あなた自身が既に強靭で、さらされる期間が長期に及ばない場合は、さらに心身を強くすることもある。しかし、意図せず自分自身を打ちのめし、エネルギー容量を増やすどころか、かえってバッテリーを消耗させることになりやすく、病気やケガにつながるおそれもある。

バイオハックをやりすぎて（その多くは運動のしすぎや、ファスティングやカロリー制限のしすぎ）、髪が抜けたり、燃え尽きたり、生理が止まったりしている人を私は数えきれないほど見てきた。

本書の主な目的のひとつは、追い込みと回復の適度なバランスを見つける手助けをすることだ。特に、女性にとって生理は健康のバロメーターである。もし生理が止まったら、ライフスタイルを見直して本来のバランスを取り戻す方法を考える必要がある。

行き過ぎたバイオハックとストレス過多の組み合わせが引き起こすもうひとつの副作用は、甲状腺機能異常の悪化や発症だ。

顕性甲状腺機能異常や潜在性甲状腺機能低下症の患者の多くは、甲状腺の健康がミトコンドリア機能にとっていかに重要かわかっていない。

過剰なストレスは、その適応反応として甲状腺ホルモンの分泌を低下させる。困難な時期を乗り切ろうと身体が代謝率を下げるためだ。古代人にとっては、必要なカロリーを減らして飢饉を生き延びるために、この仕組みが役立ったかもしれない。

しかし、現代を生きる私たちにとっては、カロリー燃焼量が減り、体熱産生量も減って、常に気分が優れない状態に陥ることになる。

甲状腺ホルモンはミトコンドリアに多大な影響力を持つ。**甲状腺ホルモンの低下は代謝に影響を及ぼし、年中冷えを感じて、何をやっても体重が減らなくなる。**一方、甲状腺ホルモンが適切に分泌されていれば、正常な体温と基礎代謝率を維持できる。

とはいえ、**ストレスがたまっていないときにはホルミシスを活用できる。**

私の患者の多くは、必ずしも身体機能を損なうほどの慢性ストレス状態ではない。彼ら彼女らは多くのストレスに対処でき、超人的になることを心から望んでいる。便利で楽な暮らしを重視する文化の中で、逆境をものともしない身体と心を持つ人は、まさにスーパーヒーローのようだ。

それをカッコいいと思えるなら、（慢性ストレス状態を克服したのち）ホルミシスを活用したレジリエンスの向上をトレーニングの目標にしてもいいだろう。

ストレスがミトコンドリアを鍛える理由

ミトコンドリアレベルでのホルミシスは、「ミトコンドリアホルミシス」（ミトホルミシス）と呼ばれる。

ミトコンドリアは大量の酸素を消費するため、エネルギー産生によって活性酸素種（ROS）と呼ばれる廃棄物を生み出す。その原因に応じて良いことも悪いことも知らせる細胞の「のろし」のようなものと考えていい。

代謝をはじめとする体内のさまざまなプロセスでROSが産生される。ROSは低量であればホルミシス効果があり、適応反応によってミトコンドリア機能を高める。**軽度のストレスがレジリエンスを高めるのと同様、低量のROSはミトコンドリアを破壊せず、むしろ強化する。**[9]

バイオハッカーが身体と代謝のレジリエンスを高めるために活用するホルミシス活動の多くは、ROSの産生を通じてミトホルミシス効果ももたらすことを多くの研究が明らかにしている。

こうした活動の例として、カロリー制限、低酸素状態（一時的な酸素欠乏）、温度ストレス、運動が挙げられる。

ホルミシス効果のあるストレッサーによってレジリエンスを高めるバイオハックを試せば、ミトホルミシスを通じてミトコンドリアの健康とレジリエンスも高めることになる。

しかし、私たちは汚染物質やアルコール、たばこの煙、重金属、溶媒、殺虫剤、高温や紫外線への曝露、焦げた肉や脂の摂取、特定薬剤[10]の服用によって、体外からもROSを取り込んでいる。こうしたROSは車のエンジンの作動によって発生する排ガスのようなものと考えていい。

体内の抗酸化防御機構[11]によってROSが中和されるのが理想だが、ROSは細胞の損傷を引き起こすおそれがある。

色とりどりの果物や野菜、天然の抗酸化物質が豊富に含まれるスピルリナやクロレラといった天然の解毒剤を多く使った食事をとることで、こうしたダメージを和らげ、健康を保つことができる。

ストレスを活用してエネルギーを増やす

では、もっとエネルギーをつくるようミトコンドリアに信号を送るため、ホルミシスを活用する方法をいくつか挙げてみよう。

まず言っておかなければならないのは、これらのミトホルミシスストレッサーを一度に取り入れてはいけないということだ。体内システムに過剰なストレスをかけるのは百害あって一利なしだ。

私の場合、日常生活で大きなストレッサーにさらされながら、ファスティングと高強度インターバルトレーニング（ＨＩＩＴ）を並行して行うという無茶をして、エネルギーを完全に使い果たしてしまった。

一方で、体力もあって十分に回復できているときは、こうした介入のおかげで健康状態が驚くほど改善した。

まずは、今の健康状態を自己評価することから始めよう。疲労で燃え尽きていたり、大きなストレスを抱えたりしているときは、余分なストレスが健康に役立つことはない。体力を取り戻すのに数カ月の回復期間が必要な場合もあるだろう。

一般的には、たとえ普通の健康状態でも、目指す適応を獲得するためには、こうした介入を一度にひとつずつ実践するのがベストだ。

ひとつ強化できたと感じたら、新たな負荷に対応できるか見極めるために自分の身体に絶えず耳を傾けながら、ストレッサーを追加してもいい。

まずは、自分がどこを強化したいか考えよう。

寒さに弱いなら、低温への適応に数カ月間取り組むことによって、寒さへの耐性を高められる。

代謝柔軟性が低いなら、1カ月間ケトン食を取り入れれば、脂質適応状態（ファットアダプテーション）に近づける。

間欠的ファスティングを実施すれば、食べずに過ごすのが楽になる。

ウエイトトレーニングをすれば、身体的レジリエンスを高められる。

最初の目標を定めたら、強くなった、ストレッサーから受けるストレスが減ったと自覚できるまで、週に最大1、2回、ミトホルミシスストレッサーを試してみよう。

異なるストレッサーを同時進行させる場合、その数が少ないほど概ね効果が高い。

典型的な方法として、週に1～2日サウナと水風呂に入り、週に3～4日ウエイトトレーニングをするという組み合わせが考えられる。

最適なストレスと回復を生む4つの方法

本書の全セクションが、バイオハックの動向、代謝（食べ物）、ストレスをテーマとして扱っているが、ここではこれらのセクションに含まれていないホルミシスの具体的な実践方法をいくつか紹介する。

・低酸素状態をつくる――赤血球量を増やす

低酸素（酸素欠乏）状態は、腎臓によるエリスロポエチン（ＥＰＯ）の産生の増加を促進する。ＥＰＯは赤血球量を増やし、赤血球によるミトコンドリアへの酸素運搬能力を高めるホルモンだ。この介入は、特に持久トレーニングのパフォーマンス向上を目指す人にうってつけだ。

低酸素状態をつくる方法はいくつかある。

１つ目は、**高地での運動**（たとえば、標高の高い場所でのスキーやスノーボード、ハイキングなど）だ。一部の研究によれば、十分な効果を上げるには、最低3週間は高地で過ごす必要がある。最大限の効果を得るために、高地に設営したテントで寝泊まりする筋金入りのバイオハッカーやアスリートもいる。

2つ目は、過呼吸の時間と息を止める時間を組み合わせたヴィム・ホフ呼吸法をはじめとする**呼吸法**だ。

「エナジー・ブループリント」（エネルギーを高めて健康を増進する方法を紹介するウェブサイト）のアリ・ウィッテン[12]は、やや難易度を下げた呼吸法を提唱している。普通に歩く速度でウォーキングし、歩数を数えながらできるだけ多くの歩数分息を止めて歩き（息を長く止めすぎて気を失ったりめまいを起こしたりしないように！）、その後息が落ち着くまで普通に呼吸するという方法だ。ウィッテンはこれを4～12回繰り返すよう推奨している。

3つ目は、**高地トレーニングマスク**を使って抵抗を加えた呼吸と、**高強度インターバルトレーニング（HIIT）や通常の有酸素運動**を組み合わせる方法だ。

座っているときに高地トレーニングマスクを使ってもよい。マスクを5分間装着して5分間外し、指で測るパルスオキシメーターで酸素飽和度（SpO_2：経皮的動脈血酸素飽和度）をモニタリングしながら、85％まで酸素飽和度を下げることを目指す。

・高酸素状態をつくる——免疫を高め、回復する

高気圧酸素療法（ＨＢＯＴ）は、通常より気圧を高くした**高気圧酸素室**に入り、体組織に酸素を行き渡らせ、一種の高酸素状態をつくり出すものだ。

この療法には費用も時間もかかるが、ケガやウイルス感染などの感染症、慢性疾患からの回復期にいる人に効果がある。酸素の供給によって、免疫機能を高め、体組織への酸素供給量を増やし、治癒を早めることができる。

回復促進を目的にＨＢＯＴを活用するアスリートもいるため、頻繁に旅行に出かける人は、長旅の後に時差ボケ解消のためにＨＢＯＴを受けてもよいだろう。

バイオハッカーの中には、自宅用にＨＢＯＴ装置を購入し、装置の中からメールを返信してくる人もいる。

治療目的では、通常1回90分のセッションを週に5日、合計で20〜30回行う。

・水風呂（コールドプランジ）／冷水に浸かる——神経系を鍛える

まずは**冷水シャワー**から始めよう。それによって寒さへの耐性が養われる。2〜3分間止めずに浴び続けられるよう頑張ってみよう。

もし湖や冷水域のそばで暮らしているなら、そこに浸かってコールドプランジをしてもいい（もちろんあなたが泳げるならの話だ）。

寒冷地では、極寒の湖に飛び込む「ポーラープランジ」が人気だ。

身体を浸せる水域がないなら、**バスタブに氷を敷き詰めて水を張った水風呂**に入ってもいい。家庭でも使える高性能な水風呂用のバスタブを製造している会社もある。**水風呂初心者なら、水温10～15℃あたりから始めてみよう。**水風呂の中で過呼吸にならないように、水に入る前には深呼吸をして心を落ち着かせること。有益な適応を引き出すには、最低でも1分間、理想的には2～3分間水に浸かっている必要がある。

ゆっくりと呼吸し、1回の呼吸に3秒かけるようにしよう。呼吸のペースを落とすと神経系が鍛えられ、ストレス下でもリラックスできるようになる。

・サウナに入る――運動の代わりになる

サウナを利用できる環境にあるなら、最良の結果を得るために週2回利用することをお勧めする。

理想的な温度は80℃以上、時間は20分以上だ。

ケガや慢性疾患で休むことを余儀なくされている人にとって、サウナは運動代わりになる（始める前に必ず医師からサウナ利用の許可をとること）。サウナの利用によって、筋萎縮の予防と筋肉量の維持を助ける熱ショック蛋白(たんぱく)が活性化されることを示すエビデンスもある。[13]

これであなたは、本書の最も難しい部分をマスターしたことになる。ミトコンドリアの働き、すなわち細胞のバッテリーの働きについて学び、それを強化する方法やホルミシスを利用して増やす方法を学んだ。

また、いま医療界で起きている最大のパラダイムシフトのひとつに数えられるもの、つまりエネルギーのレンズを通して身体を見る新しい動きについて理解してきた。

ライフスタイルを最適化してエネルギーを効果的に生み出し、自分に負荷をかけて生理学的レジリエンスを高める新たな手法を身につけると、さまざまな要求にうまく適応できるようになると同時に、**複雑な世界で生き延びるために完璧に設計されたダイナミックなシステムとして身体を見ることができるようになる。**

ストレスを受けた植物があなたをより強くする

植物は、極端な温度や水不足などの環境ストレッサーにさらされると、捕食者から身を守るためのストレス誘導性化合物をつくり出す。

自然界にみられる特定の植物由来化合物は、少量であれば、それを食べる動物や人間にとって実に有益となる。この現象はゼノホルミシスと呼ばれ、こうした植物を摂ることは、あなたをより強くするミトホルミシスストレッサーとなる。

人体は、その身を守るために食べたものを解毒するメカニズムを進化させてきた[14]。そのため、こうした化合物を摂取すると、即座に解毒し排出するよう肝臓の酵素が刺激され、全身の解毒力が高まる。

こうした植物由来化合物は、ストレスに対する適応反応も活性化し、炎症経路を抑制しながら、抗酸化酵素や細胞生存タンパク質の産生を誘導する。

有害なものをまったく食べなければ、肝臓は解毒酵素の反応を抑制し、植物に対するストレス適応としての抗炎症反応を起こさなくなる。それが必要ないと肝臓が判断するからだ。

しかし、ほんの少しでも有毒物質を摂取すれば、適応と解毒酵素の産生を肝臓に促す合図となる。これが、ゼノホルミシスストレッサーが最終的に炎症の抑制と身体を守る抗酸化物質や解毒物質の産生につながる仕組みだ。

有益な効果[15]が認められる低用量の毒性物質として、ブロッコリースプラウトに含まれる**スルフォラファン**、**ターメリックに含まれるクルクミン**、**緑茶に含まれるエピカテキン**、**コーヒーに含まれるポリフェノール**、**カカオに含まれるフラバノール**が挙げられる。

私はこれらを健康飲料のエリキシルとして高濃度で摂取するのが気に入っている。ターメリックとブラックペッパーを加えたゴールデンミルク、アーモンドミルクと抹茶でつくる抹茶ラテ、カカオペーストと唐辛子でつくるスパイシーなセレモニアルカカオドリンクが特にお気に入りだ。

ゼノホルミシスを活用するもうひとつの方法は、食物の自然採取だ。野生植物には毒素が多く含まれ、その含有量は農作物よりも多い。私は新しい環境の中で食用の野生植物を採取するのが好きだ。2020年の夏には、アミガサタケ（モレル茸）、コゴミ、クワ、マリオンベリー、カブラギキョウを採取した。

最近では、アンズタケ（シャントレル茸）を見つけて、とても誇らしかった！　毒キノコや有毒植物を避けるため、採取の方法を経験豊富な採食家から習うようにしよう。

Chapter2まとめ――ミトコンドリア機能を高めるバイオハック

慢性疲労やコロナ後遺症対策

・リンパを流す：汗をかく、乾布摩擦、セルフマッサージ、フォームローラーの使用、ウォーキング、ヨガ
・呼吸訓練と咳嗽（がいそう）訓練
・色とりどりの野菜や果物、豆類、脂肪性の魚、スパイス、ナッツ類、種子類を豊富に含み、精製穀物や加工食品をほとんど含まない抗炎症食
・オゾン療法
・高気圧酸素療法（HBOT）
・抗炎症作用のあるサプリメント：ビタミンD（ビタミンK1・K2と一緒に摂取）、メラトニン（夜に摂取）、クルクミン、医薬品グレードの魚油
・ミトコンドリア機能を高めるサプリメント：マグネシウム、アセチル-L-カルニチン、ピロロキノリンキノン、コエンザイムQ10
・電解質：ピンクヒマラヤシーソルトを水にひとつまみ

肺機能向上

・N-アセチルシステイン
・ビタミンC
・マレイン

血栓予防

・ナットウキナーゼ
・セラチオペプチダーゼ（セラペプターゼ）
・オメガ3脂肪酸

ブレインフォグ対策

・「ライオンのたてがみ」（サプリメント）
・高用量の医薬品グレードのオメガ3脂肪酸

デトックス

・リポソームグルタチオン
・活性炭、ベントナイトクレイ、モディファイドシトラスペクチン、クロレラなどを配合したサプリメント

・家の中の水と空気をろ過する

ミトコンドリアの健康向上と慢性疾患リスクの大幅な低減

・禁煙する
・栄養豊富な植物性食品中心の食事を摂る
・定期的に運動する
・健康的な体重を維持する
・アルコール摂取量を最小限に抑える

ホルミシス効果を得るため、次に挙げるストレッサーと回復の切り替えを実践する

・寒冷／水風呂と高温／サウナ
・断食（ファスティング）と食事
・きつい仕事と休憩
・日光と睡眠
・高強度インターバルトレーニング（HIIT）や有酸素運動と休息
・ウエイトトレーニングとマッサージやフォームローリング
・ファスティング／ケトン食（脂質代謝）とリフィーディング〔低栄養状態からの栄養補給〕（糖質代謝）
・低酸素状態（息止め）と高酸素状態（深呼吸などの呼吸法）
・高気圧／登山／ダイビング／高気圧酸素室と標準気圧

・心理社会的ストレスと遊びや大切な人たちとの良質な時間
・ゼノホルミシスの効果を得るために、植物（特に自然採取した植物）をもっと食べること

Chapter 3 現代人に必要な科学的健康法

バイオハックとは、心・身体・精神すべてにおいて最高に健康な自分になるために、単一事例実験によって最先端の科学的知見を応用するプロセスである。

——モリー・マルーフ

私たちはたいてい「自動操縦」で生きている。

ルールに従い、期待されることをやり、みんなが食べるものを食べ、みんなが動くように動き、みんなが働くように働いて毎日を生きている。

とてもおいしいものを食べ、きわめて便利な交通手段を使っている。しかし、非常に多くのストレスを受け入れるよう仕向ける社会の強い圧力によって行動が影響されていることに、多くの場合気づいてもいない。

バイオハックとは、自動操縦の解除を意味する。自分の行動とそれが心身に及ぼす影響をしっかりと意識したうえで、**自らのバイオロジー（脳と身体の状態）の修復と最適化を図ることだ。**単純か複雑か、ローテクかハイテクかは問わない。学んだことを生かして変化を起こすことなのだ。

それは、問題に気づき、対処し、必要に応じて修復を施すことである。そして、問題が大きくなる前に複雑な身体の中で起きた違和感に気づき、既に抱えている不調を自分にできる方法で解決することだ。

習慣を変えるのは大変だが、自動操縦をオフにして、それをやり遂げるのがバイオハックだ。バイオハックは、習慣を変えるための手法（観察、測定、継続的な記録による自己認識）とツール（臨床検査、訓練、介入、進捗のモニタリング手段）を提供する。

あなたの身体はあなたの家であり、その目的はもっぱらあなたに奉仕し、あなたを守ることにある。

私たちは皆、問題を警告する体内センサーを備えて生まれてくる。だが、センサーが異常を検知したときに鳴らす警報の聞き方を忘れている。バイオハックは、警報の音量を上げて、そのメッセージの読み解き方を提供する。

バイオハックは単なる応急処置ではない。毎日の小さな積み重ねだ。

持続的な健康は、ゆっくりと時間をかけた習慣づくりと一貫した実践にかかっている。既にバイオハックの始め方をいくつか紹介してきた。もしかすると、あなたは自分が認識する以上にバイオハックをもう実践しているかもしれない。

しかし、もし世界中のバイオハッカーの仲間入りをしたいなら、バイオハックとは実際何なのか、もう少し理解する必要がある。

バイオハックを誤解している人も多いため、この現代の「トレンド」の全貌（ぜんぼう）について、もっと詳しく見ていこう。

バイオハックにハイテク機器は必須ではない

バイオハックはハイテクを駆使するものという誤解がある。確かにそういう場合もあるが、必ずしもそうではない。費用がかかる場合もあるが、必ずしもそうではない。

バイオハックは、人間が生き延びるためにずっとやってきたことだ！ それを「バイオハック」と呼ぶようになったのは最近だが、ソリューション志向、生存志向、健康増進目的といったバイオハックの本質は、人類の歴史と同じだけ昔から存在する。

バイオハックは、人類の進歩をこれまで支え続け、これからも支え続けることができる。

確かに、これまで利用できなかったトラッキングや検査、測定の方法はあるし、多くの人にとってまだ手の届かないハイテク機器も存在する。

しかし、昔ながらの方法（瞑想、呼吸法、間欠的ファスティングやケトン食、寒冷に身をさらすこと、月経周期の記録など）は、たいていの場合、新しい方法（持続グルコースモニタリング、最大酸素摂取量のトラッキング、心拍変動モニタリング、歩数のトラッキング、血中酸素測定など）と同じくらい役に立つ。

幸い、あなたはそのどちらも利用できる。無料もしくはほとんど費用がかからない方法も豊富にある。たとえお金をかけたとしても、バイオハックがもたらす健康増進や生産性の向上、パフォーマンスの向上といった効果によって、いずれ投資の元はとれるはずだ。

本来バイオハックは、身体を各系統から成る1つのシステムとして見ることを基本とする。**バイオハックによる自己数値化により、自分のライフスタイルが体内のさまざまな系統に及ぼす影響を把握することができる。それが、きわめて複雑な自分の身体を理解するきっかけとなる。**

消化器系、内分泌系、生殖系、筋骨格系、脳、心血管系はすべて、その修復と最適化を図るためにハックできる。

身体の情報収集で不調の真の原因を探る

主にあなたが何を達成したいかによって、バイオハックの始め方が決まる。あなたは身体能力や知的能力の向上を図ろうとしているだろうか。それとも、病気にならないために免疫力を上げようとしているだろうか。胃酸の逆流や膝の痛み、ブレインフォグを解消したいのだろうか。月経前症候群（ＰＭＳ）の症状緩和や妊娠のためにホルモンバランスを整えようとしているのだろうか。

達成したい目標が何であれ、自分の身体の状態を望み通りに調整するため、あなたにはできることがある。

天才でも億万長者でも科学者である必要もない。**自分の身体をもっとよく知りたい、自分の身体をできるだけ長く最大限に生かしたいという強い思いさえあればいい。**

情報収集もバイオハックの一部だ。たとえば、ビタミンDを測定する臨床検査を受けることで、免疫力やホルモンバランス、血糖コントロールに影響を与えるビタミンD欠乏症に陥っていないか確かめることができる。

ビタミンD血中濃度〔血液1ミリリットル中のビタミンD量［ナノグラム］〕が20ng／mLを下回るとビタミンD欠乏症、30ng／mLを下回るとビタミンD不足となる。

ビタミンD血中濃度の最適値は50〜80ng／mLだ。米国民の約42%がビタミンD欠乏症にかかっている。

ビタミンDの数値を把握したうえで、もっと日光を浴びたりサプリメントを摂取したりすることでその数値がどう変わるか記録すること、それがバイオハックだ。

バイオハックは、自分で集めた客観的データ（心拍数、血糖値、睡眠の質など）が自分の主観的評価（不安を感じているか落ち着いているか、空腹か満腹か、元気いっぱいか疲れているか）と一致しているかどうか、そして一致していない場合はそれが何を意味するのかを把握するのにも役立つ。

自分の身体の働きについてどれだけ多くのことを学べるかを知って、あなたは驚くだろう！たとえば、空腹の状態で夕食前に大切な人とけんかしたことがある人は、「空腹による怒り（hangry）」を経験している。空腹による怒りは、誤解をしてしまいやすいネガティブな体内信号だ。本当は食べれば済むだけなのに、大切な人がわざとあなたを怒らせようとしていると思い込んでしまう。

持続グルコースモニターを装着すれば、本当の原因は低血糖だとわかる。持続グルコースモニターは、あなたが食べるのに最適な食品は何か、その他のライフスタイルの変化に身体がどう反応するかについても大量の情報を提供する。

その使い方についてはChapter7で詳しく説明する。

バイオハックによる健康最適化の6ステップ

本書全体を通して、バイオハックのあらゆるツールと手法を紹介していくが、まずは、あなたの健康状態を評価したうえで、体系的に介入する計画を立てよう。

私の診療やスタンフォード大学で教えていた授業では、科学的手法に基づく健康最適化プロセスの概要を説明している。

思い出してほしい。バイオハックとは、自動操縦をオフにして、体内で起きている現象に、もっと意識を向けることだ。そうすれば、エネルギーを消耗する行動をやめ、エネルギーを高める行動を中心とした習慣づくりを始められる。

次に示すのは、私が推奨するバイオハックによる健康最適化プロセスを説明する図だ。

ステップ1：特定

まず、あなたの目標と動機を特定することが重要だ。

あなたの目標は血糖値の改善や体力向上かもしれない。好きなことをするためにエネル

健康を最適化する6つのプロセス

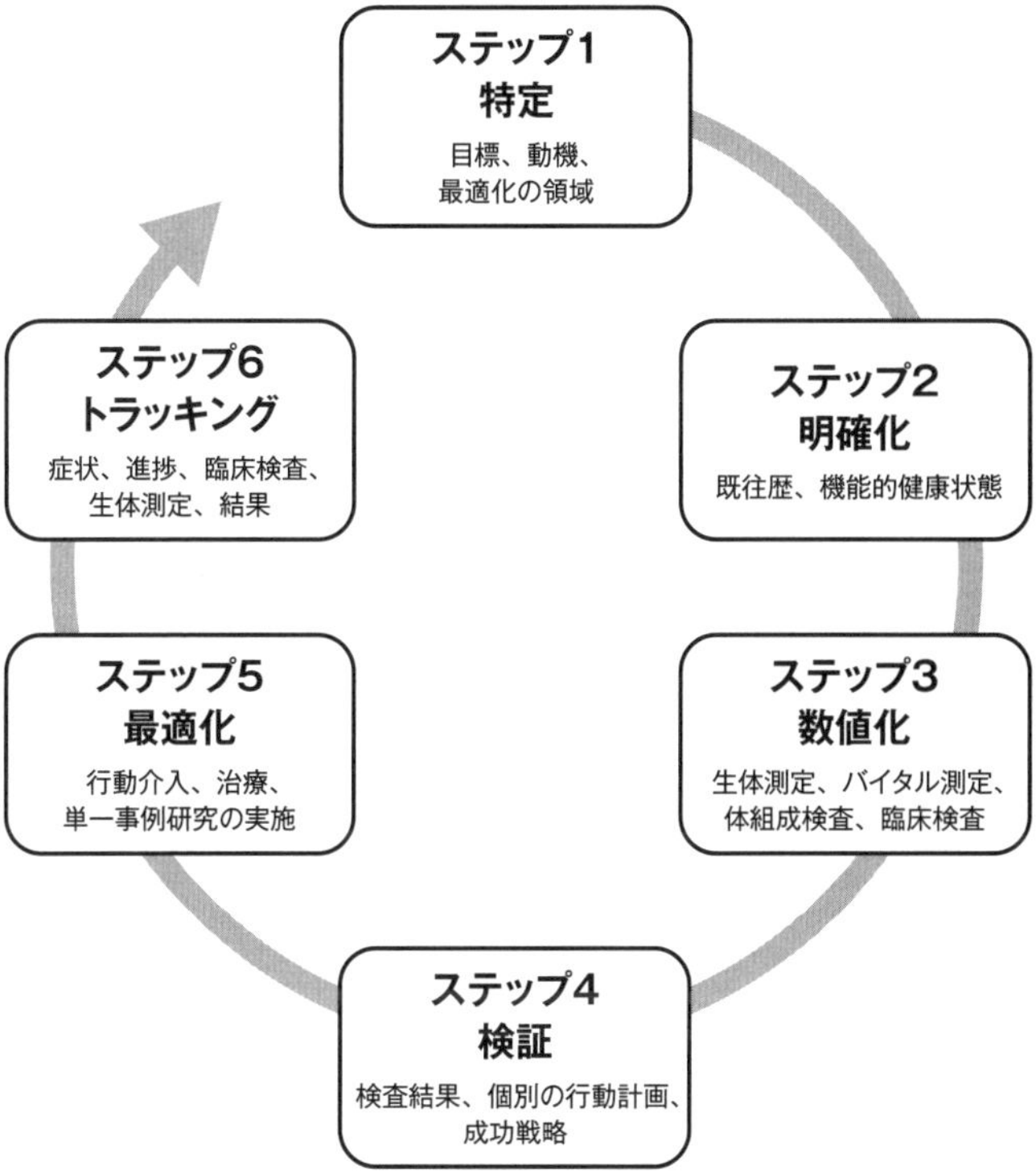

ステップ1
特定
目標、動機、
最適化の領域

ステップ2
明確化
既往歴、機能的健康状態

ステップ3
数値化
生体測定、バイタル測定、
体組成検査、臨床検査

ステップ4
検証
検査結果、個別の行動計画、
成功戦略

ステップ5
最適化
行動介入、治療、
単一事例研究の実施

ステップ6
トラッキング
症状、進捗、臨床検査、
生体測定、結果

ギーをもっと高められるよう健康を改善したい、あるいは妊孕性(にんようせい)（妊娠する力）の向上のためにホルモンバランスを整えたいというのが動機かもしれない。

自分で考え、メモを取り、日記をつけながら、自分の目標を特定しよう。目標や動機がたくさんある場合は、優先順位を決めて3大目標リストをつくってみよう！

ステップ2：明確化

次に、あなたの既往歴と家族歴、現在の健康状態を確認しよう。家族の健康問題をすべて網羅したリストを作成し、今後生じることが懸念される、もしくは既に生じている健康問題に下線を引く。そのうえで、**自身の健康についての主観的感覚を率直に評価しよう。**あえて言うなら今の健康状態はどうだろうか。

自分の弱み（ある健康状態や既に兆候が見えている症状になりやすい遺伝的素質など）についても考えてみよう。弱みは、優先的に対処すると決めれば強みにもなり得る。

たとえば、慢性的な消化不良は対処する価値がある。あなたは毎日食べ物を食べるし、消化はエネルギーレベルに大きく関わっているからだ。もし糖尿病の家族歴があるなら、血糖コントロールに的を絞るとよいだろう。

ステップ3：数値化

バイオハックの重要な部分は測定だ。あなたのバイタルサイン（心拍数、体温、体重、血圧）を測定しよう。できれば、いくつかの基本的な臨床検査〔健康診断・人間ドックなど〕の受診を医師に相談しよう。

本を買って読んでみたら、もっとお金がかかることが書いてあってうんざりする読者の気持ちはよく理解しているので、臨床検査に絶対お金をかけるべきと言うつもりはない。しかし、自分の身体を本当にバイオハックしたいなら、臨床検査でしかわからないことがいくつかある。

臨床検査の目的は診断だけではない。バイオハックにおいて、臨床検査は、私たち一人ひとりの身体の働きをより深く理解するのに役立つ手段である。それは、あなたの努力を正しい方向に向けるための基本となるものだ。

臨床検査は自己認識を高めるのにも役立つ。何かしら異常があるという客観的な情報を得られれば、自覚症状をつかめるようになる。

体組成検査を受ければ、内臓脂肪が多いかどうかわかる。持続グルコースモニターを利用すれば、血糖値の問題の有無が明らかになる。スマートウォッチを身につければ、歩数や睡眠時間を把握できる。ベースラインの測定値を確定すれば、各マーカーが時間とともにどう変化するかを知る手立てとなる（本書のこれ以降全体を通して、こうしたツールや介入について説明していく）。

ステップ４：検証

目標や動機を特定し、リスク因子を明確にして、基本的な数値を確認すれば、自身の健康レベルや最優先で取り組むべき問題についてより客観的な見方ができるようになる。

把握した内容を検証し、自分に合った個別の行動計画を立ててみよう！ 何度でも参照できるように、またライフスタイルを変えたことで測定値がどう変化するか把握できるように、こうした情報はすべて1カ所にまとめて保管しておくとよい。

あなたがまだ若い（30歳未満）なら、その若さをうまく利用しよう。今身につけた習慣は、ホルモンが変化する時期を通して継続できるはずだ。その後の人生を健康回復のために費やさずに済むように、今から健康に注意しよう。

あなたが30歳以上なら、既に自分の健康にとって良くない習慣が何かしらしみついているだろう。そして、その習慣を断ち切るのは難しいかもしれない。他に時間やリソースを割くべき物事もたくさんあるだろう。

この段階では、変化を起こすのによりいっそうの努力が必要だ。しかし、その努力はエネルギーとレジリエンスの向上によって必ず報われるはずだ。

あなたが50代以上で、既にホルモンが変化する時期にいる場合は、「細胞のエネルギー産生を増やし始めるのに遅すぎることはない」と肝に銘じてほしい。

加齢に伴う変化について身体が発するメッセージに耳を傾け、問題のない変化と問題のありそうな変化の感覚をつかもう。**いわゆる「自然老化」には、実際はまったく自然でも必然でもない側面も多く存在し、それらは確実にハックできる。**

ステップ5：最適化

ここは行動計画を実行する段階だ。習慣を変えたり、サプリメントを加えたり、治療を受けたり、食生活を見直したりすることが含まれる。

最適化の鍵は、健康習慣づくりだ。**身につけたい習慣とやめたい習慣はあなた自身で選択できる。**本書のこれ以降のセクション全体を通して、あなたを理想へと導いていく。

今日成し遂げる変化は、より良く歳を重ね、健康寿命を延ばすのに必ず役に立つ。

ステップ6：トラッキング

症状や臨床検査結果、バイオマーカー、その他の実験結果の変化や改善をトラッキングすることによって、目標設定から実行までのループを完結させることが重要だ。そうすることで、**自分にとって何が効果的で何が効果的でないかを突き止めることができる。**

そのうえで、健康のさまざまな側面を最適化するために、目標と決意を新たにしてプロセスを一からやり直すことができる。

トラッキングすれば最適化ができる

トラッキングは健康最適化プロセスの最終ステップだが、バイオハックの手始めにふさわしい。

現状を把握できれば、それを変えることができる。

スマートウォッチを持っていれば、歩数を記録しているだろう。それはバイオハックだ！　食事日記をつけているかもしれない。それはバイオハックだ。毎月生理が来たときに驚かないよう月経周期トラッカーを使っているかもしれない。それはバイオハックだ。運動パフォーマンスを継続的に記録しているかもしれない。それもバイオハックだ！

何をトラッキングの対象とするかは、どこに影響を及ぼしたいかによる。食事の改善に取り組みたいなら、食べた物を書き留めてみよう。運動量を増やしたいなら、歩数とトレーニングの記録を始めよう。ホルモンの調節や閉経周辺期のモニタリング、妊娠しやすい時期などの追跡がしたいなら、月経周期のトラッキングを始めよう。

こうした健康のあらゆる側面をハックするより高度な方法をこれから学んでいくが、今はただ何を食べたかを書き留め、トレーニングを記録し、歩数計を使い、生理中の症状を記録することから始めればいい。

今あなたが自分の健康や人生のために変えたいことを考えてほしい。そこからトラッキングを始める対象をひとつ選んでみよう。

そして、自分のライフスタイルがそのトラッキング対象にどう影響しているか把握できるように、記録や日記をつけ始めよう。既に記録や日記をつけている場合は、より意識的に、より綿密に配慮しながらつけるようにしてみよう。

また、トラッキングは永遠に続けるものではないと理解しておくことも重要だ。トラッキングを重ねて自分の身体の声に耳を澄ましていけば、その数値のときにどう感じるかわかるようになる。**最終的に良い習慣が身につけば、もうトラッキングする必要もなくなるのだ。**

たとえば、私は持続グルコースモニターを頻繁に使っていたため、血糖値が高すぎたり低すぎたりするときにどう感じるかわかっている。ときどき確認のために2週間ほどモニターを再装着することもある。しかし、血糖値が低下して何か食べる必要があるときや、基準値すれすれで食事の調整が必要なとき、早急に血糖値を下げるために有酸素運動をすべきときなどを、何も使わずほぼ正確に言い当てることができるようになったのだ！

理想的な習慣をつくる

私はかつて、毎日実践したい健康習慣の長いリストを手元に置いていた。生活のありとあらゆる部分を改善しようとしていたからだ。そのリストはとても意欲的な内容だった。しかし、今ではリストが随分短くなった。

まずお勧めしたいのは、朝と夜の習慣のリストをつくることだ。こうした習慣があなたの毎日と健康を支えてくれる。

次のリストは、私が朝と夜の習慣の一部として実践しているものだ（リストにあるすべてを毎日実践しているわけではない）。

あなたのスケジュールやライフスタイルに合いそうなものをこのリストからいくつか自由に選んでほしい。

あなたの理解が深まるほど、リストや習慣を自分でうまくつくれるようになる。そして、新しい習慣を身につけて新しい目標を掲げていくうちに、リストや習慣がさらに進化していく。

バイオハックの究極の目標は、健康を維持するために脳と身体に本来備わっている知恵や意欲を引き出し、自分の人生の主導権を握り、人生に対する自律性を持つことだ！

習慣リスト（参考）

朝	夜
起床	午後6時か7時ごろに食事を済ませる
ビジュアライゼーション〔自分が望む状態を頭の中で視覚化すること〕と意志設定	午後8時ごろにはゆっくりとくつろぐ
呼吸法（5分間）	回復法の実践（パルス電磁界［PEMF］、陰ヨガ、指圧マット、マッサージガン、赤外線マットの使用）
瞑想（15分間）	洗顔と保湿
歯磨き	歯磨き、舌磨き、デンタルフロス
水を飲む	夜のサプリメント摂取
コーヒー、紅茶、またはエリキシルを飲む	読書
トレーニング前に少量の軽食をとる	ビジュアライゼーション、瞑想、祈り
運動とストレッチ	睡眠
シャワー、化粧、着替え	
朝のサプリメント摂取	
一日の計画を立てる	

訓練と熱意によって、自分の脳と身体に最適な形で、自然に本能的かつ直観的に生きる方法を身につけることができる。しかし、そこに到達するまでは、一度にひとつずつハックを実践し、徐々に変化を生み出していくことに集中しよう。

あなたの目標が何であれ、バイオハックは、あなたがホルモン変動を利用して知力を高め、睡眠の質を向上し、ホルミシスによってストレスの効果を引き出すのを後押しする。

自分自身の生体リズムと身体に備わった知恵に基づいて、大きな労力が要ることをいつ行うべきか、長い休暇をどこに組み込むべきかを知ることができる。

バイオハックによって、健康や自信、個人的成果、人間関係を向上させることができる。刺激的であると同時に安全な性生活を送ることができる。幸福感や充足感、喜びを得る方法を身につけることができる。自分自身のバイオロジーだけでなく、自然界のバイオロジーやエコロジーとのつながりも取り戻すことができる。

「完璧な健康」に執着してはいけない

バイオハックは、実はオルトレキシア（「完璧な」健康食への執着）を悪化させるおそれがある。

人によっては、栄養・カロリー・運動・体重というあらゆる側面をトラッキングすることに取りつかれ、数値が目標と違う方向へ向かうと不安症状を起こす場合があるからだ。

同様の障害として、睡眠トラッカー[1]の利用に伴う「完璧な」睡眠への執着を指すオルソソムニア、燃焼カロリーや運動時間、歩数などを集計するトラッキングアプリが原因とみられる運動強迫がある。

トラッキングを始める際はこれらに注意すべきだ。強迫行動に走りやすいと自覚しているなら、数量データに注目しすぎないようにしよう。

その代わりに、自分の反応を常に把握し、異常なこだわりや不安症状のサインに絶えず注意を払おう。自分の身体の周期やエネルギー需要と容量の変化に配慮しながら、バイオハックを実践してほしい。

女性にとってのバイオハック

バイオハックはサンフランシスコ・ベイエリアのテクノロジー界を発祥とする。そして、テクノロジー界と同様、バイオハック界も男性に独占されてきた。

私がバイオハック関連のイベントに通い始めた当初、女性の参加者はたいていほんの一握りで、そこはさながら男子の部活動のようだった。

しかし、最も人気のあるポッドキャストやソーシャルメディアアカウントの持ち主は誰かということに囚われずに、バイオハックを本当に実践しているのは誰かと考えてみると、バイオハックが男性だけのものだったことは実際一度たりともない。

女性こそが最初のバイオハッカーだったと私は信じている。私たち女性はそうならざるを得なかった。さもなければ、思春期から閉経までのホルモン周期は、私たちの機能や生存さえも妨げていただろう。

私たち女性は毎月1週間の休みをとることさえできなかった。それどころか、どんなときも前を向き、出産し、子育てし、食材を手に入れて料理し、問題を解決し、コミュニティを結束させ、人類の進化の全段階で女性が担ってきたその他のあらゆることをやり続けなければならなかった。たとえ疲れていても、最悪の気分でも、授乳していても、出血していてもだ。

だからこそ、私たち女性はローテクなやり方でなんとか日常をやりくりする方法を編み出してきたのだ。「バイオハックと呼ぼう」と誰かが思いつくはるか以前から何千年もの間人々が行ってきたことに目を向ければ、それは常に女性がやってきたことだとわかる。

女性は自分の身体のホルモン周期、妊孕性（妊娠する力）、産後の変化、更年期の状態をトラッキングする。妊孕性の最適化や乳がんの予防を試みることもある。

何が悪いのか、それはなぜか、どう解決すべきかを知りたい気持ちがあるからこそ、女性は自分自身や他人を正すことができる。**多くの場合、女性は男性よりも身体への意識が高く、自分や家族の健康ニーズに注意を払い、健康の回復や維持に気を配っている。**

女性は医者にかかる頻度も男性より高い。避妊や予防検診、多嚢胞性卵巣症候群（ＰＣＯＳ）や子宮筋腫、子宮内膜症などの治療、不妊治療、妊娠、流産、ホルモン補充療法などでなにかと医療システムの世話になるからだ。

一般に、女性は自らの健康状態に非常に敏感であり、時間や費用もかけている。

一方、バイオハックに関する人気書籍の大半は男性が書いたもので、バイオハック用の流行りのハイテクツールや手法もほとんどが男性によってつくられたものだ。

つまり、その大部分が、女性ではなく男性の身体に効果があるように設計されている。

さらに言うと、一般的な医療研究も、いまだに男性の被験者群を中心に実施されており、その研究結果は必ずしも女性に当てはまらない。女性はその周期性ゆえに、男性よりも研究が難しく費用もかかる。

しかし、この周期性こそが、男性のバイオハックの方法が必ずしも女性に効くわけではない理由だ。男性と女性とではホルモンや生理学上の違いがあり、さらに重要なことに、進化の観点から生物学的要件が異なる。妊娠や子育てという大仕事のためにつくられた身体は、狩猟や戦闘という大仕事のためにつくられた身体とはニーズが大きく異なるのだ。

栄養科学者で運動生理学者のステイシー・シムズはこう述べている。

「あなたは小さな男性ではない。男性のように食べたりトレーニングしたりするのはやめよう」[2]

ケトジェニックダイエット（ケトン食）は、男性中心のバイオハックが女性にあまり効かない良い例だ。

高脂肪・低炭水化物の食事法であるケトジェニックダイエットは、数カ月間は効果があるものの、やがて具合が悪くなったり体重の増加につながったりすることに、多くの女性が気づいている。

ケトジェニックダイエットで健康を保っている女性もいるが、継続的なケトジェニックダイエットによって最終的に体調を崩している女性は多い。

糖の代わりに脂肪を燃やす「ケトーシス状態」になるのが悪いわけではない。ただ単に女性は、特に妊娠可能年齢の間は、男性よりも多く炭水化物を必要とし、月経周期に合わせた「カーボサイクリング」（低炭水化物食と高炭水化物食の時期を交互に切り替える食事法）と呼ばれる周期的なケトーシスに対して、よりうまく反応する。運動能力の高い女性は特にそうだ。

月経周期は4週間にわたって女性のエネルギーを劇的に変化させる。つまり周期のどこにいるかによって、体内での食べ物の処理も、身体的パフォーマンスも、ストレスへの反応も変わってくる。

1週間のケトジェニックダイエットはあなたに必要かもしれない。だが、次の週まで続ける必要はあまりないだろう。女性のバイオロジーの周期性は、一般に、周期的な食事法や周期的な運動とのほうが相性がいい。

人生の時期によってバイオハックも変わる

当然のことながら、私たちの身体やホルモン構成は一生を通して変化する。

女性はひと月を通しても、月経周期の各フェーズの間も、さらには人生の各時期――小児期、青年期、初期成人期、妊娠可能期、妊娠期、産後期、更年期、閉経後――を通しても、生化学的に（少なくとも）4人の違う人間になる。

男性の人生には通常、小児期、成人期、老年期の3つの時期しかなく、各時期を通してホルモン特性はきわめて一貫している（ホルモン補充療法による介入の有無にもよる）。

体重の変化については、目指しているのが減量か増量かにかかわらず（意図的に体重を変化させることもバイオハックと言える）、女性の場合はホルモンが代謝に影響するため、単なるカロリー摂取量やカロリー消費量の管理以上に繊細なアプローチが必要になる。男性のほうが女性よりも簡単に減量できるケースが多いのはそのためだ。

男性は、ファスティングや、長期にわたるケトジェニックダイエットやカロリー制限といった極端な方法で、身体を強制的に違う状態に持っていく傾向にある。

このやり方は男性には効くことが多いが、女性の身体はその生物学的要件により、栄養の欠乏にははるかに敏感だ。

女性は（ファスティングやケトジェニックダイエットなどによって）食べ物を摂らなくなると、代謝率が下がるおそれがある。これは適応反応だ。食べ物がないのに赤ん坊を育てなければならないとき、代謝率の低下は自分自身や赤ん坊が生き延びるのに都合がいい。

私たち女性は、強引な変化よりも穏やかな変化に対して、よりうまく反応する。

これはすべて進化の観点から理にかなっている。

人間の根源的な遺伝的性質は、男性の場合、極限の状況下で狩猟採集するように設計されている。男性は時として捕食動物を撃退したり、狩猟のためのエネルギーを失わずに長期間食べ物がないまま原野で生き延びたりしなければならなかった。

一方、女性は妊娠などのもっと過酷な体内状態に備える必要があった。

興味深いことに、閉経後の女性は、身体がもう妊娠の「心配」をしなくてよいため、より多くの代謝ストレスを負うことができ、若い女性よりもうまくそのストレスを糧にできる。

健康でかつ感情的ストレスを多く抱えていない限り、閉経後の女性は、長期間のケトジェニックダイエットやファスティング、さらには激しい運動もうまくいくことが多い。年齢を重ねるにつれて自ずとインスリン感受性が低下し、体重が増えやすく減りにくくなるため、これは好都合だ。

男女の生理学的な違い以外に、文化の影響も当然作用する。

たとえば、女性のほうが過食症やオルトレキシアといった摂食障害に陥りやすい。私たちにはダイエット文化や、女性の他の資質よりも外見的魅力を重視する文化が染みついている。これらすべてがバイオハックの方法や、とりわけバイオハックを選択する理由に影響を与えている。

ホルモンとジェンダーの考察

私は社会におけるジェンダーロール（性別による役割分担）をなくすメリットを十分理解し、性別を変えることや性別を持たないことを人権だと考えている。ただし、男性として生まれた人と女性として生まれた人の身体には生物学的に違いがあるのも事実だ。生物学的・生化学的に、両者は異なる経験をする。

そして、バイオハックはホルモン環境に大きく影響される。しかし、こうした違いもハックできる。

私が思うに、トランスジェンダーの人たちは最も先進的な考えを持つ先鋭的なバイオハッカーに数えられる。性別を変えるために、自分の身体やホルモン環境全体を変えようとしているからだ。

Chapter3まとめ——バイオハックの始め方

・健康最適化の目標と動機を特定する。どの部分の健康を改善したいか、どのような方法で健康を最適化したいかを決める。
・既往歴や家族歴、現在の健康状態についての主観的感覚を評価する。
・現在の健康状態を定量的に把握するため、バイタルを測定し、基本的な臨床検査を受ける。
・個別の行動計画を立てる。まず何から取り組みたいか、どの戦略を試したいかを決める。
・最優先で改善したい部分について、簡単な行動変容を実践し始める。
・取り組んでいる内容をトラッキングして（食事・歩数・運動時間の記録、血糖値のモニタリングなど）、進捗を確認・測定する。
・朝と夜のルーティンをつくり、より体系的に目標達成に取り組めるようにする。

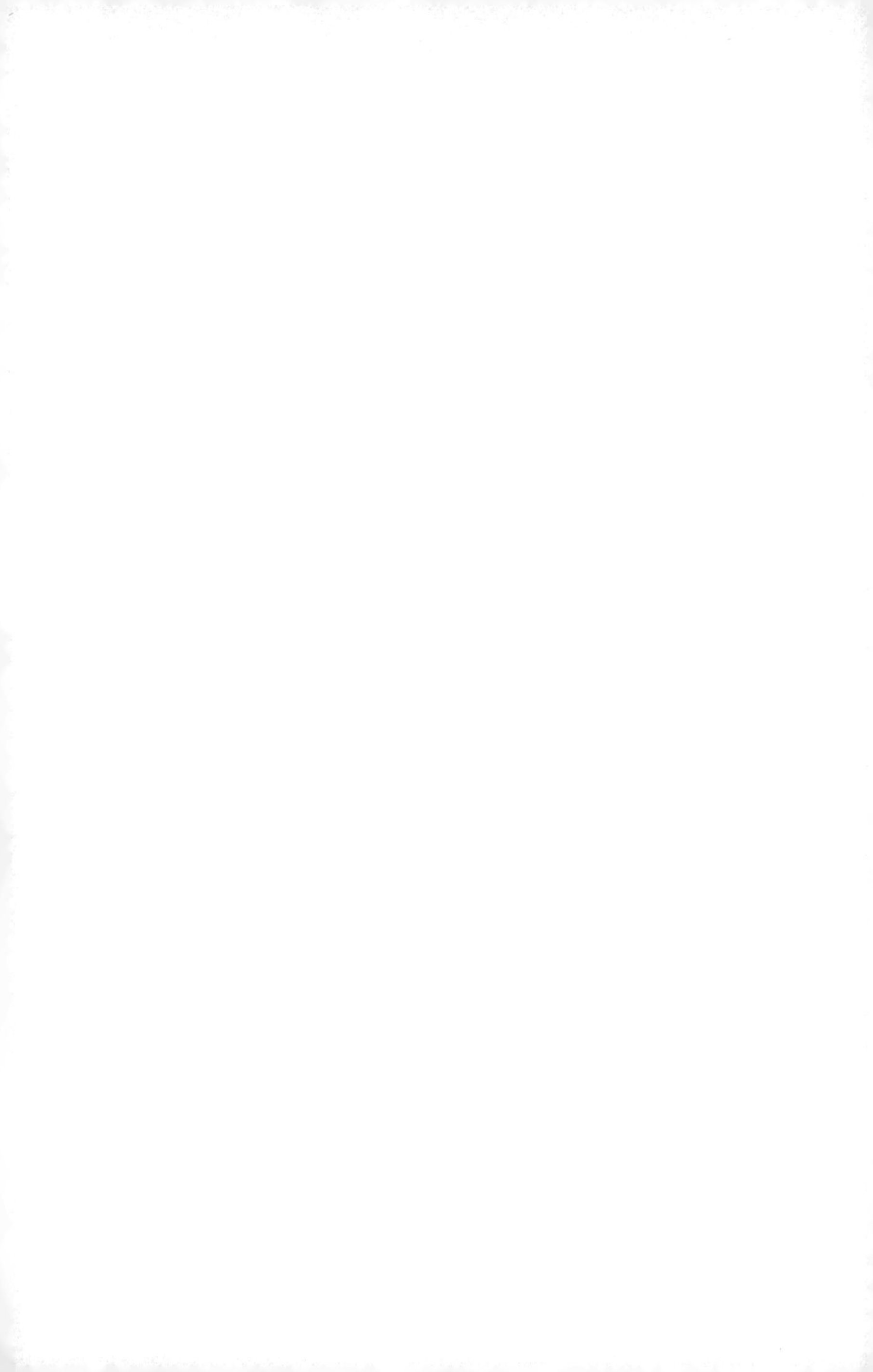

PART 2

運動で脳と身体を鍛える

MAKING MORE BATTERIES

Chapter 4 身体活動——わざわざジムに通わない

定期的な運動習慣がある人から病気は退散する。

——スシュルタ（古代インドの医師）

細胞のバッテリーを増産する方法がひとつあるとすれば、それは定期的な運動だ。

運動はエネルギーを消費する一方、より多くのエネルギー産生を促し、エネルギー容量を増やし、自分が好きに使えるエネルギーを豊富にもたらす。

身体を動かせば動かすほど、あなたのスパークは明るく輝く。これが運動の基本的な効果だ！

しかし、運動は不足している。[1] 米公衆衛生局長官の報告書によれば、[2] 米国成人の60％以上が身体活動の推奨量を満たしておらず、25％はまったく身体活動をしていない。米国生理学会によると、米国民3億2500万人の85％は、その活動量が、米国政府とWHOが公表している健康に必要な日常の身体活動に関するガイドラインの推奨量を下回っている。[3]

一日のうち座っている平均時間は、2007年から2016年にかけて約1時間増え、ティーンエイジャーでは約8時間に、成人では約6・5時間になった。[4]

だが、フルタイムのデスクワークをしている人や通勤時間が長い人は、これよりもっと長時間座っている場合が多い。[5] 一日中コンピュータと向き合っている知識労働社会に私たちは生きているため、どうしても座る時間が長くなり、それに気づいてさえいない。米国人の88％が代謝的に不健康である大きな理由はここにある。[6]

「週に150分の運動」ができなければ「運動不足」

身体的に活動不足と分類される基準は、5～17歳の場合、中高強度の有酸素性身体活動が1日60分未満、18歳以上の成人では、週150分未満とされている。この基準が高すぎると思う人もいるだろうが、私たちの身体の仕組みを考えれば、これは実際に必要最低限の活動量だ。

私たち人間は一日を通して中強度の身体活動をするよう遺伝子的にデザインされている。

進化生物学によると、約200万年前、気候変動によって人類は森からより開けた生息環境へと移動せざるを得なくなり、チンパンジーのような食生活から狩猟採集生活への移行を余儀なくされた。

それにより、高度な有酸素性活動によって長時間中強度で身体を動かす必要に迫られた。その結果として、空間ナビゲーション能力や運動制御能力を発達させ、記憶力や注意力、実行機能を高めることができた。[7]

基本的に私たちの祖先は、生き延びるために認知力を駆使して狩猟採集生活をした持久系アスリートであり、それが運動やさまざまな身体の動きに対する神経反応を高めることにつながったのだ！

そして1950年代以降、研究者は座位行動について疑念と懸念を抱くようになった。

バス運転手に関する1953年の研究では、**座っている時間が長い人たちの心疾患罹患率が身体活動が多い人たちの2倍にのぼる**ことを明らかにした。[8]

現代的な交通手段や電化製品などの便利なものを使わないアーミッシュ〔キリスト教のプロテスタントの一派〕社会で暮らす人々の健康状態に注目すると、テクノロジーが身体に及ぼす影響が見えてくる。アーミッシュの人々が1日平均1万6000歩も歩くのに対し、平均的な米国人の1日当たりの歩数はたったの5000歩だ。[9] 動かないのは確かに楽だが、私たちはその代償を払っている。

ジムのトレーニングも座りっぱなしで無駄になる

座りっぱなしでいることは太りすぎよりも危険だ。

心肺フィットネス（心肺持久力）が低い人は、ＢＭＩ値（体格指数）が高いことよりも、心肺フィットネスの低さが原因で死亡する可能性が高い。[10]

座りっぱなしのライフスタイルは細胞内のミトコンドリア密度を低下させる。つまり、エネルギー産生が減少し、消耗が早まる。

運動によってミトコンドリアの働きを強化する信号が送られることを思い出してほしい。座りっぱなしの生活はその真逆だ。あなたのミトコンドリアは、エネルギーがさほど必要ないと思えばエネルギーを産生しなくなる。

ジムでの激しいトレーニングも、その後一日中座り続ければ、実質的に帳消しになる！

座ってばかりいると不調を招き、肺気量が低下したり深い呼吸ができなくなったりする。すると、肺活量はもちろん、なんと注意力や集中力まで損なわれる。[11]

座ることは骨格筋や脂肪組織にも代謝的影響を及ぼす。筋肉がエネルギーを使わないため、身体は脂肪を分解して筋肉が使うエネルギーをつくるのをやめてしまう。[12] そして、代わりに脂肪を溜め込む。ここで起きていることを専門的に言うと、活動が減ることにより、リポ蛋白質リパーゼという脂肪燃焼に関わる酵素が減少してしまうのだ。

立って仕事をする（スタンディングデスクの使用など）メリットのひとつは、リポ蛋白質リパーゼの分泌量を増やせることであり[13]、それによって筋肉の脂肪化や筋量の低下を防げる。

座りっぱなしは、肥満やメタボリックシンドローム、糖尿病、うつ病、不安症、心疾患などのリスクを伴う[14]。

心臓にはミトコンドリアが豊富に存在するため、座りがちな生活によって、心臓のポンプ機能に必要なエネルギーが失われたときに生じる心不全のリスクが高まるのは当然だ。

健康で強靭な心臓を持ちたいと本気で望むなら、ミトコンドリアをもっとつくるよう心臓に信号を送らなければならない。そうすれば、心臓がその強靭さと機能を維持するために使えるエネルギーを増やすことができる。

こうした信号を送るためには、何としてでも身体を動かさなければならない。回復を伴うストレッサーがより多くのエネルギーの産生を促すホルミシスを思い出してほしい。有酸素運動は心臓と肺に対するホルミシスストレッサーだ。

長時間の座りっぱなしはがんのリスクも高める！

米医学誌『JAMAオンコロジー（腫瘍学）』に掲載されたある研究は、座っている時間の長い人は、ほとんど座らない人と比較して、がんによる死亡リスクがなんと82％も高いことを明らかにした[15]。

たとえ身体活動のガイドラインの基準を満たしていても、長時間に及ぶ座位行動は早死にの可能性を高める。好きなだけトレーニングしてかまわないが、トレーニングの後に一日中座って過ごせば、早死にのリスクはやはり高まる[16]。

ジムに行くことはとても重要だが、それによって一日中画面の前に座って過ごすことに伴うリスクは軽減されないのだ。

運動不足解消のために「ジムに通う」必要はない

しかし、これらの健康を損なう状況を覆すことはできるし、そのためにジムに行く必要もない。

「非運動性活動熱産生（NEAT：non-exercise activity thermogenesis）」によってそれが可能になる。これは身体を動かして座りっぱなしの生活の悪循環を断ち切る最も基本的な方法だ。

「非運動性活動熱産生（NEAT）」とは、睡眠、食事、目的を持った運動（スポーツやランニング、ジムトレーニングなど）を除いた日常的なあらゆる活動に費やすエネルギーを表す専門的な表現だ。

NEATはただ歩き回ったり、バスをつかまえるために走ったり、庭仕事をしたり、掃除した

り、せかせかと身体を動かしたりするだけで達成される。[17]

こうした活動は一日を通してかなり積み上がっていく。

運動は身体に良いが、減量にはさほど効果がないとよく耳にするだろう。だが、**NEATは減量に効果がある。**一日を通してどのくらい身体を動かすかが、1回の運動よりもはるかにエネルギー消費に寄与するからだ。身体を動かせば、運動中だけではなく、一日中エネルギーの増産を促す信号をミトコンドリアは受け取れる。

また、NEATは座りっぱなしの有害な影響も中和する。

一日中身体を動かすと、ミトコンドリアが産生しているATPを使い切り、エネルギー産生の副産物である細胞の排気ガス、活性酸素種（ROS）の増加を最小限に抑えられる。

NEAT活動を行うことは、ガレージの扉を開けて排気ガスを外へ逃がし、ドライブのために車を出すようなものだ。

私たちは自分の「車（身体）」をガレージに停めたままにせず、乗り回したい（動いて、生活を楽しみたい）はずだ。そのためには、自分の燃料を使う必要がある。

毎週1000歩ずつ歩数を増やす

1日にどの程度動き回っているかモニタリングを始めるための簡単なバイオハックが、歩数の継続的な測定、つまりトラッキングだ。

スマートウォッチ、スマートフォン、手頃な歩数計はいずれも、自分が十分に動き回っているかを確かめるために歩数をトラッキングするツールとなる。

まずは、平均歩数を測定してみよう。**歩数を1週間測定して、その結果を確認すれば、自分の活動レベルを把握できる。**

何歩歩けば十分かについてはさまざまな意見があるが、私は研究を重ねたうえで、シンプルな分類方法を考案した。

座りっぱなし：1日5000歩未満

活動が少ない：1日5000～7500歩未満

活動的：1日7500～1万1000歩未満

非常に活動的：1日1万1000歩以上

自分の活動レベルをより正確に把握できたら、歩数を徐々に増やすことを目標にできる。

1日の歩数が7500歩未満の場合は、「活動的」のカテゴリーに到達するまで1日の歩数を毎週1000歩ずつ増やすことを目標にしよう。既に「活動的」のカテゴリーにいるなら、「非常に活動的」になるまで歩数を増やすことを目指してもいいだろう。

活動量計で身体活動量を正確に把握する

活動量計は身体活動量を測定する機器である。あなたが実際どのくらい身体を動かしているか現状を把握できる、バイオハックに役立つデバイスだ。

ある研究で、被験者が見積もった身体活動量と活動量計で測定した実際の身体活動量とを比較したところ、**被験者が1日当たりの身体活動量を概ね多く見積もっていること**がわかった。

被験者の12・5％が身体活動をまったくしていないと自己申告したが、活動量計の数値によれば、身体活動をまったくしていなかったのは被験者の53％にも達した。また、被験者の62％が十分な身体活動をしていると申告したが、活動量計によれば、十分な身体活動量をクリアした被験者は9・6％のみにとどまった。[18]

こうしたデバイスを手首に装着しないかぎり、あなたはおそらく自分の身体活動量を正確に把握できない。スマートウォッチなどのフィットネスウェアラブル機器は、歩数や身体活動量を測定する機能をたいてい備えている。あなたも既に身につけているかもしれない。ぜひ活用しよう。

以前、片頭痛に悩んでいる患者がいた。どのくらい運動しているか尋ねたところ、運動はしていないと答えた。その患者にフィットネストラッカーを身につけて歩数を測ってもらうと、1日に約1000歩しか歩いていないことがわかった。

1日当たりの推奨歩数は1万歩、距離にして約5マイル（約8キロ）だ。

その数字を見るまで、患者は自分がいかに動いていないかに気づいていなかった。これをきっかけに彼は変わる気になった。もっと運動するようになり、歩数を1000歩ずつ徐々に増やしていった。

また、運動量を増やすのと並行して、血糖調節を改善するために食生活を変え、マグネシウムなどのサプリメントを摂取したところ、患者の片頭痛はすっかり解消した。

「これは運動だ」と考えるだけで健康になれる

家事をしながら家の中を歩き回ったり、肉体労働に従事したりすることは、理論上NEAT活動に数えられる。さらに、スタンフォード大学の心理学者であるアリア・クラムの研究によれば、[19]それを**「運動だ」と考えることで、実際により高い効果が得られる**可能性がある。

クラムの研究では、ホテルで働くハウスキーパーのグループが「仕事を運動としてカウントする」と言われ、活動的なライフスタイルの基準を満たした。

一方、対照群はそう言われなかった。

仕事を運動としてカウントすると言われたグループは、その対照群よりもエネルギーを多く燃焼し、より健康になった。

あなたもNEAT活動を運動だと考えよう！　そうすれば、さらに高い効果が得られるかもしれない。

NEATを増やす簡単な方法をさらにいくつか挙げてみたい。これらはすべてあなたの1日の歩数とエネルギー消費量を――時に大幅に――増やすはずだ。

・家事でもっと身体を動かす——やるべきことが運動になる

食事を素材から調理し、もっと熱心に掃除し、庭仕事をする。本来やるべきなのに、座って画面を見ることに「忙しく」てやっていない家事がいくらでもあるはずだ。立ち上がってこうした家事を済ませよう。

・スクリーンタイムを減らす——時間を制限する

テレビやコンピュータ画面を見る時間に制限を設ける。テレビをつける前に目標歩数を達成することを自分に課してもよい。

・メディアに触れているときに身体を動かす——ながら運動でいい

テレビを見たりポッドキャストを聴いたりしているときに、立ち上がったり、歩き回ったり、洗濯物をたたんだり、腹筋運動や腕立て伏せなどのトレーニングをしたりする。CM中はその場でジョギングしよう。滑稽に見えるかもしれないが、目標歩数を達成するのに大いに役に立つ。

・もっと歩く——歩きながら他のことをする

歩くのは簡単なのでマルチタスクができる。電話しながら歩き回ろう（ブルートゥースヘッドホンはそのためにある）。できるだけ車を使わずに歩いて用事を済まそう。

・休憩時間に身体を動かす——椅子から立ち上がる

授業の合間やコーヒーブレイク、伸びをして一息つくときは、座ったままメールのスクロールやチェックをするのではなく、立ち上がって動き回ろう。私は歩きながらメールを確認するコツを覚えた。

・早起きする——より多く歩ける

中年期の人たちのうち、早起きをする人は、夜更かしして朝寝坊する人よりも、20〜30分余分に歩く傾向にあることが研究で明らかになっている。[20]

・あえて非効率的に行動する——わざと運動量を増やす

買い物袋は一度にひとつずつ持って家に入る。物をひとつずつ片づけ、そのたびに階段を上り下りする。

・食後に身体を動かす──食べてすぐ座らない

毎食後15分間歩くことを習慣にする。

・創造性を高めるために身体を動かす──歩きながら考える

ブレインストーミングをしながら、あるいはひとつの問題をじっくり考えながら歩き回る。研究によると、よく歩く人はずっと座っている人よりも81〜100%も創造性が高い。[21]

・外へ出て人と交流する──友人と運動する

じっと座って食べたり飲んだりする代わりに、友人と散歩する。グループトレーニングや、子どもを一緒に遊ばせる約束などの行事で友人と集まるのもいい。

・犬を散歩させる──1日の歩数が2760歩増える

犬を飼っている人は1日当たりの歩数が多い傾向にある。ある研究によると、犬を飼っている人は飼っていない人よりも、1日当たり時間にして22分、歩数にして2760歩も多く歩いている。[22]

また、犬を飼っている人は、週に150分という身体活動のガイドラインを満たしている割合が犬を飼っていない人の4倍にものぼる。[23]

・仕事やジムへはできれば徒歩か自転車で行く

・「30分ごとに3分動く」ルールを実践する――リマインド設定する

仕事中30分ごとに3分間身体を動かすのを忘れないように、スマートウォッチやスマートフォンにリマインド設定する。

・できる限り階段を使う――エレベーターやエスカレーターを避ける

・入口から遠い場所に駐車する――歩くための距離を生み出す

食料品店などでも駐車場の奥の方に車を停める。

・デスクで身体を動かす――職場でも運動できる

椅子を回転させ、ウエストをねじり、腕を伸ばす。立ち上がって上下にジャンプする。スクワットやウォールシット（空気椅子）、プランクを行う。

仕事をしながら活動量を増やす3つの方法

あなたが知的労働者であるか、一日中デスクに座っているならば、作業スペースを工夫して身体活動を促し[24]、生産性を高める方法がある。3つのアイデアを示すので検討してほしい。

・ステッパー

机の下に置けるステッパー（足踏み健康器具）があれば、座ったままペダル踏み運動ができる。

・スタンディングデスク

私はどこへ行ってもスタンディングデスクを設置する。本を2列平行に積み上げ、その上に合板を置けば、自作のスタンディングデスクができる。

わざわざ買いに行く必要はない。もし欲しいなら、高さを自由に調節できる優れた既製品がいくつかある。それなら必要に応じて少し調節するだけで高さを変えられ、座位でも使える。研究によれば[25]、立ち・座り作業両方に対応可能なスタンディングデスクを使うことで、腹囲が減少するとともに、**仕事で感じる作業負担感や不快感、心理的緊張も軽減される。**

・トレッドミルデスク

トレッドミルデスク〔スタンディングデスクにルームランナーを組み合わせたもの〕は高価なことが多いが、1日の歩数を増やすのに大いに役立つ。特に読む作業だけで書く作業がないときに最適だ。

職場でのスタンディングデスクやトレッドミルデスクの使用に関する系統的なレビューによれば、こうしたデスクを使った人たちは、腹囲が減少し、LDL（悪玉）コレステロール値が下がり、HDL（善玉）コレステロール値が上がった。[26]

姿勢の悪さが様々な不調の原因となる

身体活動というのは、日中動き回ることだけではない。座り方や立ち方といった細かい要素も関わってくる。

立つときや座るときに積極的に意識することも意識しないこともできるが、それが姿勢や活動量に大きな違いを生む。

良い姿勢でいれば、エネルギーの燃焼量を増やすことができる。ケガを防ぎ、動き回るのをためらわせる慢性的な痛みを軽減できる。

残念ながら、現在は運動感覚の認識を教える習慣がほとんど失われている。以前は大人が子どもたちに実際に身体を正しい位置に動かしながら身体の支え方を教え、小学校でも姿勢を指導していた。

しかしいまは乳児の姿勢保持装置もあり、子どもの座り方や歩き方にさほど注意を払わなくなった。それがもう私たちの文化で期待されるものではなくなっているからだ。

いまや何世代もの人々が悪い姿勢のまま大人になっている。**1911年の人間の背骨と1990年の人間の背骨を比較すると、現代人の背骨のほうがはるかに大きく湾曲している。**

シリコンバレーのテック界の天才たちは、多くの時間を画面の前で過ごしている。そんな彼・彼女らの間で知る人ぞ知る腰痛エキスパート、エスター・ゴークレイは、著書の中で、「いまだ未確認で過小評価されているが、腰痛の最大のリスク因子は姿勢である」[27]と書いている。

悪い姿勢がもたらす影響として、骨盤底が弱くなることが挙げられる。これは特に年齢を重ねた女性にとっては臓器脱や尿失禁などの問題につながる。[28]

人間の骨盤が後傾すると、骨盤内臓器を支えるべき恥骨がそれらの臓器の真下から後方に移動し、骨盤底に負担をかける。これは男性と女性の両方に性機能不全を引き起こすおそれがあり、女性は性的興奮やオーガズムの頻度が減り、男性は射精機能が低下する。

背筋を伸ばして座り、真っすぐに立つことで、性生活を実際に改善することができる。

悪い姿勢はやがて椎間板ヘルニアや脊柱管狭窄症につながるおそれもある。

こららの病気は、仕事で長時間身をかがめている人によく見られる。また、肩の痛みやインピンジメント症候群、緊張性頭痛、疲労、関節を通って腰から膝・脚にかけて下りてくる痛みにもつながる。

さらに、悪い姿勢は、鎖骨と第一肋骨の間を通る血管や神経、頸椎神経根の圧迫に関係する疾患群である胸郭出口症候群の下地も作る。

コンピュータ画面やスマートフォンなどに向かって前かがみになったり、骨盤が後傾した状態で座ったり立ったりすると姿勢が崩れ、股関節屈筋群の硬直や股関節伸筋群の縮みにつながる。

こうした首を突き出す姿勢は筋肉や神経を圧迫する。その症状には、肩や首を動かすことで悪化する上肢の痛み、しびれ、うずき、脱力などがある。[29]

悪い姿勢は首や顎の筋肉を緊張させるため、顎関節機能不全を発症する場合もある。

このように、**悪い姿勢による影響の連鎖は、身体のすべての部分に大きな影響を及ぼす**。姿勢はさまざまな形で、他のあらゆる身体活動を可能にも不可能にもするのだ。

「正しい姿勢」がメンタルを強くする

姿勢を根本的に改善するには、整体師やロルフィング施術者による施術を継続的に受けるのがいちばん効果的だ。

こうした施術は普通のマッサージとは異なる。整体は、深部組織に働きかけるディープティシューマッサージだけにとどまらず、身体と精神的なつながりを築くものでもある。

整体師の施術によって、身体に溜まった緊張を自分の人生経験と結びつけることができるようになる。多くの場合、**緊張をほぐすことで、身体にしまわれた特定の記憶と結びついた感情の解放が起こる**。

一方、ロルフィングはかなりの痛みを伴う（と同時にエンドルフィンの分泌を促す）深部組織への手技療法であり、筋膜（結合組織）を正しい位置に戻して、身体をより効果的に支えられるようにする。

私は患者にもこれらの施術を勧めている。私自身、こうした施術が自分との関係を見直すきっかけとなり、姿勢を改善できたからだ。その有効性を裏づける科学的文献も多数ある。

良い姿勢には心理的な効果もある。身体の運び方が自分自身に対する考え方や感じ方に影響を及ぼすのだ。

動き方と感じ方は双方向の関係にあり、動き方を変えることで感じ方を変えることができる。**姿勢によって社会的優位性を印象づけ、力が増したように感じることができる。**

特に手を腰に当て、両脚を開き、自信たっぷりにふんぞり返るようなパワーポーズをとると力が湧いてくる。[30] 私はＺｏｏｍ会議で、座ったまま手を頭の後ろに置いて肘を広げるパワーポーズをとっている。私より権力のある男性との会議に出るときは特に、そうすることで強気でいられる。

良い姿勢を心がけるうちに、以前より体調が良くなり始めていることに気づくだろう。そこから自己強化サイクルが始まる。

いったん身体が正しい位置に戻り、筋肉と関節が自分の骨格に応じた「新しい」立位姿勢に慣れると、悪い姿勢を保つためには、正しい姿勢でいるときよりも、エネルギーや労力を使うことがわかるはずだ。

真っすぐに立たず、正しく座らないと、エネルギーを消耗する。一方、正しい姿勢をとればエネルギー効率が高まる。

テクノロジーは多くの場合、人の座位姿勢に悪影響を及ぼす。

誰もがスマートフォンを見下ろすからだ。年配者も若者も、そのせいで姿勢が悪くなっている。[31] 頭を前方に傾けるほど、首への負担は重くなる。

頭が首の上に真っすぐのった状態のとき、10～12ポンド（約4・5～5・4キログラム）の重量を首は支えている。だが、15度前傾するだけでその負荷は27ポンド（約12キログラム）になる。30度では40ポンド（約18キログラム）だ。45度では49ポンド（約22キログラム）、60度前傾すれば60ポンド（約27キログラム）もの負荷が首にかかる。[32]

最近、私はスマートフォンを目の高さに持つようにしている。少し奇妙だが、みんな自分のスマホを見るのに忙しくて気にも留めない。見下ろす姿勢は首に大きな負担をかけるため、極力避けるべきだ！

血中酸素で姿勢の正しさがわかる

背筋を伸ばして座らないと、肺を圧迫するため、深く息ができず脳に十分な酸素を取り込めない。

身体の酸素量は自分でもトラッキングできる。多くのスマートウォッチが血中酸素トラッカーを備えている。それで一日を通して自分が取り込んでいる酸素量がわかる。

血中酸素濃度は１００％が理想だが、悪い姿勢やストレス、浅い呼吸（ストレスを抱えているときや、メールをチェックしているだけで呼吸が浅くなることもある）が原因

背筋を伸ばして立つ

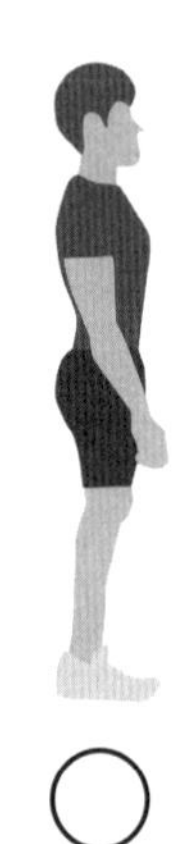
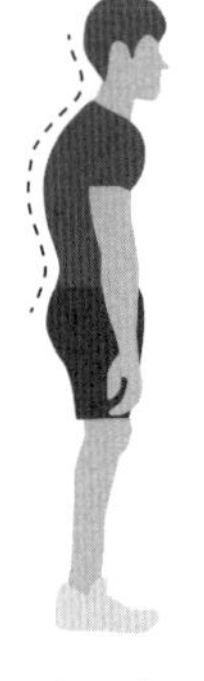

○　×

で低下する。

トラッキングを始めて、もし血中酸素濃度が常に99～100％を下回るなら、姿勢を変えることで数値が上がるか試してみよう。

「正しい座り方と立ち方」を身につける方法

良い姿勢を保つということは、急に真っすぐに立ったり背筋を伸ばして座ったりすることではない。筋肉に深く染みついた長年の癖を捨て去ることも必要だ。

身体を鍛え直さなければならないかもしれない。それは新しい運動技能を身につけるようなものだが、この取り組みにはそれだけの価値がある！

いったん良い姿勢が身につけば、そうしているのが楽になり、身体が適切に順応し始める。

右記のイラストを見れば、前かがみになると筋肉が骨を支えるが、背筋を伸ばして立つと骨が筋肉を支えていることがわかるだろう。

姿勢は立っているときも座っているときも重要となる。座っているときは、空間に平行・垂直に配置した平面の上に身体を置いていると考えるとよい。[33] 座位姿勢については、次の点に注意を払おう。

1. **あごを地面と平行に**保つ。
2. **両肩、両腰、両膝が左右同じ高さ**になるようにする。たとえば、一方の肩が上がったり、一方の膝が上がったりした状態で座らないようにする。
3. **膝と足（つま先）を前に**向ける。
4. **真っすぐに前を見る。パソコンを使用するとき、視線の高さは画面の中心**にくるようにする。そうでなければ、画面の高さか椅子の高さを調節する。

5. 座ったときに股関節でつながった**胴体と太ももの角度が90度**になるようにする。

6. キーボードを使用したり書き物をしたりするときに、**上腕と前腕の角度も90度**になるようにする。そうでなければ、椅子か机の高さを調節する。

7. 前かがみになったり身体が曲がったりするのを避ける。ちょうど良い正しい角度を保つようにしよう。

8. スタンディングデスクを使う場合も、こうした**平面を意識した姿勢を維持**することができる。特に正しい腕の角度でタイピングでき、目の高さが画面の中心にくるようにデスクの高さを必ず調整する。

立っているときに、身体が曲がらないように、骨格を正しい位置に保つことも重要になる。正しく立つために、姿勢矯正療法（PAT：解剖生理学者ピート・エゴスキュー[34]が考案した手法）の活用法を紹介しよう。[35]ここでは、**両肩が腰の真上にあり、両腰が両膝の真上にあり、両膝が両足首の真上にある**ことが目標になる。

立つときは次のことを心がけよう。

1. 誰かのパンチを受けるかのように、あるいは2人の人の間をどちらにも触れずに通り抜けようとしているかのように**腹筋を締める**。それによって体幹を活性化させる。
2. **こぶし2つ分足を開いて立つ**。つま先と踵のどちらにもこぶしが2つ入るようにする。
3. 身体が中心に落ち着いて、母指球や踵だけでなく**足全体に体重が均等にかかっている**と感じられるまで、身体を少しずつ動かす。体重移動せずにつま先や踵を持ち上げることができたら、まだバランスが取れていない。
4. 肩を引き上げたら、肩甲骨を後ろポケットにしまうかのように、肩を後ろに引き下げる（後ろポケットの方向に小さく動かす）。
5. **頭頂に糸がついている**ようなイメージで、身体を真っすぐ引き上げる。こうすることで骨格上の中心に頭を置きやすくなる。頭を前に突き出さず、**あごは地面と平行**に保つ。肩の上に頭を置くために、意識して頭を真っすぐ後ろへ引かなければならない場合も多いだろう。

6. **膝を柔らかく保ち**、ロックしない。膝をニュートラルポジションに保ち、固定せず、前かがみにならないように、後ろに伸ばしすぎないようにする。鏡を見てチェックしよう。

7. 骨格に乗れているか（OK）、筋肉にぶらさがっていないか（NG）、自問してみよう。

8. 数分間その状態を保ち、**正しく立つ感覚をつかむ**。すべてがつながって、地面があなたを支えている。体重は両足に均等にかかっている。

9. 習慣になるまで、これを1日数回チェックしよう。

自然な身体活動として「遊び」を取り入れる

機械的な反復動作とは異なり、「遊び」は予期せぬ事態に備える動き方になる。遊びは、子どもがするような思いもよらないさまざまな動きを伴う。

遊びを取り入れれば、より機敏で、より柔軟で、より安全な動きを保つことができる。バスをつかまえるために急に走るはめになり、でこぼこ道を踏みしめているところを想像してみよう。足を捻って転ぶ可能性もあるだろう。だが、遊びのトレーニングででこぼこした場所を歩き慣れていれば、転ばずに済むはずだ。

子どもがするようなけんけん遊びや腕立て側転、丘を転がる、鬼ごっこなどが遊びに数えられるが、やり方はあなた自身で工夫してもいい。

自分のペースでかまわないので、一つの動きから次の動きへと優雅になめらかに移行できるようになろう。

こうすべきとか、どう見えるかは気にしなくていい。[36] 遊びは競うものじゃない。自然な身体活動だ。遊びとして取り入れられる自然な身体活動を10種類紹介しよう。

1. **歩く。** さまざまな場所で、異なる状態の表面上を、いろんな方向に向かって歩く
2. **走る。** 速く、ゆっくり、真っすぐ、カーブを描くように走る
3. **ジャンプする。** 縄跳びをする、物を飛び越える
4. **四つん這いで動き回る。** 両手両膝をついて這う、クマ歩きをする、前転や後転をする
5. **登る。** 木登り、ロープクライミング、ロッククライミングなど
6. **平衡感覚(バランス)を養う。** 片足立ち、スラックライン、平均台遊びなど

7. **投げる。**小石を湖に投げる、ボールを投げる、犬を喜ばせるために棒を投げる
8. **持ち上げる。**子どもや荷物、ショッピングバッグなどの重い物を持ち上げる
9. **泳ぐ。**プールや自然の水域で泳ぐ
10. **防御する。**格闘技ごっこで防御する

毎日何らかの遊びを取り入れてみよう。**数分程度でできることだが、遊びは身体の適応力を高め、より高い可動性を維持する真面目な（かつ楽しい）方法だ。**

NEAT活動や歩くこと、姿勢の訓練、遊びを生活に組み込むことで、代謝やミトコンドリアの健康に大きな変化をもたらせるが、十分な運動をすることも重要だ。

NEAT活動と良い姿勢だけでは、本格的な運動から得られる心肺能力や体力、柔軟性、メンタルヘルスの増進はできない。目的を持った体系的かつ知的な運動へのアプローチによって、生理的レジリエンスを高めることができる。本書を読み進め、より体系的な運動を通して健康をハックする方法をさらに学んでほしい。

Chapter 4 まとめ――身体活動のバイオハック

・あらゆる機会を捉えて身体を動かす。
・活動量計を使って1日の活動量を計測して自分のベースラインを把握し、1日の歩数が7500歩を上回っているかどうか確認する。
・掃除などの家事や庭仕事をするとき、運動しているものとみなして効果を高める。
・スタンディングデスクやトレッドミルデスクによって作業スペースを改良し、優れた人間工学を取り入れるようにする。
・日中は30分ごとに立ち上がって動き回る。
・正しい立位姿勢を身につける。
・正しい座位姿勢を身につける。

・血中酸素濃度をトラッキングし、姿勢が酸素摂取量に与えている影響を把握する。

・遊びのトレーニングを行う。10種類すべての身体活動を試してみる。

Chapter 5 運動——最も効率的な最適化法

活動が不足すると、すべての人間の健康は損なわれる。だが、身体を動かし体系的な運動をすれば、健康を守り維持することができる。

——プラトン（古代ギリシャの哲学者）

運動は身体的健康のあらゆる面に効果をもたらす。ストレスを軽減し、筋肉や骨を強化し、可動性を高め、エネルギーを増やす。[1] **定期的な運動は、気分の向上から社会的関係、自信、感情コントロールの改善まで、身体面以外にも多くの効果があることが立証されている。**

高齢者はウォーキングやストレッチをするだけで生活の質を大きく高められる。また、運動をすれば、その量に関係なく、まったく運動しないよりも生活の質が高まることが研究で一貫して裏づけられている。[2] ある研究が結論づけたように、大人にも身体を動かすための「休み時間」が必要なのだ。[3]

私は健康との長い旅を続けている。高校では競技ランナーだったが、20代になると椅子に座って勉強ばかりするようになった。医学部のヨガの授業を除き、20代はほとんど座りっぱなしで過ごし、私の集中力は徐々に低下していった。

研修医になるころには、運動不足でエネルギーは底をついていた。ウイルス感染症にかかり、気づけば慢性疲労に陥っていた。

「適応能力モデル（ACM）」[4] として知られる理論に出会ったのは、30代後半になってからだ。**適応能力モデルによると、身体や頭を使わなければ、身体は生み出すエネルギーや脳のつながりを減らしてしまう。** エネルギーや脳のつながりを増やすよう「求められて」いないからだ（これがミトコンドリアの働きであるのは偶然ではない）。

運動をして脳を使うと、明日はもっと需要が高まると身体が予測する。20代の私は運動しなかったことで、エネルギーレベルや脳機能を低下させていた。集中できるようにアデロール〔ADHD〔注意欠如多動性障害〕の治療薬〕の処方を受けたが、薬を飲んでも一向に改善しなかった。私の機能不全の根本原因はエネルギー欠乏だったからだ。

運動こそ最も安上がりで、最も効果的なバイオハック

私は健康を取り戻すのに10年かかった。健康を損なうのにかけたのとほぼ同じ時間だ。それは緩やかなプロセスだった。まずYMCA〔キリスト教青年会。スポーツジムなどがある〕に通い始め、ストレッチをしたり、フェルデンクライス健康法〔さまざまな動きを通して脳を活性化し心身のバランスを整える健康法〕のクラスに入ったり、サウナを利用したりするようになった。

通勤は車から徒歩に変えた。トレーニングアプリを使って、少しずつケトルベル〔球形の重りにやかんの取っ手のような半円形の柄を取り付けたダンベル〕トレーニングを取り入れ、そのうちパワーブロック（積み重ねて重さを変えられるダンベルの一種）を購入して、オンライントレーニングを始めた。

ジムの活用方法も学び、ファーマーズマーケットまで走ったり公園の周辺をランニングしたりした。私は再び自分をアスリートとみなすようになった。現在のように、どんな身体活動でも行える自信がつき、挑戦を歓迎する気持ちになるまで、ゆっくりと着実に前進してきた。

もしあなたが運動初心者なら、簡単な運動から始め、ゆっくりと進み、徐々に運動量を増やしていこう。いきなり激しい運動をしてもケガをするのがオチだ。身体はゆっくりと少しずつ運動

を加えていくことを好む。

いまあなたは健康を目指す旅のどのあたりにいるのだろう？　現在地を把握し、運動を増やすときは身体からのフィードバックに耳を傾けることが肝心だ。

運動はまさに奇跡のツールであり、すぐに表れる急性効果と長期間持続する慢性効果の両方をもたらす。目先ではエネルギーが増え、将来的には病気を患う期間が短くなる。

運動は心身の健康のために自分でできる最も効果的な対策のひとつだ！　誰もが活用できる最も簡単で、最も安上がりで、最も効き目のあるバイオハックだ。

運動はミトコンドリアのエネルギー産生量を高める。筋肉にはミトコンドリアが豊富に存在しているため、運動して筋肉を強化すると、バッテリーパックを再充電しながら、新しいバッテリーパックをつくっているような状態になる。

また、運動は全身のミトコンドリア、特に心臓・肺・脳といった重要臓器内のミトコンドリアの数と機能を増強する。

運動は脳を鍛え、老化すら抑制する

運動はオートファジー（死んだ細胞の除去）とマイトファジー（損傷したミトコンドリアの

除去）を活性化する。これによって、老廃物が排出され、新しい細胞のためのスペースがつくられる。[5]

さらに、**運動は脳機能を向上させ、神経発生（ニューロン新生）を促す化学物質である脳由来神経栄養因子（BDNF）の放出によって認知力を高める。**特に高強度の運動ほどその効果が高まる。

BDNFは新たな神経結合をつくる動力を供給し、ニューロンにミトコンドリアを補充できるようにする。[6]神経結合が増えれば、記憶力や学習力が高まり、気分が落ち着き、老年期に認知症を発症するリスクが低下する。[7]

2020年の研究によれば、中強度の運動を20分間1セッション行うだけで、海馬への血流が増加するという。[8]海馬は記憶力と認知力に関係しているため、海馬への血流が増えるほど、脳の働きが良くなる。[9]

一方運動しなければ、各臓器系の処理能力が低下し、さらには省エネ戦略として、通常より早く脳の萎縮と老化が始まる。[10]

運動には老化を抑制する効果もある。

「老化のミトコンドリア理論」は、損傷したミトコンドリアDNAとミトコンドリアの蓄積が老化の原因であり、これがミトコンドリアの機能を損ない、エネルギー容量を低下させると仮定している。[11]

この理論によれば、老化とよく関連づけられる変性を遅らせるには、酸素運搬能を高めるとともに、正常に機能するミトコンドリアの質量を増やす必要がある。運動によって、この両方の目標を迅速かつ効果的に達成できるのだ。

この理論を検証した研究では、[12]老化プロセスを早めた欠陥のある遺伝子組み換えマウス群を研究者がつくり出した。そのマウスに5カ月間持久運動をさせたところ、マウスは再びミトコンドリアの生成を増やし始め、細胞が変性することも死ぬこともなくなった。

別の研究では、[13]薬を投与してミトコンドリア生成のスイッチを切った欠陥のある遺伝子組み換えマウス群をつくり出した。その影響はすぐに表れ、マウスは皮膚のシワや炎症、脱毛といった早期老化の明らかな兆候を示した。その後、研究者は薬の投与をやめ、マウスのミトコンドリア生成を元に戻した。

これがマウスに劇的な若返り効果をもたらした！　マウスの肌のシワは消え、毛も再び生え始め、数カ月後には見た目がすっかり元通りになった。

ミトコンドリアを鍛えるには運動しかない！

ミトコンドリアの健康のハックは将来の医療技術に重要な役割を果たすとみられ、複数の企業が既にマイトファジー（電荷を帯びなくなり消耗したバッテリー、つまりミトコンドリアの廃棄）を促進するサプリメントや薬の開発に取り組んでいる。

だがいまのところは、**「ミトコンドリアの健康」を強化する最も効果的な方法は運動だ。**もしあなたが自分の脳と身体を最適化し、慢性疾患を予防し、老化に伴うフレイル（虚弱状態）を回避したいなら、何としても運動すべきだ！

有名なフレーズのように「とにかくやってみよう（Just Do It）」。

ウォーキング、ジョギング、腹筋運動、腕立て伏せといった基本的な運動のやり方は誰もが知っているはずだ。運動能力や可動性のレベルがどうであれ、あなたにも何かしらできることはある。

ほぼ毎日かかさず約30分間運動してみよう。そうすれば、ミトコンドリアはその運動に見合うだけエネルギー産生量を増やすだろう。

だが、とにかくやってみるだけでなく、もっとうまくやることもできる。それではここから、目指すべき運動量や運動の頻度、強度、何をすべきかなど、運動について詳しく見ていこう。

1日1時間の運動が早死にを防ぐ

あなたが長生きしたいなら、一般に推奨されている最低限の運動量──成人で週150分

――を確保するだけで、まったく運動しない人と比べて早死にするリスクを31%低減できる。[14]最適な健康状態を保つにはそれでは不十分だと考える人もいるが、おそらくそのとおりだろう。政府のガイドラインは通常、最適化ではなく、国民の大多数のニーズに合わせてつくられている。

だが、運動量を1日1時間に増やせば、統計上、早死にする確率は39%低下する。

運動の全般的な健康効果をすべて享受したい場合、米国政府の身体運動ガイドラインは次のことを推奨している。

1. 一日を通してもっと身体を動かし、座っている時間を減らす。ガイドラインによれば、少しの身体活動であっても、まったくしないよりは絶対にいい。
2. 十分な健康効果を得るには、成人の場合、週に最低150分（2時間30分）から300分（5時間）の中強度の有酸素性身体活動、または週に75分（1時間15分）から150分（2時間30分）の高強度の有酸素性身体活動をすべきであり、1週間を通して強度が異なる運動を組み合わせるのが望ましい。
3. さらに健康効果を高めるには、週に2日以上、すべての主要筋肉群を使う中強度以上の筋力向上活動を行うのが望ましい。[15]

中強度の運動は、やりすぎるということがほとんどない。

大半の人がそれだけの運動をする時間も意欲もないが、たとえ推奨される最低限の低中強度運動や余暇活動を10回以上行っても、それが身体に害を及ぼすという証拠はない。[16]しかし、激しい運動となると話は別で、やりすぎは身体に害を及ぼし、特に心臓に負担をかける。

米国心臓学会によれば、[17]健康でない人や運動に不慣れな人が激しすぎる運動をすると、急性心臓発作のリスクが高まる。特に心疾患になりやすい人はそのリスクが高い（そして心疾患になりやすいと誰もが自覚しているわけではない）。

きわめて高強度の運動をしすぎると、心臓の動脈の石灰化、心筋の線維化、心房細動の悪化を促すおそれがある。

運動がストレッサーであることを思い出してほしい。ホルミシス効果を発揮させるには、ストレスは断続的であるべきで、回復をはさむ必要があり、激しすぎてはいけない。さもなければ、身体を壊し始めるだろう。

高強度運動の1週間の上限は、1日1時間を6日までとする。

週7日毎日激しい運動をすると、死亡リスクが高まる。[18]

高強度運動から十分に回復するには、1日休むことが欠かせない。

45歳を過ぎている人は、高強度運動を週4～5時間を超えてやるべきではないだろう。
100万人を超える40～64歳の女性の健康を分析している世界最大規模の女性の健康調査「ミリオン・ウーマン・スタディ」[19]は、定期的な身体活動は女性の心疾患リスクを劇的に低下させるが、激しい身体活動を1週間のうち1日も休まなかった人たちでは、運動の心臓保護効果が失われたことを明らかにした。[20]
運動をまったくしないのもやりすぎるのも健康リスクとなるが、中強度運動に上限はない、というのがこの研究の結論だ。[21]

安静時心拍数を使って健康状態を判断する方法

朝の起床時などの安静時の心拍数は、心血管の健康と心臓の健康の基本的な指標だ。ウエアラブル心拍数トラッカーを利用して安静時心拍数を測定してみよう。あるいは、手首で脈を取り、15秒間脈拍を数え、それを4倍してもいい。数日続けて朝の心拍数を測り、平均値を出してみよう。

結果の判断にあたっては、次のデータを参考にしてほしい。

安静時心拍数が低い場合は、一般に身体健康度が高いことを示し、心疾患リスクが低いとみなされる。安静時心拍数が高い場合は、心臓の健康度が低下し、心疾患リスクが上昇しているとみなされる。

英医学誌『ハート（心臓）』に掲載された２０１３年の研究によれば、特に安静時**心拍数が81～90の場合、心筋梗塞や心不全などの心臓イベントのリスクが2倍になった**[22]（この研究は男性を対象としているが、安静時心拍数がこれほど高いのは女性にとっても問題であり、同様のリスクを示唆している可能性が高い）。

安静時心拍数が90を超えると、死亡リスクが3倍にもなった。

最適な「運動の激しさ」を把握する

次のページの表は、運動強度、つまりあなたがどれだけ激しい運動をしているかを正確に把握するのに役立つ[23]。

最大心拍数や運動中と心拍数がどこまで上がるかを計算することによっても、運動強度を判断できる。

最大心拍数を求めるには、２２０から年齢を引く。

運動強度を把握する

	中強度	高強度
感じ方	ややきつい	きつい
身体の反応	呼吸が速くなるが、 息切れはしない	呼吸が深く速くなる
	10分後には軽く汗をかく	運動を始めてわずか 数分で軽く汗をかく
	会話は続けられるが、 歌うことはできない	息を整えずに2～3語 以上話すことはできない
心拍数	最大心拍数の50～70%	最大心拍数の70～85%
運動の例	早歩き	ランニング
	軽めのサイクリング (時速16キロ程度)	スポーツ
	ヨガ、ピラティス、バレエ	スピンクラス (インドアサイクリング トレーニング)などの 負荷の高いサイクリング (時速23キロ程度)
	掃除機かけやモップかけ などの家事	重いウエイトを持ち上げる

あなたが30歳なら最大心拍数は190に、40歳なら180になる。運動強度をトラッキングする心拍数モニターを搭載したウエアラブルデバイスを使うのがお勧めだ。

・あなたが35歳なら、最大心拍数は220−35＝185
・最大心拍数の50％は185×0・5＝92・5
・最大心拍数の70％は185×0・7＝129・5
・最大心拍数の85％は185×0・85＝157・25

では次に、どのような運動をすべきか、目的の異なるさまざまな種類の運動の効果について説明しよう。

心肺機能を高める運動——有酸素運動

健康を増進するとともに心臓・肺・ミトコンドリアを強化する最善の方法は「有酸素運動」だ。

有酸素運動とは、心臓と肺に軽くストレスをかけるところまで心拍数を高める運動を指す。

たとえば、ジョギングやランニング、ダンス、サイクリング、クロストレーナーやトレッドミル、ステアクライマー、ローイングマシンを使ったエクササイズ、キックボクシングなどの運動は、健康なミトコンドリアを新たにつくり出すのに効果を発揮する。

ウォーキングを有酸素運動とみなせるか疑問を持つ人もいるだろうが、みなしてよいだろう。カナダ医学誌『アプライド・フィジオロジー・ニュートリション・アンド・メタボリズム（応用生理学、栄養学、代謝学）』に掲載された研究は、**1日7500歩以上歩けば、中強度の身体活動の推奨量をたいてい満たせる**と明らかにしている。

とはいえ、そのためにはかなり早足で歩かなければならない。ぶらぶら歩いているだけでは心拍数は上がらない。

心臓の健康と気分を向上させる効果や長寿効果を得るには、最大心拍数の少なくとも50~70%に心拍数が上がるまで運動する必要がある。心拍数モニターを装着すれば、トレーニング中に心拍数をトラッキングできる。

有酸素運動は心肺フィットネスを高める。

心肺フィットネスとは、運動中に使えるエネルギーを産生できるように、筋肉中のミトコンドリアに酸素を供給する循環器系と呼吸器系の能力を表す。[24]

心肺フィットネスは健康の最重要指標のひとつだ。

4万人を対象としたエアロビクスセンター縦断研究（ＡＣＬＳ）は、心肺フィットネスの低下が他のどんなリスク因子よりも正確に早死にを予測することを明らかにした。[25]

しかし、**心肺フィットネスが良好だからといって、座りっぱなしのライフスタイルのリスクは免れないということを覚えておこう。**

英医学誌『ジャーナルズ・オブ・ジェロントロジー（老年医学）』に掲載された2018年の研究は、高齢者の場合、心肺フィットネスとはまったく無関係に、身体的不活動が早死にのリスクを高める予測因子であることを明らかにした。[26]

今どれだけ健康でも、あなたは身体を動かし続ける必要がある。だからこそ、Chapter 4でNEATについて学んだことを忘れないでほしい。

心肺フィットネスを評価する最も良い方法は、有酸素能力の指標である最大酸素摂取量（VO2max）を測定することだ。

最大酸素摂取量は、高強度の運動中に身体が燃焼できる酸素の最大量を指し、単位はmL／kg／分（1分間に体重1キロ当たり何ミリリットルの酸素量か）で表される。最大酸素摂取量の測定方法は次のとおりだ。

・**簡単な方法**：最大酸素摂取量を手っ取り早く見積もるには、先に計算したように、最大心拍数を算出したうえで（あなたが35歳なら、毎分185拍となる）「最大心拍数×15÷安静時心拍数」という計算式で求めるか、ウェブサイトWorldFitnessLevel.org（英語）にアクセスし、安静時心拍数、最大心拍数、腹囲を入力して結果を確認する。

・**より望ましい方法**：特定のフィットネストラッカーを使えば、最大酸素摂取量をかなり正確に測定できる。

屋外での20分間のウォーキングやランニング、ハイキング中にウエアラブルデバイスで最大酸素摂取量をトラッキングする。2〜3日続けてこれを行い、最大酸素摂取量の平均推定値を求める。

・**最善の方法**：最大酸素摂取量をしっかりと正確に測定するには、研究室かクリニックで、通常はトレッドミルを用いて20分間運動しながら検査を行う必要がある。できるだけ速く真剣に走れるよう、検査場所に友人を同伴し、検査している間応援してもらおう。

女性の最大酸素摂取量の平均値は約30mL／kg／分、男性の平均値は約35mL／kg／分だ。50mL／kg／分を超えると素晴らしい。

キャリアの長い持久系アスリートの最大酸素摂取量は、座りっぱなしの人よりもはるかに高い（たとえば、ランス・アームストロング〔米国の自転車ロードレース選手〕の最大酸素摂取量は84mL／kg／分だ）。

最大酸素摂取量は年齢とともに低下するが、加齢に伴い低下したアスリートの最低水準は、座りっぱなしの人が生涯のどこかの時点で記録する最高水準をまだ上回る。

最大酸素摂取量が期待した水準を下回っても、定期的な有酸素運動によって徐々に高められることを覚えておこう。

心臓を動かし続ける心血管能力に加え、機能的能力や人間の能力とも強い関係がある最大酸素摂取量は、長寿の主要な予測因子だ。

身体活動を増やすことによって細胞のバッテリーとコンデンサーが増え、コンデンサーが増えれば、より長生きする能力が高まる。

最高に効率のいい運動――HIIT

心肺フィットネスを高める最も効率の良い方法のひとつは、高強度インターバルトレーニング（HIIT）だ。

全力で取り組む可能な限り高強度の運動と、回復のための低中強度の運動を交互に行うのがHIITの基本原則となる。

その方法は多数あり、正しいやり方についてはさまざまな意見があるが、短い時間（例：30〜60秒）でできるだけハードかつスピーディーに運動した後、もう一方の時間（例：60〜90秒）ではゆっくりと適度なペースで回復するのが基本だ。

これによって30〜45分間の中強度トレーニングと同じ効果が10〜15分間で得られる。

私はHIITが気に入っている。**有酸素運動の何分の1かの時間で同じ効果が得られ、ミトコンドリアの数と機能の増強に特に効果を発揮する**からだ。[27]

さらに、HIITは肝臓内のグリコーゲンをすぐに使い切り、ファスティング（309ページ）と同様にグリコーゲンの「シンク」を空にする。

また、筋肉をつくり、脂肪を燃やし、代謝の老化サインの多くを逆転させる成長ホルモンの分泌も増やす。

実は、どんな有酸素運動もHIITにすぐ転換できる。

たとえば、ウォーキング、ランニング、水泳、サイクリング、ローイング、バーピーやジャンプスクワットといった自重トレーニング、ウエイトトレーニング、縄跳び、クロストレーナーやトレッドミル、サイクリングマシンといったジムの有酸素運動マシンで行う運動などだ。

また、**HIITはほどほどにするほど効果が高い。**

私は個人的に、HIITは週1回までにしている。米科学誌『セル・メタボリズム（細胞代謝）』に掲載された2021年の研究は、HIITを週60～90分までに制限したほうが良い結果が得られることを明らかにした。

HIITを週150分以上行うと、ミトコンドリアの機能不全や耐糖能の維持に問題が生じるおそれがある。[28]

初～中級者向けのHIIT

ここで、あなたにも試せる初心者から中級者向けのHIITをいくつか紹介しよう。ただし、ひとつ注意点がある。もしあなたが継続的な運動を行っていなかったり強いストレスを抱えていたりしている場合は、医師の許可を得ずにHIITを試すのは控えてほしい。

◉ウォーキング：3セット繰り返す、計9分間のトレーニング

・追い込みの時間：90％の力で、またはトレッドミルを使って時速5マイル（約8キロ）で2分間歩く
・回復の時間：普通の力で、またはトレッドミルを使って時速3マイル（約5キロ）で1分間歩く

◉ランニング、サイクリング、水泳：8セット繰り返す、計4分間のトレーニング

・追い込みの時間：最大限以上の力で20秒間走る（泳ぐ）
・回復の時間：普通の力で10秒間走る（泳ぐ）

◉自重トレーニング：2〜5セット繰り返す

・追い込みの時間：ジャンプスクワット10回＋腕立て伏せ10回
・回復の時間：ストレッチ30秒

◉ウエイトトレーニング：2〜5セット繰り返す

・追い込みの時間：バックスクワット10回＋バーベルロー10回
・回復の時間：休憩30秒

人生の分かれ道は「筋トレ」で決まる

最適な健康と長寿のために絶対譲れないと私が考える運動形態がひとつあるとすれば、それはウエイトトレーニングだ。

ウエイトトレーニングは骨と筋肉を鍛え、代謝を増やし、全般的な体調と体力を向上させる。筋肉にはミトコンドリアが豊富に含まれ、この小さな発電所が送電線の役割を担い、送電網のようなネットワークを形成する筋肉全体にエネルギーを行き渡らせる。[29]

もし年齢とともに筋肉が衰えるままにしていたら、必然的に体力を失っていくことになる。つまり、体格を維持する力がなくなり、フレイルにつながる。

いまの筋肉の使い方が、数十年後に人の助けを借りずに椅子から（床からは言うまでもない）立ち上がれるかどうかを決める。

ずっと先のことのように思えるかもしれないが、あなたはいま、自分の運命に影響を及ぼすことができるのだ。

特に女性は、自重運動を行って骨密度と筋密度を高めることがとても重要になる。さもなければ転倒によって瞬時に命を縮めることになりかねない。

ウエイトトレーニング初心者は、何をすべきか、どうすれば確実な効果が得られるかわからずに、ジムで時間を無駄にするケースが多い。

また、正しいフォームで行わないとケガもしやすい。

体力・バランス・柔軟性を高める方法を身につけて進歩を実感できるように、**最初はトレーナーやインストラクターについてもらうか、少なくとも一度クラスに入ることをお勧めする。**

高齢者を対象とした2017年のある研究は、[30] トレーナーの指導がついたトレーニングプログラムと指導がつかないプログラムを比較した複数の研究を検証し、指導がついた筋力トレーニングやバランストレーニングプログラムのほうが、指導がつかないプログラムよりもバランス・体力・筋力の向上効果がはるかに高かったことを突き止めた。

とはいえ、**ずっとトレーナーについてもらう必要はない。**トレーニングのコツを教えるプログラムに2～3回参加すれば十分だろう。

基本的なマシンの使い方や基本動作を習い、自分一人で取り組める段階的な筋力トレーニングプログラムづくりを手伝ってもらおう。

トレーナーも説明責任を果たし、ジムに通うモチベーションをあなたに与えることができる。

ウエイトトレーニングをする場合に、誰もが知っておくべき基本動作がいくつかある。

フリーウエイトやバンドを使ってできるものもあれば、マシンが必要なものもある。

トレーナーにやり方を教えてもらうか、オンラインでトレーナーが実演しているところを見てみよう。

・スクワット
・デッドリフト
・プルアップ
・シーテッドダンベルショルダープレス
・レッグプレス
・ベントオーバーバーロウ
・アップライトロウ
・ディップス
・ベンチプレス
・バイセプスカール
・トライセプスプッシュダウン
・シーテッドケーブルロウ
・ラットプルダウン
・クランチ

これらのやり方を覚えたら、6つのエクササイズを選び、各エクササイズにつき1セット8～10回を2～4セット行い、各セットの間に1～2分間の休憩時間をとる。トレーニングの合間に回復できるように、さまざまな筋肉群のエクササイズを織り交ぜて行おう。

私は一週間の中で、脚の日、背中と上腕二頭筋の日、胸と上腕三頭筋の日、腹筋と全身の日を決めて、それぞれの部位を重点的に鍛えている。

自宅での自重トレーニング

筋力トレーニングをするのにジム通いもウエイトも実は必要ない。

新型コロナウイルス感染症のパンデミックの間、一時期ジムに通えなかったことをきっかけに、私は自宅で行う自重トレーニングを取り入れるようになった。

こうした自重トレーニングには、プライオメトリックス（ジャンプなどのパワーを発揮する動き）やアイソメトリックス（疲労を引き起こす位置での筋肉の保持）が組み込まれているため、コンディションを整えるのに最適だ。

では、自重トレーニングの例を挙げてみよう。

・腕立て伏せ5回＋スクワット5回＋腹筋運動5回：20セット
・腕立て伏せ10回＋腹筋運動10回＋スクワット10回：10セット
・ベアクロール（四つん這い歩き）、クラブウォーク（カニ歩き）、ウォーキングランジ、ブロードジャンプ（立ち幅跳び）を各30秒、12分間繰り返し
・エアスクワットと腕立て伏せ：1セット目12回、2セット目15回、3セット目9回
・垂直飛び3回＋スクワット3回＋ロングジャンプ（幅跳び）3回：5セット
・プランク、スクワットホールド、ホローロック・ホローホールドを各30秒：10セット
・ジャンピングスクワット（4分）、スプリットジャンプ（4分）、タックジャンプ（4分）をそれぞれ30秒行って30秒休みながら実施
・垂直飛び10回＋腕立て伏せ10回＋腹筋運動10回：4セット
・逆立ち1分＋スクワットホールド1分：5セット
・エアスクワット50回：5セット（合間にエアスクワット50回にかかる時間と同じだけ休む）

タンパク質の最適な摂取量は？

筋肉の形成と維持は次の要素から成る。

筋肉への物理的負荷と、負荷を与えた後に筋肉を回復させるための時間と原材料だ。

その原材料がタンパク質だ。運動プログラムを始めたら、マクロ栄養素（タンパク質、炭水化物、脂質）を分析するフードトラッキングアプリでタンパク質の摂取量をモニタリングしよう。

タンパク質の推奨摂取量にばらつきがある理由を突き止めるのにやや時間がかかったので、あなたの時間を節約するために、推奨摂取量を簡単なリストにまとめてみた。

・**1日の推奨摂取量（RDA）は体重1キロ当たり0・8グラム**だが、定期的に運動している場合、これでは少なすぎるだろう。

・糖尿病や慢性腎疾患を患っている人（タンパク質が多すぎると腎臓にストレスをかけるリスクがある人）は、1日のタンパク質摂取量を体重1キロ当たり0・8～1グラムに収める必要がある。[31]

・65歳以上の人は、適正な筋肉量を維持してフレイルを回避するために、1日体重1キロ当たり1・2グラム以上タンパク質を摂取する必要がある。

・栄養不良や急性・慢性疾患がある、もしくはケガをしている高齢者、さらには定期的に運動していない人は、1日体重1キロ当たり1・2～1・5グラムの摂取を目標にしたい。[32]

・一般的なアスリートは、1日体重1キロ当たり1・4～1・7グラムを摂取すべきだ。

・ランナーは、トレーニングのニーズを満たすため、1日体重1キロ当たり1・4～1・7グラムの摂取が必要になる。

しかし、最新の研究によると、持久系アスリートは1日体重1キロ当たり1・8グラム以上の摂取が必要とみられる。男性の持久走ランナーは1日体重1キロ当たり1・8グラムの推奨摂取量を多くの場合満たしていたが、女性ランナーはこの高い方の基準を満たしていないケースが多かったと研究者は指摘している。[33]

・筋肉量を維持したいウエイトリフティング選手は、1日体重1キロ当たり1・6グラム以上の摂取が必要となる。[34]

たとえば、体重68キログラムの人は、推奨摂取量（RDA）に従うなら、1日当たり約54グラムのタンパク質の摂取を目指すことになる。

もしこれが筋肉量を増やそうとしているウエイトリフティング選手なら、108グラム以上のタンパク質摂取が必要となる。持久走ランナーならば、122グラム以上のタンパク質（筋肉の成長に必要な最低限の量）の摂取が必要だ。

また、自分の理想体重に基づいてタンパク質の必要摂取量を計算しなければならないため、筋肉量を増やそうとしているか減らそうとしているかによっても、必要摂取量が多少変わることを覚えておこう。

年齢を重ねたときに命を脅かす最大の脅威がフレイルと肥満だ。この2つは転倒や代謝性疾患につながるおそれがある。

65歳以上になると、筋肉の成長のためのタンパク質同化作用が低下するため、若いときと同じ量のタンパク質を摂っても、それを筋肉の形成に使うことがあまりできなくなる。

その結果として筋肉が細るため、**65歳以上の人には、タンパク質を1日体重1キロ当たり1・2グラム以上摂ることをお勧めする。**

ふだんから運動している高齢者は、筋肉のタンパク質合成を最大化するために、運動後90分以内に40グラムのタンパク質を摂取する必要があると、研究は示唆している。[35]

タンパク質を摂取する最適なタイミング

筋肉のタンパク質合成は、運動後に筋成長を促すアミノ酸が十分循環しているかどうかに左右される。

特に女性の場合、運動後に必須アミノ酸（EAA）のロイシンが十分あることが必要となる。**ロイシンは脳に入ると、筋肉を成長させるよう身体に信号を送る。**この信号を、運動後十分なタンパク質を摂ったときに作動する細胞内の筋成長スイッチと考えよう。

ギリシャヨーグルトやプロテインシェイクなど、ロイシンを豊富に含む食べ物を補給することが有効だ。

タンパク質の摂取量が足りないと、体力や体格の向上は見込めず、ジムトレーニング後に余計な痛みが出る。

運動後のタンパク質補給は筋肉のタンパク質合成に大きく関わるが、その必要量と最適なタイミングは年齢と性別によって異なる。

閉経前の女性は、運動後に30グラムのタンパク質が必要であり、タンパク質補給に最適なタイミングは運動後90分以内となる。

閉経後の女性の場合は、運動後に40グラムのタンパク質が必要であり、タンパク質補給に最適なタイミングは同じく運動後90分以内となる。

男性はトレーニング後、20グラム以上のタンパク質が必要であり、タンパク質補給に最適なタイミングはトレーニング後3～18時間以内となる。

必要なタンパク質をすべてホールフード（未加工の丸ごとの食材）から摂るのが理想的だが、そうやって必要摂取量を満たすのが難しいこともある。

私の場合、仕事や旅行など多忙な生活のなかでタンパク質の必要摂取量を満たせない日は、筋肉のタンパク質合成信号を作動させるために必須アミノ酸（ＥＡＡ）５グラムをサプリメントで補う。

必須アミノ酸は体内でつくれないアミノ酸なので、食べ物から摂らなければならない。

筋肉の増量があなたの優先事項なら、プロテインサプリメントを検討してもよい。

２０１８年の研究は[36]、プロテインサプリメントの摂取は健康な成人の筋力と筋肉の大きさを著しく高めるが、１日体重１キロ当たり１・６グラム前後でその効果が頭打ちになることを明らかにした。

私は、動物を丸ごと使用した動物性プロテインブレンド（加水分解ビーフ、フリーズドライ内臓肉、骨、血液を含む）と植物性プロテインパウダーの両方を使っている。

私のお気に入りの植物性プロテインパウダーは、ピープロテイン、パンプキンシードプロテイン、チアシードプロテイン、ココナッツプロテイン、ヘンプシード（麻の実）プロテインからつくられたものだ。

コラーゲンプロテインは、グリシンを増やすのに特に効果的だ。内臓以外の肉を主に食べている患者は、診療時の尿中有機酸検査でグリシンの欠乏がよくみられる。

グリシンは骨や腱といった結合組織に存在する。**グリシンはコラーゲン合成を高める**ことがわかっており、グリシンの欠乏は変形性関節症の発症につながるおそれがある。[37]

私が気に入っている動物性のグリシン源は、コラーゲンプロテインパウダー、ボーンブロスプロテインパウダー、ボーンブロスだ。

動物性食品を口にしないヴィーガンに適したグリシン源には、セサミシード、パンプキンシード、大豆、ホウレンソウ、ピスタチオがある。

タンパク質の摂りすぎは逆効果

老化を研究している科学者は、特に**運動不足の場合、タンパク質の摂りすぎが加齢関連の疾患を加速させる可能性がある**と考えている。

私の個人的な解釈は、身体は成長のためにタンパク質を——菜園に蒔かれた肥料のように——使い、筋肉であろうとがん細胞であろうと、体内で育んでいるものすべての成長を促すというものだ。

運動によってマイオカインと呼ばれるシグナル分子が分泌され、このマイオカインががん細胞を攻撃して殺すよう免疫細胞に信号を送る。

運動しなければ免疫細胞がこの信号を受け取らないため、タンパク質からの成長信号が、体重増加や加齢に伴うがん細胞の成長を促すおそれがある。


アラン・アラゴンなどのエビデンスに基づく栄養学の研究者たちは、タンパク質不足は脂肪減少や筋肉維持、筋肉の質、運動パフォーマンス、心臓代謝などに悪影響を及ぼすため、長寿を阻む大きな脅威であると確信している。

さらに、最近の調査では、人間はBCAA（分岐鎖アミノ酸）の数値が年齢とともに低下し、フレイルによってさらに低下すると結論づけている。[38]

私は患者に対して、1日体重1キロ当たり1・6グラムのタンパク質の摂取を目指すよう勧めている。

私自身は週に5日の運動を心がけているが、それ以外の日や旅行中は、「プロテインサイクリング」をときどき取り入れている。

プロテインサイクリングとは、週1回、タンパク質の摂取量を1日20グラム未満に制限することだ。

運動していないときに断続的に栄養を枯渇させるこの習慣は、オートファジー（死んだ細胞の除去）を促進する。

心の状態を最適化する運動――ヨガ・太極拳

運動は単に心拍数を高め、筋肉を鍛えるだけのものではない。

年齢を重ねても可動性を維持し、転倒の防止に不可欠なバランスと柔軟性を高めることも、運動の重要な目標となる。また、運動はメンタルヘルスにも良い効果をもたらす。

医学生だったころの私は燃え尽きていて、できる運動と言えばヨガと太極拳だけだった。

それでも、こうした運動をした後は信じられないほど気分が良かった！

ヨガと太極拳はそれまで経験したなかで最も身体的な負担が軽い運動だったが、とてもポジティブな気分になれた。

「身体化認知理論」がこの効果を説明している。[39]

この理論によれば、私たちの動き方や体形のコントロールの仕方は、顔の表情や身振りとともに気分や認知行動を変える。それらは双方向の関係にある。

私たちの気分が動き方に影響を与えるように、私たちの立ち方や身体の運び方、動き方は気分に影響を与えるのだ。たとえば、ダンスをすると気分が良くなり、前かがみで座ると気分が落ち込むのは、そこに理由があるのだろう。

特定の運動は、心拍数を高めない低エネルギーで負担が軽い運動であったとしても、体内のエネルギーを高める。

東洋と西洋の運動理論の融合という観点から瞑想的運動を分析したある研究は[40]、気功を行うと深いリラックス状態になり、筋緊張のバランスが整い、柔軟性と固有受容感覚（身体が空間のどこにあるかを感じる力）が高まると同時に、脳の可塑性や連動性、血流、（転倒防止に関わる）バランスが向上し、さらには、副交感神経の働き（「安静と消化」モード）が活発になることを立証した。

ヨガ、太極拳、気功といった心と身体にアプローチする「マインドボディエクササイズ」の素晴らしいところは、柔軟性や体力、バランス、血流、内分泌腺の刺激、連動性を向上させ、同時にリラックス反応も引き出す点だ。

気功と太極拳は、呼吸にしっかりと注意を払いながら身体に意識を集中する瞑想的な動きを取り入れているため、呼吸を遅くして、副交感神経の働きを高める。これによって自律神経系のバランスを整える深いリラックス状態が引き出される。

また、多面的動作を行うと、身体は一体的に動き、それが認知機能や脳の可塑性、神経と筋の連動性、注意力、姿勢をコントロールする力が高まる。

この種の瞑想的運動が炎症を抑え、免疫力を高め、ＤＮＡ修復を促すことを明らかにした研究もある。[41]

ヨガは太極拳や気功と少し異なる。曲げたり捻ったりする動作によって内分泌腺の刺激に特に効果を発揮し、姿勢とバランスを改善し、柔軟性と体力を高める。

だが、最も興味深い効果のひとつは、気分を変えられることかもしれない。

１８９０年、ウィリアム・ジェームズは、[42]感情が姿勢や身体の状態を左右する場合もあるが、**姿勢や身体の状態も感情を左右する（もしくは感情を強める）場合がある**という理論を打ち出した。

私たちは幸せだから笑うというだけではなく、笑うと幸せになるのだとジェームズは説明した。ヨガは、思考・感情と身体活動とのこうした双方向関係を促進する。

ヨガは科学的にも心身を健康にする

ヨガは、感情と身体のバランスを養うために自分でできる最も効果的な活動のひとつだ。

身体のバランスは健康寿命を延ばすうえでとても重要であり、ヨガは次に挙げるようなさまざまな種類のバランスを養う。

・静止しているとき（マウンテンポーズなど）に安定した姿勢を保つ**静的バランス**

・さまざまな姿勢で空間を移動しているときに、かかとからつま先までを真っすぐにするなど、安定した姿勢を保つ**動的バランス**

・予測される姿勢外乱〔姿勢の乱れの原因となる外部からの力〕を見越した**予期的バランス**（ヨガのポーズとポーズの間の移行がその向上に役立つ）

・転びそうになったときに姿勢を立て直すような、予期せぬ姿勢外乱を打ち消す機能的な反射神経を指す**反応的バランス**[43]

ヨガについてもうひとつ興味深い点は、**圧電気という科学的視点から説明できる**ことだ。[44]圧電気は身体を曲げたり伸ばしたり捻ったりしたときに生じる。これが電流に変換され、ある種のストレスを身体に与えるのだ。

骨と筋肉は、ある程度弾力性と圧縮性があり、身体の動きによって伸びたり縮んだりできる。これは一見難しくない運動でも実際は多くのエネルギーを生み出す理由のひとつと考えられる。

メカニカルストレス（機械的刺激）や圧力、潜熱は、コラーゲンや腱、骨に蓄積する電荷を生み出す。[45]

ヨガは種類が豊富で、引き締まった筋肉をつくり柔軟性を高める「アシュタンガ」のような体力を要する激しいものから、すべての臓器・血管・筋肉・神経・骨を取り巻いて正しい位置に保持する体内の結合組織である筋膜に効く「陰ヨガ」のような軽めのものまである。

私たちは筋膜に多くの緊張を抱えている。

ある理論によれば、**私たちは筋膜に感情とトラウマを抱えており、筋膜は絶え間ない脅威に反応して硬くなる**という。

私は、筋膜を身体の光ファイバーケーブルシステムと捉えている。感情が行き場を失うとよく痛みを感じるが、**適切なストレッチをすれば、身体的ストレスと感情的ストレスの両方の解消に効果がある。**

とはいえ、他の運動と同様、まずは軽いものから始めよう。

陰ヨガでもケガをする人はいる。できるかどうか不安なものは避けたほうがよいし、痛みが出ればやめるべきだ。

身体が硬ければ多少の痛みを伴うのが普通だが、それは身体を伸ばすことによる痛みであって、ケガの痛みではない。

ヨガのクラスに参加して、インストラクターから正しいポーズを習ってみよう。

筋肉をつければ長生きもできる

ここで警鐘を鳴らしておきたい。

ミレニアル世代は、体力の基本的な尺度である握力が低下している。

２０１６年の研究によると、現在30歳未満の男女は、１９８５年に同じ年齢だった人たちと比べて握力が著しく低い[46]。

握力の低下は、この世代が将来フレイルに陥ることを暗示する恐ろしい前兆だ。フレイルを防ぐには、筋肉が落ちてからではなく、いまのうちに体力をつける必要がある。

強い筋肉を維持していることは、健康寿命と長寿の主な予測因子となる。

部屋の中を歩き回れなければ、ほとんどの人は介護施設に入ることになるし、転倒は高齢者の身体機能障害や死亡の主な原因だ。

80代の人の半数が、可動性の制限によって転倒しやすくなり、介護の必要性が高まる。また、転倒や骨折の後、高齢者の4％が急性死に至り、40％が2年以内に死亡し、60～80％が機能を完全に回復できない。[47]
転倒は骨粗しょう症を患う人にとって特に大きな問題となる。
米医学誌『メノポーズ（更年期）』に掲載された45～69歳の女性1100人以上を対象とした研究によれば、上半身と下半身の健康状態は、身体的リスクに加えて、中高年女性のうつ病や不安症とも関係している。[48]
虚弱状態を測るひとつの尺度が握力低下であり、もうひとつの尺度が椅子から立ち上がるのに時間がかかることだ。その両方がうつや不安症状の増加と関連性があった。

サルコペニアとは、老化に伴う筋肉量の減少とその結果生じる身体の虚弱化を指す。

サルコペニアは身体機能障害の増加、転倒、入院、介護施設入居、そして死へとつながる。進行性の筋肉構造の喪失（筋肉量の減少、筋脂肪の増加、握力の低下で測られるもの）と機能の喪失（歩行速度の低下や最大酸素摂取量の低下で測られるもの）がサルコペニアの特徴だ。

このプロセスの第一段階がミトコンドリアの機能不全だが、ご存じのとおり、運動によってミトコンドリアの健康を高め、このプロセスを逆行させることができる！

筋力トレーニングと有酸素運動のどちらでも、適切なタンパク質摂取を組み合わせることで、サルコペニアを防ぐことができる。[49]

平均的な人は、晩年の約10年間を介護されながら生活するが、身体活動を維持している人は、介護される期間を平均で1~3年に短縮できる。

女性の場合、25~30歳までに筋肉量が毎年約1%ずつ減り始める。[50] 70歳までに筋断面積の最大30%を失い、80歳までに40%を失う可能性がある。[51]

年齢とともに柔軟性も失われて身体が硬くなり、それに伴って可動域が減少し、多くの日常生活動作がしづらくなる。

年齢とともに骨密度は低下し、骨がもろくなって骨折しやすくなる。

女性は思春期に骨量の大半を形成し、[52] 18歳前後で骨密度が最も高くなる。

閉経後にエストロゲンが減少すると、骨密度が急激に低下し、骨粗しょう症の発症につながる場合がある。

成人期に最適な骨量に達していないと、ゆくゆくはフレイルや虚弱状態に陥るおそれがある。

ウエイトトレーニング（その他、骨に何らかのストレスを与えること）は、加齢で低下した骨密度を少しでも回復させる最も効果的な方法のひとつだ。

しかし、研究によれば、その効果はエストロゲン補充療法を受けているか否かに左右される可能性がある。[53]

運動を習慣化する秘訣は「気持ち良さ」

筋肉や骨の強化に取り組むのに早すぎることはない。

生理的レジリエンスを高め、フレイルを防ぎ、年齢を重ねても可動性を保ち、有酸素能力を維持してミトコンドリアの量と健康を高めることを本気で望むなら、運動を最優先すべきだ。

定期的な筋力トレーニングで筋量と筋力を保ち、バランスと柔軟性が試される固有受容感覚を高める運動でこれらを維持し、予測できない方法で身体を動かすことでレジリエンスを保つようにしよう。

さまざまなトレーニング方法に次々と適応することを身体に覚えさせ、（ケガをした後などの）虚弱化の予防に体系的に取り組もう。

運動を始めたばかりのときは、さほど気分が良くならないかもしれない。

むしろ、疲労や痛み、体力の消耗を感じるだろう。

しかし、痛みに負けずに最初の2～3週間運動をやり通せば、それだけの価値はある！

起き上がって運動する意志力をずっと持ち続けるのは難しいかもしれないが、最初の2～3

週間は何とか続けてみよう。そうすれば運動するのが気持ち良くなり、数日サボると運動したくてたまらなくなるはずだ。

トレーニングのつらさではなく、トレーニング後の気持ち良さに意識を向けよう。自分が楽しめるエクササイズや、一緒にトレーニングする仲間を見つけよう。ジムに入会しても、自宅から通いやすいトレーニングクラスに参加してもいい。

自分のペースでかまわない。まったく運動しないよりは少しでも運動するほうがいいと肝に銘じよう。

運動は、目先の効果だけにとどまらず、健康寿命を延ばし、エネルギー・体力・可動性を高め、寿命を延ばすといった先々の効果も期待できる素晴らしいバイオハックだ。

Chapter5まとめ——運動によるバイオハック

・健康レベルを判断するために安静時心拍数をトラッキングする。
・自分の中強度運動と高強度運動の範囲を計算する。
・心肺フィットネスを判断するために最大酸素摂取量をトラッキングする。
・例に挙げたHIITを試す。
・ウエイトトレーニングの基本的なエクササイズを覚える。
・ジムに通えないときは、自重トレーニングを試す。
・活動レベルに基づいて、自分のタンパク質必要摂取量を計算する。
・タンパク質補給に最適なタイミングを知る。

・ヨガなどのマインドボディエクササイズを組み込む。
・老化に伴うフレイルリスクの低減に向けたトレーニング計画を立てる。

PART 3

体内のエネルギーを回復する

CHARGING YOUR BATTERIES

Chapter 6 食事——栄養のベスト&ワースト

「フェイクフード」——食欲を失わせ腸を欺くために化学的に調味され機械的にかさ増しされた特許取得物質——は、不自然で不道徳とさえ言ってもよく、おいしい食事や素晴らしい料理を破滅させる。

——ジュリア・チャイルド（料理研究家）

生命活動の基本のひとつは、身体を動かすための燃料を見つけることだ。

体内のミトコンドリアは、私たちが口にする食べ物を、使えるエネルギーに変換する。

人類の歴史の大半において、生存とは、生き続けるためにほとんどの時間を狩猟や食物採集に費やすことを意味していた。本能的に食べ物を非常に重要だと感じるのは当然のことだ。

そして食べ物が重要なのは間違いない！

しかし、現在手に入る食べ物は劇的に変化している。食の探求は私たちの健康を害するものにも、健康を最適化する機会にもなり得る。

選ぶ食品によって、体調の悪化や慢性疾患を招くこともあれば、体力・健康・レジリエンスを増進できることもあるのだ。


食べ物の選択には、欲動〔人間を行動へと駆り立てる無意識の衝動〕も大いに関わってくるが、**ほとんどの人が何を食べるべきかわからなくなっている**ように思える。

ホールフード（未加工の丸ごとの食材）のほうがジャンクフードより栄養豊富だと頭ではわかっていても、食べることはそれほど単純ではない。

私たちの食べ物の選択は、目にする広告や食欲をそそる香りや味といった外的誘因に加え、感情や罪悪感、自分への甘やかし、食べ方と感じ方の関係の理解不足といった内的誘因とも深く関係している。

私が他のどの質問よりも頻繁に訊(き)かれ続けているのは「モリー先生、私は何を食べるべきでしょうか？」という質問だ。

「身体に良い食べ物」を鵜呑みにしてはいけない

栄養に関してわかりにくいのは、普遍的な真理もある一方で、個々人によって異なるという点だ。

一部の人には非常に効果的だが、それ以外の人には効かない食品もある。自分に効果がある食品を見つけるには、多少の検証作業が必要になる。**ある食品が「身体に良い」と専門家が言ったからといって、必ずしもあなたの身体に良いわけではない**ことを理解しておこう。

健康的な食事は、主に野菜や果物、ナッツ類、種子類、豆類、全粒穀物（穀物に耐性があれば）などの**食物繊維が豊富な植物性食品と、魚介類などの良質なタンパク質**で構成される。また、アルコールは少量かほどほどの量にとどめるべきだ。このような基本に関しては、ほとんどの栄養学者の意見が一致している。

こうした食習慣も、あなたに個別にどういう効果をもたらすかは何とも言えない。ただし、一般的には血糖コントロールとマイクロバイオームの健康を支える。

しかし、ほとんどの人がこういう食べ方をしていない。

それどころか、標準的な米国人の食事は、精製穀物や赤身肉・加工肉、加糖飲料、精製された種子油をたっぷり使っており、アルコールの過剰摂取（女性の場合、ワインを1日当たり4オンス［約120ミリリットル］、グラス1杯程度を超える量）も普通だ。

こうした食事は血糖コントロールを悪化させ、糖尿病リスクを高め、消化器疾患やリーキーガット（286ページ）につながりかねない。[1]

実のところ、この「良い悪い」の概念には例外も多い。

たとえば、豆類と穀物の消化に手こずる人もいれば（すべての人ではない）、赤身肉を食べてすこぶる健康な人もいる（すべての人ではない）。現代栄養学のすべてが誰にでも当てはまるわけではないのだ。

元気の源になる食べ物は人によって異なり、自分の身体に効く食べ物がわかるまでに時間がかかることもある。

とはいえ、すべての人に当てはまる法則もいくつかある。

1900年代前半と比較して、現代の私たちは、精製穀物や精糖、精製した植物油、トランス脂肪、集中家畜飼養施設（CAFO）で生産された家畜の加工肉をはるかに多く消費している。

まず**超加工食品（ジャンクフード、ファストフード、包装食品）を断つことを心がければ、健**

康を大幅に改善できる。こうした食品は、腸の機能不全や炎症、疾患を引き起こす。

あなたが本気で健康寿命を最大限に延ばす食事をしたいなら、その第一歩は無添加のホールフードを食べることだ。

では、次の段階に進む前に、あなたのリストに「確認済」の印を付けておこう。

炭水化物を摂取するときの注意点

炭水化物は野菜からペストリー〔パイ生地でできたお菓子や料理〕にいたるまでさまざまな食品に含まれる主要栄養素であり、炭水化物が豊富な食品をすべて一括りにすることはできない。

炭水化物はマイクロバイオームの健康を高める食物繊維とレジスタントスターチ（難消化性でんぷん）を含むため重要だが、炭水化物が豊富な食品すべてが食物繊維とレジスタントスターチを含むわけではない。したがって、**食物繊維とレジスタントスターチを摂りたければ、食品を慎重に選ばなければならない。**

炭水化物は野菜にも含まれるし、キャンディーにも含まれる。野菜が身体に良いことは既に知っているはずなので、あなたが知らないと思われることに的を絞って説明していこう。

まず、添加糖類と精製穀物が実際健康にどれほど害を及ぼすかを理解することが重要だ。

砂糖は炎症を促進する。血糖値を急上昇させ、マイクロバイオームのバランスを崩し、炎症を促す病原性の細菌や酵母の異常増殖を引き起こす。

米国心臓学会とWHOは、添加糖類の摂取をカロリー全体の5%未満、つまり砂糖25グラム(ティースプーン6杯分)未満に抑えるよう推奨している。もしあなたがプロスポーツ選手ならば、1日当たりティースプーン1杯未満に抑えるべきだろう。

余分な糖の摂取を極力避けることは、血糖値スパイク(食後高血糖)を減らす最も簡単な方法のひとつだ。

後で学ぶように、血糖値スパイクは血管損傷や糖尿病を招くおそれがある。

そのため、トラッキングによって、血糖値がコントロールできていないタイミングや、血糖値を正常に戻すための管理の仕方を知ることがきわめて重要となる(血糖値のトラッキングや管理の仕方については、Chapter7で詳しく学ぶ)。

白砂糖やブラウンシュガー、アガベ(純果糖で肝臓に負担をかける)、濃縮果汁、コーンシロップ(液糖)は避けたほうがよい。

デーツ、はちみつ、メープルシロップ、キシリトールは少量であれば摂ってもよく、血糖値の安定も保てる。

キシリトールが腸透過性を高めるかどうかははっきりしないが、少量なら摂ってもかまわないだろう(それでも1日にティースプーン1杯を超える摂取はお勧めしない)。キシリトールはガムに含まれることが多く、口腔衛生に効果がある。

私はミネラルと抗酸化物質が含まれる生はちみつを少量摂っているが、糖であることに変わりはないので量には気をつける必要がある。

果糖は健康にどう影響するのか?

さまざまな種類の糖（ショ糖［スクロース］、右旋糖［デキストロース］、ブドウ糖［グルコース］、果糖［フルクトース］）のうち、果糖は特に問題が多い。

果糖は処理されないまま血流を通って肝臓に直行するからだ。これは高フルクトースコーンシロップ（ブドウ糖果糖液糖）が非常に危険な理由のひとつだ。果糖は、他の種類の糖よりも内臓脂肪を増やす可能性が高い。

だからといって、果物を避けるべきということではない。果物はビタミンやミネラル、ファイトニュートリエント（植物栄養素）、食物繊維が豊富で身体に良く、果物が糖尿病を引き起こす証拠はない。

実際、2021年の研究によれば[2]、果物を丸ごと食べることで糖尿病や高血圧症を予防できるのは間違いない（果汁は逆効果であることが複数の研究からわかっている。果汁には食物繊維が含まれないからだ）。

しかし、果物の血糖値への影響は知っておくべきだろう。

血糖値の変化は、持続グルコースモニターの使用や、果物を食べてから1時間後の血糖値の測定によってわかる（Chapter7を参照）。

私は個人的に、マンゴーやパイナップルといったGI（グリセミックインデックス）値〔食後血糖値の上昇度を示す指標〕がきわめて高い果物は避けている。

これらの果物を食べるたびに血糖値スパイクが起きるからだ。

果物よりもっと避けるべきなのが、ジュースやソーダに含まれる過剰な果糖だ。果物のほうが果糖を添加した食品よりも良い選択肢であるのは間違いない。

ノンカロリー甘味料で体重が増える

砂糖の代わりにノンカロリー甘味料を使うのはあまり好ましくなく、かえって身体に悪い場合もある。

アスパルテームやスクラロース、アセスルファムK、サッカリンなどの**ノンカロリー甘味料**

は、体重増加や糖代謝低下、がんを引き起こすことが動物実験で明らかになっている。

マンニトールやエリスリトールといった一般に身体に良いといわれている甘味料でも、胃腸の不調を招いたり、腸透過性を高めたりする可能性がある。[3]

少量の羅漢果〔ウリ科の植物〕は、このカテゴリーの中では最善の選択肢だろう。ステビア〔キク科の多年草〕ももうひとつの良い代替甘味料だ。

しかし、どんな代替甘味料もあなたの食事の中心を占めるべきではない。ノンカロリー甘味料の過剰摂取が腸機能不全や腸内毒素症、小腸内細菌異常増殖症（SIBO）を引き起こす例が間違いなくあるからだ。

穀物も炭水化物だが、精製穀物は、それが血糖値やマイクロバイオームに与える影響を考えれば、砂糖も同然と言える。

どんな種類の穀物も大量に食べるのは好ましくないが、代謝の健康を本気で最適化したいなら、精白小麦粉、白米、白パスタ、インスタントオートミール、精製されたトウモロコシやジャガイモ製品（チップスなど）を避けることが特に重要だ。

もしあなたが本格的な持久系アスリートなら、あるいは（多くの本格的持久系アスリートや、生まれつき痩せ型で内臓脂肪が少なく、代謝が速いため、体重を増やすのに苦労する人のように）グルコースをきわめてうまく使えるなら、普通の人より精製炭水化物を多く摂っても問題なく過ごせるだろう。

しかし、持続グルコースモニター（262ページ）を装着すれば、ほとんどの人がこうした食品によって血糖値スパイクが起きることがわかるはずだ。

砂糖と精製炭水化物は実においしい。あなたもやめられないと感じているかもしれない。

しかし、誰もあなたにそれを食べさせようとはしていない！

もし本当に**炭水化物の栄養を最大限に取り込みたいなら、主に野菜や果物、粉に挽いていない全粒穀物から摂るべきだ。**

残念ながら、オーツミルクは健康食品ではない

オーツミルクは最近人気の植物性ミルクであり、健康に良く牛乳よりも優れた代替品と考えられている。

しかし、オーツミルクはでんぷんを酵素で分解した穀物からつくられている。

GI値（食品の食後血糖値上昇の平均値を示す指標）がきわめて高いマルトース（麦芽糖）を含むため、血糖値スパイクを引き起こす可能性がある。

350ミリリットル（Mサイズのラテに含まれる量）のオーツミルクは、350ミリリットル缶のコーラとほぼ同程度の影響を血糖値に与える。[4]
また多くの場合、オーツミルクには工業的に製造された種子油がなんとフライドポテト一盛りと同量も含まれている。
ミルクが必要なら、無糖のアーモンドミルクかヘンプ〔麻の実〕ミルク、ココナッツミルク、マカダミアナッツミルクがお勧めだ。

「摂ってはいけない」&「摂るべき」脂肪

脂肪は、少なくとも炭水化物と同じくらい複雑だ。炭水化物と同様、健康に悪い脂肪も健康に良い脂肪もある。簡単なランキングを次に示す。

◉最悪な脂肪――トランス脂肪

トランス脂肪（トランス脂肪酸）は百害あって一利なしだ！
人工のトランス脂肪――液状の植物油に水素を添加して固形油脂をつくる際に生成される

――が心疾患の原因となる明確なエビデンスがある。[5]

そのエビデンスがあまりに圧倒的なため、政府は食品各社にトランス脂肪を段階的に減らすよう要請している。[6]

トランス脂肪を確実に避けたければ、植物性ショートニングを使った焼き菓子（マフィン、パイ、ペストリー、ケーキ）、電子レンジでつくるポップコーン、マーガリン、ファストフードの揚げ物（チキンフィンガーやフライドポテトなど）は避けるべきだ。

◉気をつけるべき脂肪――植物油

摂取量に気をつけるべき脂肪がひとつあるとすれば、それは植物油だ。

植物油自体は必ずしも有害ではなく、多くの人が言うほど健康にとって問題だとは思わない。だが、植物油の過剰摂取や、酸敗した植物油（抽出中や保管中、あるいは揚げ油として繰り返し使用する間に劣化した油）の摂取が健康に及ぼし得る悪影響については注目する必要があるだろう。

現在の植物油は、高度に精製され工業的に加工された食品だ。

１００年前、植物油が米国人の食事に占める割合はほんのわずかだった。

しかしいまでは、大豆油、キャノーラ油、綿実油、コーン油をはじめとする工業的に製造された植物油から、当時よりはるかに大量のカロリーを摂取するようになり、毎日500キロカロリー超（摂取カロリー全体の約20％）を植物油から摂取している。[7] これは相当な量だ。世界全体で見ても、植物油の生産量は、鶏肉・牛肉・チーズ・バターを合わせた生産量を上回っている。

植物油は米と小麦に次いで、世界で最も消費されている食品なのだ。

また、消費されている植物油の多くが、工場での加工や、保管状態の悪さ、揚げ油としての繰り返しの使用による酸化が原因で酸敗しているため、健康にさらに悪影響を及ぼしている。

揚げ物はおいしいが、身体に最も悪い食べ物のひとつだ。

ファストフードやチップスなどの加工スナック食品については、健康への悪影響は主に加熱した植物油の摂取によるものと考えられる。

こうした食品が健康に良くないことは周知のとおりだ。

では、キャノーラ油などの植物油自体が健康に有害なのだろうか。おそらくそうではない。

だが、植物油を過剰に摂取したり、揚げ物を食べたり、超加工スナック食品やファストフードをドカ食いしたりするのは、間違いなく身体に悪い！

料理には植物油の代わりにオリーブオイルやアボカドオイルなどの果実油を使うことをお勧め

する。

果実油は、オメガ6多価不飽和脂肪酸の含有率がはるかに低く、コレステロールに良い影響を与える一価不飽和脂肪酸の含有率が高いため理想的だ。[8]

私はこれに加えて、ココナッツオイル、ダックファット（鴨脂）、牛脂、ラードも使っている。ただ、（すべての油と同様）使用する量は控えめにしている。

また、オリーブオイルを1日当たりテーブルスプーン半分以上摂取する人は、オリーブオイルをまったく摂取しない人と比べて心血管疾患リスクが14％低く、冠動脈心疾患リスクが18％低いことが複数の研究で明らかにされている。[9]

ただし、市場には低品質のアボカドオイルやオリーブオイルもたくさん出回っているので、必ず信頼できるブランドのオイルを買うようにしよう。

◉より好ましいが、問題もある脂肪――飽和脂肪

飽和脂肪は食に関する論争の的となっている。

不飽和脂肪のほうが飽和脂肪より健康に良いと主張する研究もあれば、真逆の主張をする研究もある。その食い違いの原因は細かい部分にある。

飽和脂肪が一様に健康に悪いわけではないが、私たちはそれを摂りすぎているのだ。

狩猟採集民は、総摂取カロリーの10〜15%程度を飽和脂肪から摂取していたとみられる。フランスでは、飽和脂肪の平均摂取量は総摂取カロリーの15%未満だ。大半の国の食事摂取ガイドラインは概ね、飽和脂肪の摂取量を総摂取カロリーの10%未満に抑えるよう推奨している。

一方、米国人は平均して総摂取カロリーの21%を飽和脂肪から摂取している。**私たちは飽和脂肪の摂取量を総摂取カロリーの10〜15%にすることを目指すべきだ。**

飽和脂肪自体が健康に害を及ぼすわけではおそらくないが、飽和脂肪は通常、精製炭水化物と一緒に摂取される。

この組み合わせが、炭水化物によるインスリンスパイク（インスリンの大量分泌）と脂質によるインスリン感受性低下を引き起こすことで、特に代謝の健康に悪影響を及ぼし、代謝性疾患の罹患リスクを高める。

飽和脂肪と炭水化物が大量に含まれているのが、アイスクリーム、ハンバーガー、キャンディー、ペストリー、ピザだ。これらが標準的な米国人の食事の大部分を構成し、非常に人気は高いが問題の多い食品であるのは言うまでもない。

精製炭水化物が私たちの食事に登場してから約200年しか経っていない。一方で、飽和脂肪は200万年ものあいだ人間の食事の一部であり続けている。

にもかかわらず、他の栄養素よりも飽和脂肪に対する感受性が高い人がいる。飽和脂肪に対する感受性には個人差がある。健康に何の影響もなく好きなだけ飽和脂肪を摂取できる人もいれば、摂取によって血中脂肪値が危険なほど高くなる人もいる。

これは遺伝によるものと考えられる。実は私も遺伝的に飽和脂肪に対する感受性が高い。これを知ったのは、遺伝子検査をして、高コレステロール血症や心疾患、アルツハイマー型認知症のリスクを高めるアポリポ蛋白E4(ApoE4)と呼ばれる遺伝子変異体が1つあることがわかったからだ。この遺伝子は脂質代謝異常を示唆している。

◉最高の脂肪——オメガ3脂肪酸

オメガ3脂肪酸は健康のために最も重要な脂肪だ。脂肪性の魚から摂取できるほか、チアシードや亜麻仁(あまに)、ヘンプシード(麻の実)、クルミに含まれる脂肪から体内で合成することもできる。

オメガ3脂肪酸は特に脳の健康に良い。

2021年に人間を対象に実施されたランダム化比較臨床試験は、[10] 医薬品グレードのEPA(エイコサペンタエン酸)/DHA(ドコサヘキサエン酸)魚油を1日約3・4グラム摂取することによって、30カ月にわたって発話流暢(りゅうちょう)性、言語、記憶、視覚運動協応といった認知機能の大幅な改善につながったことを明らかにした（被験者の年齢中央値は63歳だった）。私は神経保護効果のために医薬品グレードのノルウェー産魚油を1日約4グラム摂取している。

定期的な魚油の摂取は、早死にや心血管疾患、心疾患、脳卒中のリスクを低下させることも研究で報告されている。

魚油は、炎症マーカーを低下させ、インスリン抵抗性を改善し、動脈のプラーク（血管内壁の盛り上がり）を減少させる。[11]

私がADHD（注意欠如多動性障害）を克服し、以前よりも脳機能を向上させた鍵のひとつは、オメガ脂肪酸のバランスを改善したことだと考えている。

オメガ6脂肪酸も必要だ。だがこれは私たちが食べすぎる傾向にある多くの食品（ほとんどの植物油、従来の方法で飼育された家畜の肉や卵、加工食品など）に含まれる脂肪なので、過剰に摂取しがちだ。

オメガ6脂肪酸とオメガ3脂肪酸は両方とも必要だが、狩猟採集民だった私たちの祖先は、これらを大体1対1か、せいぜい3対1のバランスで摂取していたとみられる。

一方、現代人の多くは、オメガ6脂肪酸とオメガ3脂肪酸を30対1の割合で摂取しており、[12]

炎症を誘発するバランスになってしまっている。[13]

オメガ3脂肪酸の摂取を増やせば、脂質バランスを整え、神経発生を促し、[14]**心疾患リスクを低減できる。**[15]

妊娠中の女性がオメガ3脂肪酸の摂取を増やせば、生まれてくる子どもの代謝の健康を高められる。

2020年のある研究は、妊娠中の女性にとって、魚を食べることによるメリットが水銀曝露のリスクを上回ることを明らかにした。[16]

別の研究では、**魚油によって炎症を抑え、インスリン抵抗性を高め、動脈のプラークを減らし**、[17]**夜間視力を25%改善できる**ことが報告されている。[18]

私はオメガ脂肪酸のバランスが健康にきわめて重要だと考えているため、患者全員にオメガ脂肪酸バランスの検査を実施している。

オメガ脂肪酸バランスを最適化する

簡単な血液検査によって、オメガ6脂肪酸とオメガ3脂肪酸の比率、EPAとDHAのバランス、αリノレン酸（ALA：植物由来のオメガ3脂肪酸）などその他の脂肪酸のレベルがわかる。

あなたの現在の食生活でオメガ脂肪酸のバランスが取れているか確認するために、脂肪酸レベル検査の受診を医師に相談してみよう。


オメガ脂肪酸のバランスがなぜそれほど重要なのだろうか。

人間を対象に最近実施された大規模な前向きランダム化比較試験は、オメガ3脂肪酸が十分にあることによって、心血管疾患をはじめ、あらゆる原因による死亡率が低下すること、**オメガ3脂肪酸が老若問わず、認知機能と脳構造を改善し、筋肉量を増やし、慢性炎症を抑え、ミトコンドリア機能を高めること**を明らかにしている。

最近実施された非常に興味深いパイロット試験〔単回投与試験の結果に基づき適正用量と適正投与法を推定するために行われる臨床試験〕でも、1日5グラムの医薬品グレードEPA／DHAの摂取により、中年女性の老化シグナル伝達ネットワークが後成的に下方制御されたことがわかった。[19]

EPA／DHA脂肪酸は、加齢に伴う慢性炎症を収束・抑制する炎症収束性脂質メディエーター（SPMとしばしば呼ばれる）を含む、非常に有効で強力な代謝産物の前駆体〔ある物質が生成される前の段階にある物質〕でもある。これらには組織再生を促す効果もある。

ほとんどのランダム化比較試験は、高濃度で精製され、環境汚染物質を含まず、酸化レベルがきわめて低い、非常に高い効能を持つ医薬品グレードのオメガ3脂肪酸を使っている。

一方、市販のオメガ3脂肪酸サプリメントの多くは残念ながら品質に疑問があり、長期にわたる高用量摂取は安全でないかもしれない。こうした市販のサプリメントには、医薬品グレードのオメガ3脂肪酸（オメガ3脂肪酸濃度85％以上）ほどの強力な生物学的効果がない可能性が高い。

また、**脂肪の多い魚介類を大量に食べることが健康に長期的な悪影響を及ぼす可能性もある。**

スウェーデン女性を対象とした大規模な前向き研究は、ＥＰＡ／ＤＨＡの摂取が皮膚がん（メラノーマ）罹患リスクを80％低下させた一方で、主に脂肪性の魚からの環境汚染物質（ＰＣＢ）への曝露が悪性メラノーマ罹患リスクを4倍に高めたことを明らかにした[20]。

かかりつけ医に医薬品のオメガ3脂肪酸を処方してもらえるか相談してみよう。また、正真正銘医薬品グレードのオメガ3脂肪酸のサプリメントを入手できる場合もある。

上級レベルの脂質検査を受けてみよう

飽和脂肪に対する感受性が高いかどうか調べるには、オンラインで広く利用できる遺伝子検査を受けて自分自身の生データを入手するか、健康要件や必要栄養量を調べることに特化した検査を受けることが必要になる。

さまざまなプログラムに自分の生データを取り込むことで、**遺伝子プロファイル分析を行い、何を食べるべきか突き止めることができる。**

これによって、遺伝子的な観点から自分に最適な脂肪の種類に加え、炭水化物の処理能力、ビタミンDやビタミンB12といった特定ビタミンの代謝に問題が生じる確率について情報を得られる。

もしあなたにアポリポ蛋白E4（ApoE4）変異体が1つか2つあることが判明したら、飽和脂肪の摂取には気をつける必要がある。

正常なアポリポ蛋白E3（ApoE3）変異体が2つある場合、またはアポリポ蛋白E2（ApoE2）変異体が1つか2つある場合は、飽和脂肪はあなたにとってさほど問題にはならず、多少摂ってもLDL（悪玉）コレステロールが高くなりすぎることはない。

もしコレステロールが心配なら、NMR（核磁気共鳴）法によるリポ蛋白のプロファイル検査を受けることをお勧めする。

この検査を受けるには、機能性医学の専門医や自然療法医の診察を受ける必要がある。この検査は粒子径（りゅうしけい）〔粒子の直径〕まで調べることで、LDLコレステロールとHDLコレステロールという枠を超えた分析を行う。粒子径が違えば、及ぼす影響も違うからだ。

一般に「悪玉コレステロール」と呼ばれるLDLコレステロールは、実際は2種類の粒子で構成されている。パターンAの粒子はよく弾むビーチボールのようなもので、血管に簡単に詰まることはない。パターンBの粒子は空気銃のBB弾のようなもので、動脈壁にこびりついてプラークを形成するため、より厄介だ。

自分の心疾患リスクを知りたければ、高感度C反応性蛋白（hs-CRP）とホモシステイン〔血中に含まれるアミノ酸の一種〕を調べる別の重要な検査がある。これらの検査では、炎症マーカーと酸化ストレスマーカーを測定する。

もしhs-CRP値が0・5を超え、かつホモシステイン値が7を超えている場合は、この2つの数値を健康的な範囲内に収めるために、今すぐ食生活を見直して、ビタミンB群（特にビタミンB12と葉酸）の摂取を心がけるべきだ。

メタボはどれほど危険なのか？

米国民の実に約3分の1がメタボリックシンドロームだ。

メタボリックシンドロームとは、腹部肥満、高血圧、脂質異常、インスリン抵抗性を併せ持った状態を指す。[21]

ミトコンドリアの研究者によると、ミトコンドリアのエネルギー容量が50％以下（利用可能エネルギー不足とみなされる閾値）に低下したときに代謝性疾患が生じる。

十分なエネルギーがなければ、身体は血糖値・血圧・血中脂肪値といった正常なホメオスタシス（恒常性）の評価項目を正常範囲内に維持する能力を失う。

米国成人の50％近くが高血圧症であり、[22] 38％が前糖尿病、[23] 12％が高コレステロール血症である。これはすべて代謝機能が衰えているサインだ。

これらのリスク因子は、いずれ糖尿病などの本格的な代謝性疾患（食物をエネルギーに変換する正常な代謝機能が損なわれた状態）や、心疾患、認知症、さらには最も多いがんである乳がん、結腸がん、前立腺がんなどにつながる可能性がある。

現在、米国成人の11％が糖尿病を患い、[24] 65歳を超える人の10・7％がアルツハイマー型認知症患者であり、[25] 米国における死者の25％が心疾患で死亡している。[26]

細胞レベルで見てとれる問題がマクロレベルでも現れているのだ。

「食べてはいけない」&「食べてもいい」タンパク質

私たちは100年前よりもはるかに多くタンパク質を摂っている。

肉の摂取と血糖値上昇や糖尿病のリスクに関する研究では、肉を大量に摂取する人は空腹時血糖値が高く、糖尿病リスクが高まる傾向にあり、[27] BMI値(体格指数)が高い人では特にその傾向が顕著であることが報告されている。[28]

この報告は、血糖値が炭水化物の影響しか受けないと思っている多くの人を驚かせている!一部のタンパク質はグルコースを生成し(糖原性)、糖質の代謝経路をたどる。別のタンパク質はケトン体を生成し(ケト原性)、脂質の代謝経路をたどる。

また、両方の代謝経路をたどるタンパク質もある。タンパク質はまず細胞の構成要素として使われるが、余分なタンパク質は代謝され、燃料として使われる。

自分のタンパク質摂取量を意識し、タンパク源に気をつけることが重要だ。

放牧による有機牧草飼育の動物性タンパク源は、従来型の集中家畜飼養施設(CAFO)で育てられた家畜動物の肉よりもオメガ3脂肪酸を豊富に含み、炎症性が低い。

集中家畜飼養施設では、家畜動物は主にトウモロコシや大豆由来の飼料を与えられており、肥育飼料の安価な代替品として食品・飲料・キャンディー工場で余った食品廃棄物を与えられている場合さえある。[29]

もうひとつ確実に避けるべき食品は、ベーコンやソーセージ、デリミート（調理済み食肉）、塩漬け肉といった加工肉だ。

欧米の大規模研究と疫学研究のメタ分析は、**加工肉の長期的な摂取は、男女を問わず、2型糖尿病に加え、心血管疾患や大腸がんとも関連性があることを明らかにしている。**[30]

十分なタンパク質を摂取するには、特に飽和脂肪酸の摂取制限をしている場合は、赤身肉や魚、甲殻類、低脂肪の鶏肉、鹿肉をはじめとするジビエなど、脂肪分の少ないタンパク源を中心に食材を選ぼう。

レバーはこの世で最も栄養豊富な健康食品のひとつであり、生物学的利用能がきわめて高いビタミンDを含んでいる。

卵はもうひとつの良質なタンパク源であり、特に放し飼い（多くの場合窓を開け放った鶏舎に詰め込まれた状態を指す単なる「平飼い」ではない）の鶏卵は理想的だ。放牧卵は普通の卵より栄養価が高い。放牧卵の栄養素含有量を科学者が調べたところ、放牧卵には通常の卵の2

倍にのぼるオメガ3脂肪酸が含まれ、[31] ビタミンA濃度がより高いことがわかった。
卵には必須栄養素のコリンも含まれている。コリンは脳の働きに不可欠な神経伝達物質、アセチルコリンの生成に必要だ。 コリンはアルツハイマー型認知症の発症リスクが高い人にとっては特に重要だ。[32]

卵の平均摂取量は、女性が週に約3・8個、男性は週に5・9個だが、私の知り合いにはこれ以上食べる人もいる。

研究によれば、卵を1日1個食べても心臓代謝の健康に悪影響はないが、[33] あえてそれ以上食べる必要はない。

乳製品の過剰摂取にも気をつけるべきだと私は考えている。

たとえ乳製品に敏感でなかったとしてもだ。

乳製品で炎症が起きたり、乳製品をうまく消化できなかったりする人もいるだろう。

乳製品を食べた後にむくんだり、粘液の分泌が増えたり、消化不良を起こしたりする場合は、摂取量を減らすべきサインかもしれない。

私はイスラエルなど特定の国で乳製品を食べたときに、米国で乳製品を摂ったときほど症状が出ないことに気づいた。そうした国の乳製品の多くが地元産で、長期保存や数百マイルに及ぶ輸送に耐えられるよう加工されていないからだと考えられる。

欧州産の生乳チーズや、山羊や羊のミルクからつくられた生乳チーズは概ね最も消化がよい。

植物性タンパク源も豊富に存在する。

豆類やレンズ豆の危険性を説く声もあるが、私は豆類をタンパク源や食物繊維源として好んで摂っている。

とはいえ、自己免疫障害を持つ多くの人にとっては、豆類は大きな問題となる。

私は患者に対して、豆類と穀物を含まない食事で自己免疫があるかどうか試すことをよく勧めている。

豆由来のものが多いプロテインパウダーについても同じことを感じている。

私の場合、植物性プロテインパウダーは合うものと合わないものがある。あなたも自分に合う商品を知るために、さまざまなプロテインパウダーを試し、その後の体調を確かめてみよう！

レクチンは身体に悪いのか？

レクチンは、炭水化物に結合し、食物に含まれる一部の栄養素の吸収を阻害するアンチニュートリエント（反栄養素）のタンパク質だ。

レクチンは植物の構成要素であり、ゼノホルミシス効果（97ページ）を促すが、効果よりも害のほうが大きいという見方もある。

レクチンは、植物が菌類から身を守ったり昆虫[34]や動物から食べられることを防いだりするために用いる病原体なので、ある意味毒であり、人によっては自己免疫疾患のリスクを高めるおそれがある。

しかし、**ほとんどの食品にはレクチンが多少含まれており、大半の人にとってレクチンはさほど問題にならない。**

特にレクチンの含有量が多い食品は圧力調理すれば問題は解消される。圧力調理によってレクチンが変性するため、圧力鍋さえ準備すれば心配はいらない。

だから、レクチンへの懸念を野菜を食べない言い訳にしてはいけない！

ただ、先に述べたとおり、自己免疫疾患がある場合は、レクチンを含まない食事を試して、その後の体調を確認しよう。

ビタミン・ミネラルと野菜を効果的に摂る

微量栄養素とはビタミンとミネラルを指す。

微量栄養素密度が長寿とエネルギー産生の鍵の一端を握るため、ビタミンとミネラルはきわめて重要だ。

かつて私たちは果物や野菜からビタミンとミネラルを豊富に摂取していたが、工業型農業による劣化が原因で、土壌の質は著しく低下している。[35]

現在、米国では農産物の半分以上を輸入しているが、輸入農産物は新鮮な国産農産物よりも微量栄養素密度がはるかに低い。輸送や保管によって微量栄養素含有量が低下するからだ。

ミトコンドリアのエネルギー源となるビタミンとミネラルを十分に摂取するには、牧草飼育（グラスフェッド）の放牧畜産物や新鮮な農産物を食生活の基盤にすべきだ。

私はできるだけ牧草飼育や野生のタンパク源を摂るよう心がけている。

また、栄養素密度が高いという理由で、甲殻類やナッツ類、種子類も好んで食べている。

可能であれば、農産物はできるだけ地元生産者や有機生産者から調達し、肉や魚は優良な業者から仕入れよう。

肉食か菜食（ヴィーガン）かをめぐってはさまざまな議論があるが、**肉も野菜もまんべんな**

く食べる「雑食」が長寿や妊娠成功の可能性を最も高めるというのが、さまざまな文献を調べたうえでの私の結論だ[36]**！**

ファイトニュートリエント（植物栄養素）は、ビタミンやミネラルではないが、健康に良いとみとめられている植物に含まれる物質を指す。

ファイトニュートリエントが豊富な農産物は色で特定できる。

・**赤・オレンジ・黄色の野菜と果物**にはカロチノイドが豊富に含まれる。

私の研究と個人的な経験によれば、カロチノイドを多く摂取すると、肌の質や外観に実際に目に見えて効果が表れる。**カロチノイドを豊富に摂取する食生活によって、肌つやが良くなり、汗のにおいが改善されることを明らかにした研究もある。**[37]

・**緑色の野菜**は、ゼアキサンチン、イソチオシアネート、ルテインなど多くの種類のがん細胞抑制物質を含んでいる。

ミトコンドリアをフリーラジカル（対になっていない電子を持つため、他の分子から電子を奪い取る力が高まっている原子や分子）から直接守る重要な抗酸化物質であるスーパーオキシドジスムターゼ（ＳＯＤ：活性酸素分解酵素）とクロロフィルを含む良質なスピルリナとクロレラのタブレットを私は愛飲している。

・**青や紫色の野菜**には、老化を遅らせる効果や、心臓の働きを助け血栓を予防する効果があるアントシアニンが含まれていることが多い。

・**白や茶色の野菜**（タマネギ、ニンニク、キノコ類など）には、抗腫瘍（しゅよう）特性を持つアリシンが含まれる。

白い果物や野菜には、ケルセチンやケンペロールも含まれていることが多い。ケルセチンは抗ウイルス剤として特に有用な栄養素だ。

自分に合う食事法のみつけ方

多くの人が私にこう質問する。「雑食、肉食、草食、ヴィーガン食、パレオダイエット、ケトジェニックダイエットのどれを私は選ぶべきでしょうか？」

これに対して私は、「栄養摂取の分類や制限は好きではありません。流行を追うよりも、さまざまな動物や植物から、栄養素密度が高く、多様な栄養素を含むものを摂ることを重視すべきです」と答える。だからある意味、私は雑食支持派といえる。

最適な食べ方について栄養学者や専門家の間で意見が分かれるのは、人によって効果的な食事法が異なることも理由のひとつだと思う。

栄養学の分野は絶えず進化を続けており、代謝の健康や、適切な主要栄養素比率と食物調達をめぐる論争は絶えることがない。

糖尿病などの代謝性疾患の治療を目的とした食事法に注目し始めたとき、複数のアプローチが効果を発揮することに私は気づいた。

炭水化物の摂取とインスリン分泌を減らす高脂肪のケトジェニックダイエットと、脂肪の摂取を減らし、ＨｂＡ１ｃ（ヘモグロビンエーワンシー：長期血糖値のマーカー）を下げることでインスリン抵抗性の改善を図る低脂肪のヴィーガン食は、どちらも体重の減少につながった。

ケトジェニックダイエットもヴィーガン食も、ホールフードの摂取を重視し、加工食品を排除して、食べすぎを制限するため、代謝の健康改善に効果があった。

代謝性疾患の最大の元凶（超加工食品、ファストフード、精製炭水化物、揚げ物の植物油、加工肉、砂糖など）を制限すれば、あなたも代謝の改善を実感できるはずだ。

人間が食料供給全体の変化に適応できることはわかっている。

大事なのは食習慣を変えたら、それを維持することだ！

食事制限を守ることで新しい食習慣を維持しやすくなる場合もあるが、それが誰にでも当てはまるわけではない。

バイオマーカーに関しては、高炭水化物・低脂肪のヴィーガン食の実践者（ヴィーガン）は、中性脂肪値が高めで、ＬＤＬコレステロール値とＨＤＬコレステロール値がどちらも低く、全体のコレステロール値が低い傾向にある。

血糖値への影響はまちまちだが、高炭水化物食は一般にインスリンの分泌を増やすとみられる。

ただし、それは食事の質による。脂肪摂取量が低くても、ヴィーガン食はインスリン感受性を改善し、血糖値を全体的に下げる効果がある。

高炭水化物のヴィーガン食実践者は、炭水化物への適応力が高いため、炭水化物に対する血糖値の反応もかなり良い傾向にあるが、脂肪燃焼への切り替えに苦労する。

つまり、ヴィーガンは必ずしも代謝の柔軟性が高くないのだ。

パレオダイエット〔旧石器時代の食生活を参考にする食事法〕、ケトジェニックダイエット、原始人食などの低炭水化物食の実践者は、中性脂肪値が低く、ＨＤＬコレステロール値が高い傾向にあるが、ＬＤＬコレステロール値が高い人もいる。

これらの食事法の実践者は、血糖値が低い傾向にあり、食後血糖値も空腹時血糖値も低い。

だが問題は、ケトジェニックダイエット実践者が炭水化物を摂った瞬間、血糖値スパイクが起きることだ。

こうした人たちは炭水化物への適応力を失い、代謝の柔軟性が低下しているおそれがある。

それぞれの食事法の効果が人によって異なるのは、遺伝的性質やマイクロバイオーム構成の違いのせいでもある。

これは新しい考え方ではない。「中胚葉型」「外胚葉型」「内胚葉型」といった体型の分類の話を誰もがしていたときのことを覚えているだろうか。これら3つの体型に最も効果的な食事法は異なると考えられる。

この考え方は古代インドの医学体系であるアーユルヴェーダに今も生きている。アーユルヴェーダは、体型と気質を表す「ヴァータ」「ピッタ」「カパ」のどの傾向が強いかによって人をタイプ分けする。

私の見方では、非常に活発か、生まれつき痩せ型か、生まれつき代謝が速い人は、高炭水化物食が効果を上げる傾向にある。

座りがちな人や、がっしりした体型の人は、低炭水化物の原始人食に近い食事法が効果的とみられ、こうした食事法のほうが楽しめるようだ。

その間にいる人――生まれつき痩せ型とがっしり型の中間にいる人――は、炭水化物と脂肪を織り交ぜたホールフードをバランスよく摂る食事法が最も効果的だ。

要するに、最も合う食事法は人によって異なるというのが正解だろう。

ヴィーガン食で健康問題を解消できたと絶賛する人もいれば、ケトジェニックダイエットやパレオダイエットで体調が改善したと熱く語る人もいる理由がこれで説明できる。

自分のタイプに合う食事法を見つけると、体調が改善する。しかし、まさかそれが「誰にでも効くわけではない」とは想像もできないだろう。

私はこれらの食事法を人生のある時点ですべて試した結果、低炭水化物食とバランスのとれた食事の中間あたりに落ち着いている。

私は定期的に持続グルコースモニター（262ページ）を装着して、糖と炭水化物に対する身体の反応を追跡している。

血糖値をトラッキングし、さまざまな食品に反応して体調がどう変化するかを知れば、自分の身体に効果的な食事法を突き止めるヒントになるだろう。

私の場合、自分の身体に最も効果的なのは炭水化物を控える食事だとわかったが、ケトーシス状態が続くと調子を崩してしまう。

自分の身体の声にしっかりと耳を傾けるようになったことで、私は（若いころにMサイズの服を着るために絶食しなければと感じていたときのように）もう身体と闘うことはなくなった。

ここでとても重要なことを指摘しておきたい。さまざまなトラッキング技術を取り入れて、自分が食べ物のことを気にしすぎている、あるいはオルトレキシア（「完璧な」健康食への執着）や摂食障害に陥りそうになっていると気づいたら、一歩引いて自分自身との関係を見直すべきだ。

私の場合は、自分を愛すること、長年の傷を癒すことに1年間集中し、自分自身との関係と両親との関係を修復したことで、自分と食べ物との関係を変えることができた。**それぞれの食品が自分にどのような影響を及ぼすのかを知り、暴食をして自分を責めることもなくなった。**

私の身体はストレスにさらされるとカロリーを溜め込む。それが防御反応であり、身体が将来の困難を見越して燃料を蓄えているのだと、いまは理解できる。

そして、リラックスすると、身体が安全だと気づいて体重が減る。

私は、曲線美であろうと痩せていようと自分の身体を愛することを学び、健康だと感じるために身体が必要としているものに耳を傾けることを学んだのだ。

特定の食事法にこだわってはいけない

身体の面白いところは、人それぞれであって、常に変化しているという点だ。

ケトジェニックダイエットとヴィーガン食で体調が著しく改善した人の個人的な体験談は数多くある。だが、こうした人たちは、これらの食事法で痩せたり栄養欠乏状態になったりした後、よりバランスのとれた食事法に切り替えて健康をさらに改善している。

何かうまくいかなくなったら、試しに食事法を変えてみることをためらってはいけない。健康のダイナミックな性質に食の定説は通用しない。

動物性食品でも穀物・豆類全般でも、主要な食品群を排除する食事法を採用する場合は、ときどき検査を受けることが大事だ。栄養の欠乏やバランスの乱れが見つかるかもしれない。

植物性食品だけを摂っていて、オメガ3脂肪酸とビタミンB12をはじめとする複数のビタミンとミネラルの欠乏に陥った後、結局動物性食品を摂る食事に戻った人たちを私はたくさん知っている。

経過を記録して、必要に応じて食べ物やサプリメントを調整すればビタミンとミネラルの欠乏に陥らずに済む。だが、そもそも最初から植物性食品も動物性食品もまんべんなく摂る食事をしていれば、もっと簡単に必要な栄養素をすべて摂取できるのは間違いない！

一方、ケトジェニックダイエット実践者の中には、最初はうまくいって余分な体重を落とせたものの、やがて代謝の柔軟性が失われ、炭水化物を摂ると必ず急激な血糖値スパイクが起きるようになった人もいる。

こうした人たちは結局、炭水化物を摂る食生活に戻り、長期にわたってケトジェニックダイエットを実践していたときよりも体調が改善している。


徹底したヴィーガン食や肉食、ケトジェニックダイエットは、そのルールが一貫した食習慣の実践を後押しし、短期的には効果が上がる可能性がある。

しかし、こうした極端な食事法は、長期的にはそれほど身体に良いとは言えないかもしれない。身体を正しい状態に戻すために、一時的にヴィーガン食やケトジェニックダイエットを実践する必要があるならばそれはかまわないが、柔軟な姿勢は保つべきだ。

あなたの身体がその食事法にうまく反応できなくなり、いまのやり方を変える必要があれば、いつまでも同じ食事法にこだわらないほうがいい。

いまの食事法がうまくいっていない（あるいは、うまくいかなくなった）ことを示す症状には、抜け毛、爪の異常、気分障害、集中力の低下、その他脳機能の異常などがある。

どれも栄養素が不足しているサインだ。その元凶は野菜を十分に摂っていないこと、つまりビタミン・ミネラルとファイトニュートリエントの不足であることが多い。

ヴィーガンであっても、精製炭水化物や加工食品、大豆に大きく依存している人は、こうした問題を抱える可能性がある。

野菜を消化しづらいという人もいるが、これは少し厄介な状況だ。このような不耐性は野菜の摂取不足が原因であることが多いからだ。

植物性食物繊維を十分に摂らなければ、マイクロバイオームが損なわれ、野菜を消化しビタミン・ミネラルとファイトニュートリエントを吸収する能力も低下する。

マイクロバイオームについてはChapter8で詳しく説明するが、ここでは野菜を食べなければ食べないほど、野菜への耐性が低下すると理解しておこう。

バイオハックはいわば自己実験なので、さまざまな食事法を試して身体の反応に注意を払おう。

エネルギーが増すだろうか減るだろうか？

痛みが増すだろうか減るだろうか？

幸福感が増すだろうか減るだろうか？

食べ物は心身の健康に著しい影響を及ぼす場合があるが、その影響に気づくには自分の身体に注意を向けなければならない。そうすれば、やがて自分にとって何が効果的かわかるようになる!

サポートが必要な場合は、食物過敏症の詳細な臨床検査を実施できる機能性医学専門医による個別栄養カウンセリングを探してみよう。

私は、健康状態にかかわらず、すべての患者に対して、**一度はエリミネーションダイエット(除去食)を試す**ようすすめている。

これは一般的な食物不耐性(卵、大豆、乳製品、小麦、ナッツ類、豆類など)を特定するための広く認められた診断テストであり、あなたの身体や遺伝的性質、ニーズ、ライフスタイルに合った食事法を判断するのに役立つ。

エリミネーションダイエット(除去食)のすすめ

エリミネーションダイエットは、アレルギーの原因であることが疑われる食材に加え、包装食品や加工食品を取り除く食事法だ。

炎症を起こす食事を摂ると、身体がいろいろなものに過剰反応を起こすおそれがある。

エリミネーションダイエットで食事を整えると、過剰反応が落ち着くため、実際に身体が何に反

応し、何に耐性があるのかよくわかるようになる。

この段階で、好きな食材の摂取を徐々に再開し、身体の反応を確かめる。それによって、自分の身体に良いものと良くないものを本能レベルで理解できるようになる。

その結果、単なる意志の力ではなく、身体に良いと感じるものがわかったうえで必要な食事制限を行えるようになる。

エリミネーションダイエットの基本は、最低4週間、アレルギーを起こさない非常にシンプルな食事を摂り、その後、各食材群の摂取を再開して身体の反応を確かめることだ（自己免疫疾患がある場合はこの食事法を無期限に続けてよいが、ほとんどの人はいくつかの食材の摂取を再開したほうがいいだろう）。

つまり、この食事法では、次に挙げる最も一般的な刺激食材の一部を食事から除去する。

・グルテン
・穀類
・豆類
・トウモロコシ
・大豆

・乳製品
・人工甘味料などの甘味添加物
・炎症を起こす油：コーン油、大豆油、キャノーラ油、ヒマワリ油、サフラワー油、綿実油、グレープシード油、ピーナッツ油
・アルコール（難しいが試してみよう。もし飲むなら、グルテンフリーのものを選び、週に1杯、多くても2杯までにする。グルテンフリーのお酒には、ラム、テキーラ、ポテトウォッカがある。ワインやシードルもほとんどがグルテンフリーだ。ビールは飲まないこと！）
・コーヒーとカフェイン入りエナジードリンク（これも難しいが、頭がぼんやりする最初の数日を乗り越えれば、カフェイン断ちで素晴らしい気分を味わえる）
・カラギーナン、増粘剤、人工調味料・着色料などの添加物
・自分が敏感だと既にわかっている食品（たとえば、ナッツ類や種子類、魚、卵で体調を崩す人もいるだろう）

食べていいのは、牧草飼育(グラスフェッド)や放牧飼育あるいは野生の新鮮な食肉・家禽(かきん)類、天然の魚介類、新鮮な野菜と果物、水に浸して発芽させたナッツ類や種子類（これらに耐性があれば）、ラードやギー〔バターオイルの一種〕などの動物性脂肪、オリーブオイルやアボカドオイル、ココナッツ

オイルなどの果実油、新鮮な放牧卵（卵に敏感でなければ）、ごく少量のはちみつやメープルシロップなどの天然甘味料、多くのハーブやスパイスに限られる。

除去期間後は、各食材の摂取を再開してよい。

ただ、摂取の再開は自覚を持って体系的かつ慎重に行うこと。**ピザやサンドイッチのようにいろいろな食材を組み合わせた食べ物ではなく、単独の食材に絞るようにする。**そうでなければ、何が原因で体調を崩しているのか突き止められないからだ。再開した食材の摂取後に出た症状を注視し、どの食材の摂取を再開したときにどんな症状が再発したかを記録しよう（忘れないように必ず書き留めよう）。

たとえば、4～6週間乳製品を断った後に牛乳やチーズを少量試すときは、その後3日間様子を見る。症状の再発に気づいたら、それはあなたが乳製品に敏感な証拠だ。体調がよければ、少なくとも少量なら問題なく乳製品を食べられるということになる。

エリミネーションダイエットは、自分の栄養摂取のベースラインをつくるのに役立つ。ベースラインを決めたら、血糖値や代謝柔軟性、マイクロバイオームの健康の観点から、さらに食事の微調整やハックを続けることができる。

Chapter6まとめ――食事のバイオハック

・フードトラッカーを使って、食物繊維・糖・主要栄養素・微量栄養素の摂取量をトラッキングする。

・遺伝子検査を受けてアポリポ蛋白E（ApoE）の状態を把握し、飽和脂肪に対する感受性をチェックする。

・コレステロール値についてより詳細な情報を得るため、高精度のコレステロール検査として、NMR（核磁気共鳴）法によるプロファイル検査の受診を医師に相談する。

・精製穀物を避けて全粒穀物に切り替えるか、もしそれで体調の改善がみられたら穀物の摂取を全体的に減らしてみる。

・高感度C反応性蛋白（hs-CRP）とホモシステインの検査を受けて、炎症と酸化ストレスをチェックする。これらの値が高ければ、ビタミンB群をふだんのサプリメントに追加する。

・レクチンを含む食事と含まない食事を試して体調を確認する。

・オメガ脂肪酸バランスを検査する。オメガ3脂肪酸の比率が低すぎる場合は、脂肪性の魚をもっと食べるようにし、医薬品グレードの魚油をサプリメントで補うことを検討する。

・植物油を控え、オリーブオイルやアボカドオイルなどの果実油に切り替える。

・加工肉をやめて、脂肪の少ない動物性タンパク源と植物性タンパク源を食事の基本とする。

・卵を食べない場合は、コリンをサプリメントで補う。

・卵を食べる場合は、1日1個までにする。

・微量栄養素とファイトニュートリエントの状態を検査し、栄養素が欠乏していないか確認する。

・遺伝子検査を受けて、理想的な食事法に対する遺伝的影響を把握する。

・食物過敏症検査を検討する。

・さまざまな食事法を試して、自分にとって最も効果的で体調が良くなる食事法を見つける。

・エリミネーションダイエットを行う。

Chapter 7 血糖値——最強の体内指標

2012年には世界中で約5600万人が死亡したが、そのうち人間の暴力が原因の死者は62万人だった（戦争による死者が12万人、犯罪による死者が50万人）。一方、自殺者は80万人、糖尿病で死亡した人は150万人だった。いまや砂糖のほうが弾薬よりも危険ということだ。

——ユヴァル・ノア・ハラリ（歴史学者）

血糖値とインスリン値の1日単位や1時間単位の変動は究極のバイオマーカーだ。

血糖値は、エネルギーの使い方や脂肪としての蓄え方、修復力と治癒力、炎症の度合い、さらには将来的に慢性疾患にかかるか否かに大いに影響を及ぼす。

その仕組みを簡単に説明しよう。

食物の消化と血流へのグルコースの放出に反応して、膵臓がインスリンというホルモンを分泌する。インスリンは鍵のような役割を果たし、細胞内のグルコース受容体の鍵を開け、グルコースが細胞に入り込むためのドアを開ける。

細胞内ではミトコンドリアがグルコースを使ってアデノシン三リン酸（ATP）という形態のエネルギーをつくる。食べ物を少量食べれば血糖値は少しだけ上昇し、適量のインスリンが分泌され、グルコースが細胞に取り込まれる。

一方、食べすぎたり、精製炭水化物と精製糖が大量に含まれる食事を摂ったりすると、血中のグルコース濃度が急上昇する。そのグルコースを細胞が使えるようにするには、それに見合う量のインスリンが必要になる。

そのため、大量の炭水化物を摂ると、身体は大量のインスリンを分泌する。

いくら食べても「餓死する」と感じている

インスリンはグルコースを細胞に――短期的なエネルギー貯蔵のためにグリコーゲンとして筋細胞や肝細胞へ、長期的なエネルギー貯蔵のために脂肪細胞へ――送り込む。

しかし、継続的な食べすぎ、私の言う「過剰な燃料補給」によって余分なグルコースであふれた細胞は、細胞の鍵を開けるインスリンの機能に抵抗するようになる。

つまり、細胞に鍵がかかったままとなり、グルコースが入り込めなくなる。

すると、膵臓にもっとインスリンを分泌するよう促して細胞のドアを開けようとする。

しばらくはそれでうまくいくが、やがて細胞はさらに頑丈に鍵のかかった状態になる。細胞が過剰な燃料の流入を阻止しようとするのだ。

細胞はこう叫んでいる。「無理に入れようとしても、そんなに大量の燃料は入らない！　燃料を入れるのはやめて！　燃料を代謝するエネルギーも、もうつくれない。いいかげんに休ませて！」。これがインスリン抵抗性だ。


なぜ私たちの身体はインスリンに反応しなくなるのだろうか？

科学者たちはこれを適応反応だと仮定している。

古代の人は飢餓にさらされると、使える糖が脂肪細胞に閉じ込められることなく脳に届くよう、身体を脂肪燃焼モードに切り替え、細胞のインスリン感受性を下げて、食料が少ない状態に素早く適応したとみられる。

しかし、高炭水化物食品がいつでも大量に手に入ることが大きなストレスになっている現代の環境では、この仕組みがうまく機能しない。

昔は手に入る食料が少なくて大きなストレスが生じていたが、いまは手に入る食料が多すぎて大きなストレスが生じているのだ！

現代人はたっぷり食べることができてグルコースも大量に入ってくるのに、ストレスにさらされているせいで、いずれ餓死するかもしれないと身体が予測してしまう。できるだけ多くの脂肪を蓄え、脳が必要とする場合に備えて糖を血中に残す。

昔も今も、ストレスホルモンがインスリン抵抗性を高めるのだ。

常に食べすぎていると、すぐには使わない燃料の行き場が必要になって脂肪細胞が増加する。余分な脂肪とグルコースの最初の貯蔵場所は肝細胞と骨格筋細胞だ。グルコースは、取り出しやすいようにまずはグリコーゲンとして貯蔵される。

この貯蔵場所がいっぱいになると、次の貯蔵場所は皮下組織（皮膚の下の組織）にある脂肪細胞だ。身体は余分なグルコースを取り込み、脂肪酸と結合させてトリグリセリド〔中性脂肪〕分子を形成し、脂肪細胞に蓄える。

内臓脂肪は痩せている人にも蓄積する

皮下脂肪組織がすべて燃料でいっぱいになると、余分な脂肪が内臓にあふれ出し臓器につき始める。

異所性脂肪は、肝臓や骨格筋、血管系、心臓、膵臓の周り、つまり本来あるべきでない場所に蓄積される脂肪を指す。異所性とは「異常な場所や位置」を意味する。

危険な内臓脂肪蓄積の最大の予測因子のひとつは、単純に食べすぎ（過剰な燃料補給）である。そして、必ずしも過体重や肥満でなくても内臓脂肪は蓄積する。

痩せていても、食べすぎによって脂肪（燃料）が内臓にあふれ出し、代謝性疾患を発症している人はたくさんいる。これは、一見痩せているのに内臓脂肪の蓄積がある「ＴＯＦＩ（隠れ肥満）」として知られる状態だ。

細胞が燃料であふれると、ミトコンドリアも影響を受ける。多すぎる燃料に圧倒されて、ミトコンドリアが機能不全や機能停止に陥るおそれがあるのだ。

つまり、過剰な燃料補給がミトコンドリアを「壊し」、壊れたミトコンドリアはさまざまな形で細胞のインスリン感受性を低下させる。

第一に、機能不全を起こしたミトコンドリアは、エネルギー産生を減らす（グルコースの処理やインスリンの分泌のために身体が使えるＡＴＰが減少してしまう）。

第二に、余剰燃料の滞留とその燃料を処理する能力の低下が、活性酸素種——ガレージに停めた車から出る排ガスのような燃料産生の炎症性副産物——の増加につながる。

このエネルギー減少と炎症を誘発する「排ガス」の組み合わせが、インスリンの働きを阻害する。**過剰な燃料と排ガスが至る所に充満し、システム全体が壊れ始めるのだ！**　こうして身体は本来の機能を果たせなくなる。

なぜ血糖値が高いと糖尿病になるのか？

血糖値が上がり続けると、ミトコンドリアのエネルギー工場はさらにダメージを受け、悪循環が続く。こうした機能不全は、血糖値が正常値よりやや高くなる前糖尿病として顕在化し始める。

血糖値が上がるほど、インスリンをつくる膵臓（すいぞう）の細胞（ベータ細胞と呼ばれる）は疲弊して機能しなくなる。前糖尿病の時点で、ベータ細胞機能の約40％が失われている。糖尿病になった時点では、ベータ細胞機能のなんと60％以上が失われている。[1]

糖尿病になると血糖値が非常に高くなる理由はここにある。糖尿病患者は、血糖値を正常範囲に保つのに必要な量のインスリンをつくれなくなっているのだ。

血糖が全身に害を及ぼすと、大小の血管と神経に深刻な損傷を引き起こすおそれがある。血糖値スパイクを多く経験するほど、排ガス（活性酸素種）が細胞から多く発生して血管の内側を傷つける。それによって血管が硬くなり、高血圧症を引き起こす。

血管が損傷するため、糖尿病患者は失明や心疾患、切断にもつながる四肢血行障害に陥ることも

多い。

さらに、インスリン抵抗性とミトコンドリア機能不全は、肥満や2型糖尿病、高血圧症、高コレステロール血症、心血管疾患といった慢性病態、さらには一部のがんや認知症にも関わる。このようにして高血糖は身体を破壊していく。

代謝機能障害の原因は明らかだ。あなたが細胞のエンジンを自ら壊すことで、代謝機能が損なわれ、発病に至っているのだ！

血糖値とインスリン値の最適化で美肌になる

慢性高血糖は、膵臓にダメージを与えるだけでなく、肌にもダメージを与える。

高血糖は「糖化」というプロセスによって肌の老化を加速させる。

糖が体内でタンパク質や脂肪、DNAと結合すると、すべてが「べたべた」になる。糖はコラーゲンと結合してこれを破壊し、肌のハリや弾力を失わせ、しわや老化を引き起こす。

砂糖をフライパンで焦げ目がつくまで炒めるところを想像してほしい。糖化はその褐変反応（メイラード反応）に少し似ている。まるで肌を焼いているようなものだ。

糖と精製炭水化物が少ない食事を心がけるだけで、糖化を防ぎ、より長く肌を若く保つことができる。

インスリン過剰分泌のあまり知られていない影響として、肌の皮脂腺を刺激してニキビの原因になることが挙げられる。

多くの女性が大人のニキビに悩んでいるが、血糖とインスリンの問題に対処することがニキビの解消につながる。ニキビは局所治療でしか治せないと思われがちだが、食事やライフスタイルを変える対処法のほうがはるかに効き目がある。

私は10代と20代を通して背中のニキビに悩まされていた。そこで、血糖代謝の改善に真剣に取り組み、同時にインスリンの分泌を促す乳製品を大幅に減らした。この2つの介入によって、私のニキビはすっかり解消した。

肌の素晴らしいところは、自分の体内の様子を知る手がかりになることだ。肌に変化が現れたら、身体の中でも必ず何かしら変化が起きている。

持続グルコースモニター（CGM）を活用する

バイオハックに役立つ今世紀最高の発明品のひとつは、常時リアルタイムで血糖値の動きを把握できる機器、持続グルコースモニター（CGM）だと私は考えている。

CGMを使えば、糖尿病患者が何十年にもわたってやらなければならないように、指に針を突き刺して血糖値を測る必要もない。

代わりに、間質液〔細胞と細胞の間にある液体〕中の血糖を常時測定するディスクを上腕に装着することで、スマートフォンのアプリを通じて、起床時や食前・食後、就寝前など、確認したいときにいつでも血糖値の動きを知ることができる。

それぞれの食品やライフスタイルが及ぼす影響は人によって異なる。そのため、CGMは、各食品や運動・水分補給・ストレス・睡眠などがあなたの血糖値に与える影響をリアルタイムで把握するための素晴らしい手段だ。

CGMはまだ新しく、処方箋でのみ入手可能な場合が多い。

もしあなたが（多くの人がそうであるように）前糖尿病であれば、医師が処方してくれる可能性があるが、たとえ前糖尿病でなくても、血糖障害の家族歴がある場合や過体重の場合は処方を受けられるかもしれない。

現在、バイオハッカーやアスリートをはじめ、欲しい人が誰でも処方箋なしでCGMを買えるようにする取り組みを複数の企業が進めている。そのため、そう遠くない将来、あなたも店頭でCGMを買えるようになるだろう。

CGMには多様なモデルがあり、それぞれに独自の使用説明が添えられている。どのモデルを使用するにしろ、食事日記をつけ、それぞれの食品や食べ合わせが血糖値に与える影響を継続的に記録することをお勧めしたい。**食べた後の体調を記録しよう。そうすれば、自分の症状を血糖値データに照らしながら理解することができる。**

そのグラノーラバーやスイカを食べると、エネルギーが低下するだろうか、高まるだろうか？　甘い物がもっと欲しくなるだろうか？　のどが渇くだろうか、空腹を感じるだろうか？　集中できなくなるだろうか、ゾーンに入るだろうか？　怒りっぽくなるだろうか？　元気になるだろうか？　膨満感（腹部が張って苦しい状態）や逆流、頭痛といった身体症状が出るだろうか？

好きな食品が血糖値スパイクを引き起こすことに気づいたら、食べる量を減らしたり、食前にテーブルスプーン1杯のアップルサイダービネガーを水に加えて飲んだり、血糖値の上昇を遅らせるために食事の最後に食べたりしてみよう。

こうした工夫がいくつかうまくいけば、その食品の食べ方がわかるようになる。どれもうまくいかなければ、たとえ一般的に健康に良いと考えられていても、おそらくあなたには合わないというメッセージを受け取っていることになる。

CGMは自分の身体の反応やフィードバックにもっと注意を向けるのに役立つツールであり、これによって身体のニーズや反応に合わせて食事を調整できるようになる。

ただ、**CGMをいつまでも装着する必要はない**。私は数年にわたって断続的にCGMを装着したことで、今では血糖値が高いとき、低いとき、平常なときを自分の感覚だけで言い当てることができる。

血中グルコースのトラッキングを始めた2014年当時、私は自分を健康だと思っていたが、実は前糖尿病になりつつあることを知った。私の食後血糖値〔血液1デシリットル中のブドウ糖量〔ミリグラム〕〕はたびたび140mg／dLを超え、空腹時血糖値は100mg／dLの一歩手前だった。

事態を好転させるために、何か手を打つ必要があると気づいたのはそのときだ。

空腹時血糖値が80~85mg／dL近辺で、食後血糖値が常に120mg／dLを切っているときは、一日中疲れず、やたらと食べたくなることもなく、吹き出物もできず、激しい気分変動も起きず、生理は軽く、とにかく体調がいいことがわかった。

食前に血糖値が85mg／dLを切るまで待つと、確実に食べられるだけ十分にお腹がすくことも、いまはわかっている。

高炭水化物食品を摂って血糖値スパイクが起きたら、数時間はジェットコースターのように血糖値が乱高下し、空腹や疲労、いら立ちを感じることもわかっている。

目的を持ってしっかり観察しながら使えば、CGMは他のどのバイオハック機器よりもあなたの身体の状態を詳しく教えてくれるだろう。

血糖値は低すぎてもいけない

米国疾病対策センター（CDC）によれば、[2]空腹時血糖値（起床後朝食をとる前の血糖値）の正常値は99mg／dL以下だ。空腹時血糖値が100〜125mg／dLの場合は前糖尿病とみなされる。[3]126mg／dL以上なら糖尿病であることを示す。

しかし、多くのバイオハッカーや統合医学の医師たちは、この基準値を高すぎると考えている。

私は個人的には、空腹時血糖値は85mg／dL前後（プラスマイナス7mg／dL）を正常値とみている。

つまり、**血糖値の正常値には下限もある。血糖値が常に70mg／dLを下回っていても、身体には**

大きなストレスをかけることになる。これは主に栄養不足になりがちな高齢者に懸念されることだ。

食後の血糖反応をトラッキングすることが、どの食品をどの程度食べると危険水域に陥るかを判断する一助になる。

原則、食後２時間の血糖値は１４０mg／dLを超えるべきではない。

大半の人が食後は血糖値が99～１３７mg／dLになるが、これでも高すぎるという声がある。米国臨床内分泌学会（ＡＡＣＥ）は、食後２時間の血糖値は１２０mg／dL未満であることを推奨している。

食後血糖値が１６０mg／dL以上になると、心血管リスクが高まると示唆する研究もある。このレベルの高血糖は細小血管に損傷を与えるからだ。

腎臓にも高血糖によって損傷を受ける細小血管が集まっている。食後血糖値が１６０mg／dLを超えると尿に糖が出始めるかもしれない。こうした血管損傷は、心疾患やがん、脳卒中、認知症にもつながるおそれがある。

インスリン検査で前糖尿病に気づく

空腹時インスリン検査は血糖値検査よりもハードルが高い。医師が通常行う検査ではないが、私は常にすすめている。

空腹時インスリン値が高い場合、たとえ空腹時血糖値が正常でも、**インスリン抵抗性を持ちつつある前兆かもしれない。**診断に至るレベルの血糖調節異常になる10～13年前からインスリン感受性は低下し始める場合がある。

空腹時インスリン値は、前糖尿病をより正確に予測できる評価基準とも考えられている。大半の検査の標準参照範囲によれば、正常な空腹時インスリン値〔血液1ミリリットル中のインスリン量〕は25mIU〔ミリ国際単位〕/mL未満とみられている。

しかし、965人の肥満女性——うち29・7%が前糖尿病——を対象とした調査では、9mIU/mLを超える空腹時インスリン値は、該当被験者の大部分の前糖尿病を正確に特定した。[4]

米国人の平均インスリン値は、女性が8・4mIU/mL、男性が8・8mIU/mLである。つまり、**多くの人がいままさに前糖尿病の入り口にいて、それに気づいてさえいない**ということだ。[5]

私の患者にも、CGMで測定した食後血糖値は正常だが、インスリン値が11mIU／mLで、インスリン抵抗性の症状（エネルギー不足、ニキビ、甘い物への渇望、高炭水化物食を摂った後の疲労感、軽いうつ症状など）が出ていた人がいる。

血中の過剰なインスリンは、身体が処理できる以上に炭水化物を摂りすぎているおそれがあるサインだ。

私はインスリン値を6mIU／mL未満に抑えたほうがよいと考えている。

血糖値とインスリン値のベンチマーク

血糖値とインスリン値のデータを読み解いて記録するのに役立つベンチマーク（基準値）の一部を次に示す。

◉空腹時血糖値

・糖尿病の診断：126mg／dL以上

・前糖尿病：100mg／dL以上
・正常：100mg／dL未満
・より望ましい：90mg／dL未満
・最も望ましい：85mg／dL未満

◉食後最高血糖値（通常は食後46～60分で最高値に達する）

・尿に糖が出る：160～180mg／dL
・細小血管に損傷あり：160mg／dL超
・大血管に損傷あり：135mg／dL超
・健康：120mg／dL未満

◉食後2時間の血糖値

・2型糖尿病：200mg／dL超
・前糖尿病：140mg／dL超
・正常：140mg／dL以下

・より望ましい：125mg／dL未満
・最も望ましい：110mg／dL未満

◉1日の平均血糖値（24時間平均血糖値）

・79〜100mg／dL（最も望ましい）
・89〜104mg／dL（正常）

◉血糖値トラッキングアプリ設定値の推奨範囲

・72〜110mg／dL（理想的）
・70〜140mg／dL（正常）

◉空腹時インスリン値

・標準参照範囲：25mIU／mL未満
・正常：9mIU／mL未満

・より望ましい：8mIU／mL未満
・最も望ましい：6mIU／mL未満

血糖値スパイクを避ける方法――スプーン1杯の酢を飲む

食後血糖値が高くなりすぎることがわかった場合、数値を正常範囲まで下げる簡単な方法がいくつかある。まずは、大きな血糖値スパイクを予防する基本的な食事ハックを紹介しよう。

・精製炭水化物と精製糖を避ける

血糖値スパイクの最大の元凶は、白い炭水化物（ペストリーやマフィン、ピザ、パンなどの主に小麦を原料とする食品）、加工ジャガイモ（フライドポテトやチップスなど）、砂糖（デザート、キャンディー、多くの加工食品や調味料などに含まれる）だ。

・低GI食品を食べる

GI（グリセミックインデックス）値は、食品が平均的な人の血糖値をどの程度上昇させるかを示す指標（ひとつの食品に対する1000人の血糖反応の平均値）だ。水などの血糖値をまったく上昇させないものを「0」、純粋なグルコースの血糖値への影響を「100」とする。

GI値が70を超える食品が高GI食品とみなされる。普通の人は高GI食品の摂取を減らすだけで、血糖値を有意に下げることができる。どの食品が高GIかを言い当てるのは必ずしも簡単ではないが、オンラインで無料のリストがいくらでも手に入る。

・ドライフルーツではなく新鮮な果物を食べる

ドライフルーツはキャンディーと同じくらい血糖値に極端な影響を与える。ドライフルーツよりも新鮮な果物を選ぼう。

・食事前に酢水を飲む

グラス1杯の水にテーブルスプーン1杯の酢（ビネガー）を加えて食事前に飲むのが血糖値を下げる簡単な方法だ。炭水化物を多く含む食事を摂ることが事前にわかっているときに特に効果がある。

酢はＡＭＰ活性化プロテインキナーゼ（ＡＭＰＫ）を活性化する。ＡＭＰＫは細胞の燃料計のような役割を果たすタンパク質で、活性化されると糖尿病治療薬のメトホルミンや薬草成分のベルベリンと同様の血糖値改善効果があることがわかっている。[6]

酢は減量にも効果がある。

2014年の小規模な研究によると、低カロリーダイエット中に、食前にアップルサイダービネガーを飲んだ人は、12週間後、アップルサイダービネガーを飲まずに同じダイエットをした人よりも体重が多く減っていたという。[7]

・非でんぷん質の野菜から食べ、次にタンパク質、最後にでんぷん質の炭水化物を食べる

血糖値スパイクを抑えるのに最も効果的な行動のひとつは、でんぷん質食品の前に非でんぷん質の野菜を食べることだ。

身体が食物繊維とタンパク質が豊富な食品を既に消化しているときに、最後にでんぷん質食品を摂ると、血糖値の上昇が緩やかになる。

2014年の調査では、[8] 2型糖尿病患者を対象に食べる順番の効果を調査し、炭水化物の前に野菜を食べた患者は、炭水化物を最初に食べた患者と比較して、食後の血糖値とインスリン値が有意に低くなることを明らかにした。**2年半に及ぶ調査の間に、野菜を最初に食べた患者は血糖コントロールが大幅に改善した。**

糖尿病でない人を対象にした別の小規模調査では、[9] 夜間絶食の後、野菜や肉の後に炭水化物を食べた人は、炭水化物を先に食べた人よりも、食後の血糖値とインスリン値の上昇が抑えられた。

・精製炭水化物やでんぷん質の炭水化物を単独で食べない

これは血糖値スパイクを招く元だ。大きな血糖値スパイクを起こさないために、こうした炭水化物はタンパク質と組み合わせて（米と鶏肉、ピーナッツバターとリンゴなどのように）摂るようにしよう。

・レジスタントスターチ（難消化性でんぷん）をつくる

でんぷん質食品は調理によって高いGI値がより高くなる可能性がある。炭水化物食品の表面を酵素に多くさらすほど、血中に素早く取り込まれるからだ。

しかし、**米やジャガイモのようなでんぷん質の野菜を調理後に冷ますことで、でんぷんの一部がレジスタントスターチに変わり、血糖値への影響が抑えられる。**

とはいえ、こうした食品を大盛りで食べることはお勧めしない。

・血糖コントロールサプリメントを摂取する

ベルベリン、クロム、アルファリポ酸、ビタミンD、レスベラトロール、ギムネマ、ニガウリ、マグネシウム、シナモンは、血糖値を安定化させる効果がある。

この中でもベルベリンは最も効果が高く、研究によると、500ミリグラムを1日2〜3回（分量の多い食事をとる前に）摂取すると、糖尿病治療薬メトホルミンと同様の効果を血糖値にもたらす。[10]

別の研究では、2型糖尿病患者48人の被験者が3カ月間ベルベリンを摂取したところ、わずか1週間後には空腹時血糖値と食後血糖値が低下し始め、研究が終わるまでその効果が持続した。

被験者はHbA1cも空腹時インスリン値も低下し、総コレステロール値とLDLコレステロール値は著しく低下した。ベルベリンは脂肪代謝に優れた効果を持つ強力な血糖降下薬だと研究者は結論づけた。

・食事の前後に運動する

これは食後血糖値の上昇を抑える最も有効な対策のひとつだ。運動は酸化能力を高め、インスリンの助けを借りずにグルコースの筋肉への取り込みを促すため、インスリンを分泌せずに燃料補給ができる。

運動をすればするほど血糖値を下げるのに必要なインスリンの量は減る。数年前、私は断食を中断して朝食に高脂肪・高炭水化物のパンケーキを食べたところ、187という驚くような血糖値スパイクが起きてしまった！

高脂肪・高炭水化物の食事は代謝のクリプトナイト〔スーパーマンの超能力を無力化する物質〕のようなものだ。私はすぐに外へ出て太陽の下でヨガを行った。すると、36分後には血糖値が79ポイント下がり１０８になった。

・運動誘発性の血糖値スパイクについて理解する

血糖値スパイクの原因となり得る加糖飲料を飲んでいない限り、激しいトレーニングをして血糖値スパイクが起きても、心配しすぎることはない。身体が血糖を開放して筋肉に送り込んでいるのであり、その長期的な影響は概ね有益なものだ。

それでも、どのくらいの頻度でこれが起きるかには注意を払うべきだろう。たとえば、既に述べたように、高強度インターバルトレーニング（ＨＩＩＴ）を（１週間に１５０分を超えて）やりすぎると、身体にストレスを与え、ミトコンドリアに負担をかける場合がある。

・血糖値が85mg／dLを切るまで、再び食べ始めない

これは私が気に入っている血糖値ハックのひとつだ。血糖値のトラッキングを始めると、再び食べ始めるための身体の準備が整うタイミングがわかるようになる。

身体の空腹信号や満腹信号を感じ取れなくなっている場合や、習慣や感情に従って食べる傾向がある場合に、この方法は実に役に立つ。『ニュートリション・アンド・メタボリズム（栄養と代謝）』に掲載された研究によると、[11] 血糖値が85mg／dLを切るまで待つと、本当の空腹と条件付きの空腹を見分ける訓練になる。

・糖質ゼロやグルテンフリーの食品に気をつける

こうした食品は、表示だけ見ると健康に良さそうでも、血糖値スパイクを引き起こす原材料がたっぷり含まれている場合がある。

たとえば、**多くのエナジーバーや糖質ゼロキャンディーに含まれるマルチトール（還元麦芽糖）は血糖値を急上昇させる。**米粉などのグルテンフリーの原材料はすばやく消化されてグルコースになるため、血糖値スパイクを引き起こすのは必至だ。

血糖値を安定させる最も効果的な方法

次に紹介するのは、全身のインスリン抵抗性を低下させ、血糖値の変動を抑え、空腹時血糖値を下げるのに最も効果的なライフスタイルハックだ。

◉インスリン抵抗性を低下させる——緑茶を飲む

・食べすぎを避け、過体重の場合は5～7％の減量を目指す。

・食物繊維が豊富な野菜（1日に25グラムの食物繊維の摂取を目指す）とポリフェノールを多く含む食事をとる。ポリフェノールの摂取量を増やすために、色鮮やかな野菜、ベリー類や果物、特にブルーベリーやカシスなどのダークベリーをもっと食べ、ハーブやスパイス、特にターメリックやショウガ、シナモン、ニンニク、朝鮮人参、ローズマリー、フエヌグリークを料理に使い、緑茶を飲み、生カカオを食べる。

・座りっぱなしを避ける。定期的に身体を動かして運動する。

・加工肉に含まれる代謝性毒素、トランス脂肪、揚げ物を避ける。

・汚染物質の毒素、アルコール（1日1杯未満とする）、たばこの煙を避ける。

◉血糖値の変動を抑える——寝る前に何かを食べる

・決まった時間に食事をとり、間食をしすぎない。
・血糖値の大きな変動の原因となるストレスの管理に努める。
・ストレスや燃え尽きを感じたら、毎日タンパク質の豊富な朝食をとり、血糖値の安定を一晩中保つため、就寝前に軽く何かつまむ。

◉空腹時血糖値を下げる——ニンジンを食べる

・間欠的ファスティング（Chapter9を参照）を試し、夜間の断食時間を延ばすために午後6時までに食事を終える。
・加工スナック食品、ファストフード、高フルクトースコーンシロップ（ブドウ糖果糖液糖）を避ける。

・腸内細菌の餌になる水溶性食物繊維（プルーン、ニンジン、オオバコ、アカシア食物繊維など）の摂取量を増やす。

・炭水化物の摂取量を減らす（低カーボ）期間と増やす（高カーボ）期間を交互に設けるカーボサイクリングを行い、代謝の柔軟性を高める。

・十分かつ良質な睡眠をとり、睡眠不足を避ける。

Chapter7まとめ――血糖値のバイオハック

・食べすぎを減らし、既に蓄えている燃料を消費する。
・持続グルコースモニター（CGM）か標準的な血糖値検査キットを使って、空腹時血糖値と食後血糖値のトラッキングを始める。
・食事に含まれる精製炭水化物と精製糖を減らしてインスリン値を6mIU／mL未満まで下げることによって、ニキビを解消し、肌を若返らせる。
・CGMを用いて、どの食品が血糖値スパイクを引き起こすか調べる。
・CGMを用いて、間欠的ファスティングをしたとき、さまざまな種類や量の炭水化物を摂取したとき、運動したとき、瞑想したときに血糖値がどう変動するか確かめる。
・CGMのデータからわかったことを生かして、自分に合った食事とライフスタイルを確立する。

・空腹時血糖値、食後最高血糖値、食後2時間の血糖値、1日の平均血糖値が正常範囲内に収まるように努力する。

・低GI食品の摂取量を増やしたり、ドライフルーツよりも新鮮な果物を選んだり、食前にテーブルスプーン1杯の酢（ビネガー）を水に加えて飲んだり、でんぷん質の炭水化物の前に非でんぷん質の野菜を食べたり、精製炭水化物やでんぷん質の炭水化物は単独ではなく必ずタンパク質と一緒に食べたりすることで、血糖値を改善する。

・でんぷん質の炭水化物は調理後に一度冷ますことでレジスタントスターチ（難消化性でんぷん）を増やし、血糖値スパイクを抑える。

・血糖値を下げるサプリメントを摂取する。ベルベリン500ミリグラムを1日2～3回摂取するのが特に望ましい。レスベラトロール、ギムネマ、シナモンを試してもいい。

・食事の前後に運動して血糖値スパイクを抑える。

・空腹を感じるまで、通常はCGM上で血糖値が85mg／dLを切るまで食べない。

Chapter 8 腸――微生物とうまく共生する

すべての病気は腸から始まる。

――ヒポクラテス（古代ギリシャの医師）

マイクロバイオーム（微生物叢）は、体内に生息する微生物の集合体であり、大腸に最も多く集まっている。こうした微生物は大部分が細菌だが、真菌やウイルス、その他の菌も含まれている。

マイクロバイオームは、消化や免疫、血糖バランス、ホルモン産生、代謝、代謝柔軟性など多くの機能を支えている。実際、マイクロバイオームは主要な生体プロセスの大半に関与している。

これらの微生物はあなたと共生関係にある。微生物はあなたの健康を保ち、あなたは微生物に住処を提供しているのだ！

マイクロバイオームの中には有害微生物（悪玉菌）も存在し、居場所を構えているが、これが増殖しすぎると健康上の問題を引き起こす場合がある。

たとえば、消化異常、炎症、代謝障害、血糖バランスの乱れ、ホルモン異常、肌荒れ、気分障害などの原因となり得る。

だが朗報もある。**栄養素やポリフェノール、食物繊維が豊富な食品を摂れば、有用微生物（善玉菌）の成長を促し、この有用微生物が有害微生物を抑えこむのだ。**

しかし、砂糖や植物油、精製炭水化物を多く含むジャンクフードを食べると、炎症を促進する有害微生物の増殖を促す。

では質問。あなたはどちらの微生物に餌を与えたいだろうか？

マイクロバイオームはいくつかの重要な形で代謝に影響を及ぼす。

そのひとつは血糖代謝だ。[1] 血糖値スパイクの変化がマイクロバイオームの変化と関連していることが、研究で明らかにされている。[2]

たとえば腸内微生物はインスリン分泌や短鎖脂肪酸産生、胆汁酸代謝、脂肪細胞調節に影響を及ぼし、そのすべてが血糖コントロールに影響し得る。

また、**腸内微生物はあなたの食欲や食物からのエネルギー吸収、肝脂肪の蓄積、腸運動性、脂質代謝にも影響を及ぼす。**[3]

腸内マイクロバイオームは、ミトコンドリアの代謝や新しいミトコンドリアの生成に加え、機能不全を起こしたミトコンドリアの除去に影響する各因子の調節も担う。[4]

たとえば、ポリフェノールの一種であるエラジタンニンやエラグ酸を含むザクロやベリー類、ナッツ類を食べると、私たちのマイクロバイオームはこれらをウロリチンAに変換する。

この分子はミトコンドリアの機能を高め、炎症を減らし、マイトファジー（電荷を失った機能不全のバッテリーの除去）を促し、これらすべてが細胞の健康を高める。

マイクロバイオームとミトコンドリア間のクロストーク（相互作用）は血糖調節異常や糖尿病につながるおそれもある。[5]

あなたのマイクロバイオームが正常に機能していない場合、ミトコンドリアも何らかの悪影響を受けていると考えてまず間違いない。

ジャンクフードを食べたときの炎症作用の一部は、腸内の炎症を悪化させる微生物に餌を与えることによるものだ。

砂糖や飽和脂肪がたっぷり含まれ、食物繊維や栄養素が少ない粗悪な食事は、あなたの腸内マイクロバイオームの構成を変え、本来優勢であるべき善玉菌よりも悪玉菌のほうが優勢になる。[6]

マイクロバイオームがダメージを受けると免疫力が損なわれる。

マイクロバイオームは、病原体に適切に対応できるよう免疫系を鍛える重要な役割を担っている。健康なマイクロバイオームは、ウイルスなどの異物と元々身体にある細胞とを判別できる。攻撃すべき対象と保護すべき対象を見分けるには、健康なマイクロバイオームが必要となる。

健康なマイクロバイオームがなければ、身体が自身を攻撃する自己免疫疾患に陥るリスクが高まるのだ。

腸管バリアが損傷していないか

この問題を悪化させるのは、消化管の炎症が引き起こす腸管バリアの損傷である。

これがリーキーガット（腸管壁浸漏とも呼ばれる）だ。

さまざまな事象が腸管バリアを傷つけ、腸の透過性を高める。

リーキーガットの原因として既に述べたような現代のライフスタイルが及ぼす影響の他に、

抗生物質の使用、環境内の毒素、その他の薬剤（特に抗生物質、イブプロフェンやナプロキセンといった非ステロイド系抗炎症薬）、寄生虫感染、カンジダなどの真菌の異常増殖、アレルギー性食品の摂取、胃酸分泌低下、膵機能不全（消化酵素の産生不足）などが挙げられる。

腸管バリアが損傷すると、食物の粒子や細菌の毒素が漏れて血中に入り込む。これが全身性炎症を引き起こしてエネルギーを大きく消耗させ、免疫細胞を食物の粒子にさらすことで、身体が食物に対して異物であるかのような反応を見せ始める。この段階で自己免疫疾患や炎症性疾患を発症する可能性がある。[7]

もしあなたが、お腹にガスが溜まる、膨満感、軟便、過敏性腸症候群といった消化器異常に悩んでいるなら、リーキーガットかもしれない。

リーキーガット症候群の兆候には他に、食物不耐性、季節性アレルギー、湿疹、自己免疫疾患、慢性疲労症候群（あるいは単にいつも疲れている状態）、不安症やうつ病といった気分障害、栄養十分な食事をしても体重が減る、関節の痛みや腫れ、集中力の低下、カンジダ菌の異常増殖や小腸内細菌異常増殖症（ＳＩＢＯ）の診断などがある。

リーキーガットが自己免疫疾患につながる仕組み

免疫力が落ちた状態でストレスや感染などの環境障害にさらされ、これに遺伝的性質が組み合わさると、自己免疫疾患を発症するおそれがある。[8]

自己免疫疾患とは、基本的に、身体の免疫系が誤って自身を攻撃することを指す。

自己免疫の仕組みはこうだ。身体は本来、耐性というものを保持しており、それは身体の一部と外来の病原菌の区別がつくことを意味する。

私たちの免疫系は、ウイルスや細菌といった感染を引き起こす微生物に存在する特定のペプチドを認識する。免疫細胞はこうしたペプチドを特定すると、これを攻撃する。

しかし、過剰に活性化した免疫系は、体内細胞で見つかるよく似た抗原と、消化管から漏れ出た未消化の食物粒子を混同することがある。

すると身体は自身を攻撃し始め、消化管をターゲットにしたり、神経細胞や皮膚細胞、膵臓細胞、関節組織を攻撃し損傷したりするのだ。

炎症を抑え、腸の粘膜内層を修復し、悪玉菌に対する善玉菌の割合や腸内微生物の多様性を高める（腸内の微生物の種類を増やす）ことで、リーキーガットを治すことができる。

腸内環境の整え方——野菜・果物・ナッツを食べる

腸内の有用微生物の種類を増やす最良の方法のひとつは、食べる食品の種類を増やすことだ。季節に応じてさまざまな旬の果物や野菜を食べるようにしよう。複数の動物性タンパク源と植物性タンパク源（耐性があれば乳製品も）を組み合わせて、多様なタンパク質を摂るよう心がけよう。多種多様な脂肪を摂るようにしよう。

また、マイクロバイオームの栄養になるポリフェノールを含むさまざまな種類のハーブやスパイスを使うのもお勧めだ。

マイクロバイオームの健康を高め、血糖バランスを改善する食事のもうひとつの重要なポイントが食物繊維である。マイクロバイオーム内の善玉菌は食物繊維を餌にしているからだ。**食物繊維は野菜、果物、ナッツ類から摂るのが最適とみられる。**野菜・果物・ナッツ類を軸とした食物繊維の豊富な食事を摂った被験者群と、穀物と豆類を軸とした食物繊維の豊富な食事を摂った被験者群を比較したある研究では、野菜・果物・ナッツ類を軸とした被験者群のほうがより良い結果を示した。[9]

興味深いことに、**運動もマイクロバイオームの多様性に大きな役割を果たす。**運動は腸内の善玉菌の量を増やし、免疫力を押し上げ、腸管バリア機能を改善し、機能的代謝能を高めることがわかっている。[10]

便検査を一度受けてみる

あなたのマイクロバイオームに何が起きているのかをより深く理解する最良の方法は、マイクロバイオームの検査を受けることだ。

オンラインで申し込める検便に手を煩わすことはお勧めしない。さほど有益な情報を得られないからだ。次に記載するようなレベルの分析結果を得るために、臨床グレードの便検査を行える機能性医学専門医を受診することをお勧めする。

だがここで但し書きを加えておきたい。機能性医学に基づく便検査が腸の健康の最適化に役立つかどうかについてはさまざまな議論がある。

私がこうした検査について説明するときは、個人的な臨床経験と、私なりの関連マーカーの見方、各マーカーへの対処法に基づいて書いている。

この種の検査や私が説明する介入を推奨するに足るエビデンスはないと考えている医師や科学者は多い。

しかし、私はこれらの検査を利用して出血性ポリープや炎症性腸疾患、腸管バリア機能不全、腸感染症、酵素欠乏症の患者を見つけてきた経験から、これらの検査は有効だと確信している。

また、私はこうした検査を活用し、検査結果に対処することで、腸の健康の最適化に取り組んできた。これらの検査を受けるつもりがなくても、次の検査項目リストはマイクロバイオームのさまざまな面の健康を改善できる方法を教えてくれるだろう。

・共生微生物の相対的存在量

これは健康に有用な働きをする微生物（免疫系を支える微生物など）が、悪い影響を及ぼす（炎症を引き起こす）微生物と比較して、身体システムにどのくらい豊富に存在するかを確認する検査だ。

有用微生物の割合が低い場合、これを増やすためにプレバイオティクス〔大腸内の特定の細菌の増殖および活性を選択的に変化させることにより、宿主に有利な影響を与え、宿主の健康を改善する難消化性食品成分〕とプロバイオティクス〔腸内フローラのバランスを改善することによって宿主の健康に好影響を与える生きた微生物〕とを摂取するとよい。有用微生物の割合が高い場合、医師は呼気中の水素とメタンの濃度測定による小腸内細菌異常増殖症（ＳＩＢＯ）検査を行うべきだ。

・ＳＩｇＡ（分泌型免疫グロブリンＡ）

この抗体は粘膜の表面で産生され、腸の内層を保護する最前線で働く。ＳＩｇＡの量が多すぎる場合、感染やアレルギー、自己免疫疾患によって免疫系が過剰に活性化しているサインかもしれない。

何も感染が見つからなければ、免疫を損なっている可能性がある食物過敏症がないか調べるために、１カ月間エリミネーションダイエット（除去食）を試すことを勧める。食物過敏症がある場合は、サプリメント摂取を推奨する。

ＳＩｇＡが少なすぎるときは、免疫系の働きが低下しているサインかもしれない。その場合、コロストラムやＬ－グルタミン酸、プレバイオティクス、有用酵母であるサッカロミセスブラウディなどのプロバイオティクスをサプリメントで摂取することを勧める。

・短鎖脂肪酸（ＳＣＦＡ）

短鎖脂肪酸は善玉菌によって産生される物質――主に酪酸塩、酢酸塩、プロピオン酸塩――であり、腸の内層を維持し腸管の炎症を抑える働きをする。

短鎖脂肪酸濃度が低い場合は、短鎖脂肪酸を産生する善玉菌の餌となる食物繊維、プレバイオティクス、ポリフェノール、レジスタントスターチの摂取を増やす必要がある。ギー（バターオイルの一種）には酪酸塩が含まれているため、乳製品に敏感でなければ摂ってほしい良質な脂肪だ。

・便中のタンパク質分解産物や未消化食物の増加

これはタンパク質を摂りすぎているか、あるいは食物を適切に消化するための酵素が不足していることを示している。

この事象が見られた場合は、もっとよく嚙んで食べること、消化酵素をサプリメントで補うことを勧める。胃酸の分泌が少ないかどうか、塩酸ベタインをサプリメントで補う必要があるかを確認するため、自然療法の塩酸（HCL）プロトコルを取り入れることを検討しよう。

・膵（すい）エラスターゼ

膵エラスターゼは膵臓で産生され、摂取した食物の分解を助ける酵素であり、消化には欠かせない。膵エラスターゼ濃度が低い場合は、消化酵素を摂取することで改善が期待できる。

・酵母の異常増殖

酵母、特に多様な種類のカンジダ菌の異常増殖が起きている場合、糖の摂取を減らしたほうがよい（カンジダ菌は糖を餌にして繁殖するからだ）。

増殖が深刻な場合は抗真菌剤の処方を受けられるが、軽い場合はニンニクやベルベリン、カプリル酸、オレガノオイルで手当てすることができる。

・β-グルクロニダーゼ

この酵素が増えると、エストロゲンの排出を阻害するため、エストロゲン優位（433ページ）につながる可能性がある。[11] 高脂肪・高タンパク質・低食物繊維の食事を摂っている人は、β-グルクロニダーゼの値が高いことが多い。この酵素の作用を抑制するにはカルシウムD-グルカレートを摂取するとよい。

・便中脂肪

便に脂肪が混じっている場合は、胆汁酸を増やすことが必要かもしれない。

胆嚢の機能を支えるタンポポの根、オオアザミの種、ショウガ、リコリス、ターメリックなどのハーブ類や、タウリン、ビタミンC、ホスファチジルコリンの摂取も効果的だ。

・アッカーマンシア菌の不足

アッカーマンシア菌は胃腸管内の粘液を分解する腸内細菌の一種だ。アッカーマンシア菌が少ない場合は、これを増やすためにポリフェノールの摂取を増やす必要がある。アッカーマンシア菌はポリフェノールを餌に繁殖するからだ。ポリフェノールは、ブルーベリーなど濃い色のベリー類、ハーブやスパイス、ココアパウダー、野菜を多く食べることで摂取できる。コーヒーと紅茶にもポリフェノールが含まれる。

・寄生虫

腸内に寄生虫がいる場合は、機能性医学の専門医に適切な治療について相談しよう。寄生虫を取り除くには、ハーブ療法か薬物療法のいずれかを受ける必要がある。

・オキサロバクターホルミゲネス

これはシュウ酸カルシウム腎臓結石のリスク軽減に役立つ腸内善玉菌だ。[12]尿中シュウ酸値が高い人は、オキサロバクターホルミゲネスの数値が低い傾向にあり、これが腎臓結石リスクを高める。

オキサロバクターホルミゲネスの数値が低く、腎臓結石があるなら、ショウ酸が多く含まれる食品（ホウレンソウ、紅茶など）は避けたほうがよい。[13]

・ヘリコバクター・ピロリ（ピロリ菌）

ピロリ菌は胃潰瘍や胃がん発症リスクに関わる細菌だ。

ピロリ菌が増えている場合は、ハーブ療法か抗菌薬療法を勧める。マスティックガムはピロリ菌の除菌に効果を発揮するサプリメントだ。ピロリ菌の治療には、優れた機能性医学専門医の診察を受けるのがよい。

・ゾヌリン

このタンパク質は腸透過性を調節する。ゾヌリンの数値が高い場合、粘膜バリアの完全性が損なわれていること、すなわちリーキーガットであることを示している。

その場合、後述する「5Rプログラム」が有効だ。ボーンブロスやゼラチン、コラーゲン、発酵食品を食事から摂取して、胃腸粘膜の完全性を支えよう。

・好酸球蛋白X（EPX）

このタンパク質は、炎症性アレルギー反応につながる好酸球の活性化と脱顆粒のマーカーだ。この数値が高い場合、寄生虫、食物アレルギー、あるいはクローン病や潰瘍性大腸炎といった炎症性腸疾患に原因があるとみられる。

・カルプロテクチン

このカルシウム・亜鉛結合タンパク質は、腸の炎症のマーカーだ。[14]

カルプロテクチンの数値が高い場合、炎症性腸疾患の有無を調べるため、専門医の精密検査を受けるべきだ。

また、小麦や乳製品、穀物、豆類・レクチンなどを食事から除去した自己免疫パレオダイエットを始めることも勧めたい（この食事法を提唱した『The Wahls Protocol（ワールス・プロトコル）』〔未邦訳〕は素晴らしい本だ）。抗炎症サプリメントの摂取も有効とみられる。特にボスウェリアやクルクミンは高い効果が期待できる。

・便潜血

便潜血は便中の目に見えない血液であり、検査しない限り自分では気づけない。

消化管内に何らかの出血があることを示しており、痔、大腸ポリープ、動静脈奇形が原因として考えられる。

便潜血が認められた場合は、痔の検査を受けるとともに、ポリープやがんの有無を調べるために再検査や大腸内視鏡検査の受診を検討すべきだ。

各種臨床検査結果への対処法を全体にわたって数多く紹介してきたが、腸機能を修復し最適化するには、その目的に特化した「5Rプログラム」を施せる機能性医学専門医の力を借りるべきだろう。

このプログラムは、

（1）問題を引き起こしているもの（アレルギー性食品や病原菌、病原酵母、病原寄生虫など）を除去する（Remove）、

（2）失われているもの（塩酸、酵素、胆汁酸など）を補充する（Replace）、

（3）腸管バリアを（フルボ酸液やフミン酸液、L-グルタミン酸、リコリス、アロエベラ、スリッパリーエルム、マシュマロウ、キャッツクローといったサプリメントの摂取などによって）修復し（Repair）、腸の回復を目的とする「GAPS（腸と心の症候群）ダイエット」や「特定炭水化物ダイエット」を実践する、

（4）プレバイオティクスやポリフェノール、プロバイオティクスを含む食品とサプリメントを摂って有用微生物を増やす（Reinoculate）、

（5）消化不良の一因となるストレスを減らしてリラックスする（Relax）、

という5つのRで構成される。

健康な腸をつくるための食事ルール

こうした専門情報を踏まえたうえで改めて思い出してほしいのは、あなたの体調や、血糖・インスリンの状態、マイクロバイオームの健康に影響を与えるものはほとんど、あなたが口にする食べ物であるということだ。

私の場合、自分を正しい軌道に保つ食品と食事に関する基本ルールと限度の設定が効果を挙げ、体調を良好にし、血糖バランスを保ち、マイクロバイオーム内の善玉菌に餌を与える食べ方ができている。

誰もが自分の食べ方や暮らし方の指針を持つことができる。

あなたも自分のニーズに合った指針をつくってみよう。

次に挙げるのは、私の指針の簡単なリストだ。ぜひあなたの指針づくりのヒントにしてほしい。

・意識して食べる

目的を持って食事のプランを立て、自分が食べているものに注意を払う。

・意識して間食する

間食は控える。だが、本当に必要なときは、本格的な食事と同じくらい目的を持って間食のプランを立て、注意を払いながら食べる。

・座って食べる

食べるときは、必ず座って食べることに集中する。

・良質なものを食べる

食事の量よりも栄養素密度を重視する。お金の許す範囲で最高に良質な食品を選ぶ。デザートを食べるときは、本当に食べる価値があるか確認する、もしくは食材から手作りする。

・シェフのように買い物し、食材の生産者について知る

食材を買うときはシェフのように考え、地元食材を買い、可能ならその食材の生産者と顔を合わせるよう心がける。

・機内食は食べない

まずい機内食を食べることほど時差ボケを悪化させるものはない。機内には自前で食べ物を持ち込もう。私のお気に入りはナッツ類と種子類、ダークチョコレート、固ゆで卵、亜麻仁のクラッカーとフムス、ケールチップスだ。

・ファストフードは食べない

ファストフードは食べ物にあらず！　一度ファストフードを断てば、もう食べたいとは思わないだろう。

このリストが、あなたの嗜好や食物感受性、血糖値変動、マイクロバイオームに合わせてカスタマイズされたあなた好みの食事法を生み出すヒントになることを願っている。これはあなたの代謝の健康と体調全般を改善する究極の方法だ。

Chapter8まとめ――腸のバイオハック

・マイクロバイオームの健康を評価し、見つかった問題に対処できるよう、機能性医学専門医のところで腸の健康診断を受ける。

・腸に深刻な問題がある場合は、「5Rプログラム」を指導できる医師を探す。

・意識して食べ、良質な食品を選び、ジャンクフードを避け、地元の自然食品の店や農産物直売所で買い物をすることで、腸の健康を保つライフスタイルを送る。

・マイクロバイオームの多様性を高めるために多種多様な食品を食べる。

・リーキーガット（腸管壁浸漏）の兆候がないか自己診断する。

Chapter 9 代謝——断食は最高の薬

考えることができ、待つことができ、断食することができれば、誰もが驚くべき力を発揮し、目標を達成できる。

——ヘルマン・ヘッセ(作家)

代謝柔軟性とは、異なる燃料へと代謝を効率的に切り替える能力だ。

つまり、炭水化物やタンパク質からつくられるグルコース(ブドウ糖)の燃焼から、脂肪からつくられるケトン体の燃焼への切り替えがうまくできることを意味する。

代謝柔軟性が高いと、これらの燃料源をスムーズに切り替え、血糖値スパイクを抑えて体内のインスリン値を低く保つことができる。

食料が不足していた時代には、代謝柔軟性が不可欠だった。夏のように、炭水化物が豊富な食べ物が手に入るときは大いに楽しみ、冬のように、こうした食べ物が手に入らず、動物しか食べるものがない――あるいは何も食べるものがない――ときは、食物脂肪や体内の貯蔵脂肪を燃料として使うように切り替えることを身体が覚えなければならなかった。

私たちはこのように進化したため、代謝柔軟性は自ずと備わっているはずだ。

たとえば、食事の4時間後に約700カロリーを使って1時間走らなければならなかったとする。あなたはまず最後の食事から摂った血液中の糖を燃焼させ、次にグリコーゲン（肝臓と筋肉に貯蔵された燃料）を利用する。その後も走り続けるなら、脂肪を燃料として燃やすように切り替えなければならない。脂肪が残された唯一の燃料だからだ。

もし身体がそのやり方を知らなければ、あなたは走り続けることができず、アスリートが言うところの「スタミナ切れ」を起こし、疲労や脱力感に突然襲われるだろう。

なぜ炭水化物の摂取量を減らすべきなのか？

私はある同僚の代謝柔軟性向上の取り組みを手伝ったときのことを決して忘れない。その方法は、軽いファスティング（断食）と、持続グルコースモニターやケトンメーターを使ったトラッキングによって、断続的なケトーシス状態（糖の代わりに身体の脂肪を燃やす状態）をつくることだった。

数週間経ったころ、その同僚はトライアスロンの大会に出場すると決めた。本格的にトレーニングをしたことなどないのに！

同僚の友人の一人は、エネルギー源として糖類主体のゼリー状食品を使った高炭水化物ダイエットをしながら、既に数週間トレーニングを続けていた。

しかし大会当日、最終的にその友人よりも先に同僚はゴールした。同僚の友人は、燃料の炭水化物を使い果たして「スタミナ切れ」を起こし、途中棄権したのだ。

一方、同僚は代謝柔軟性が非常に高かったため、グリコーゲンを使い果たしても脂肪を燃料として使えた。そのおかげで（トレーニングを受けずに）見事に完走を果たしたのだ。

代謝柔軟性をバイオハックする効果的な方法は、炭水化物の摂取量を意識して減らすことだ。

そもそも、人は総じて頻繁に食べすぎ、炭水化物を摂りすぎている。

代謝柔軟性の一般的な阻害要因は、単純に食べすぎることだ。

米国疾病対策センター（CDC）の「全国健康栄養調査」のデータ（2009～2014年）によれば、米国人は1日に約5回も食事をしている。

夕食と夕食後の間食（夜食）が最もよく食べる食事で、1日のエネルギー摂取量の45％を占めている。

夕食の平均開始時間は午後6時24分、平均終了時間は午後8時18分だ。[1]

これによって、(運動しないと仮定すると)10~14時間分の燃料となるグリコーゲンが肝臓に蓄えられる。これだけ頻繁かつ遅い時間に食事をすると、身体は体内に蓄えたグリコーゲンを使い切れない。私はこれを「グリコーゲンのシンク詰まり」と呼んでいる。

食べない時間をより長くしてグリコーゲンのシンクをときどき空にすることは健康にきわめて有益だ。脂肪を燃料として燃やす代謝スイッチを入れ、身体の代謝柔軟性向上を後押しする。

夜間にグリコーゲンのシンクを空にしないと、睡眠中に脂肪燃焼に切り替わらない。体内に既に大量の貯蔵グリコーゲンがある場合、夕食や夜食から摂る燃料はどれも余分な脂肪として蓄えられてしまう。[2]

食べない時間を長くする、つまりファスティング(断食)をするか、ケトジェニックダイエットのような超低炭水化物食にすることで、炭水化物の摂取量を減らすことができる。

炭水化物の摂取量を減らせば、燃料を切り替える練習の機会を身体に与えることができる。炭水化物を摂らなければ、身体はグルコースやグリコーゲンをすぐに使い果たし、別の燃料を探さざるをえないからだ。

一方、ほぼ必ず低炭水化物食を摂り、糖燃焼へのスムーズな切り替えに必要な代謝柔軟性を失ってしまった人は、炭水化物の摂取量を増やす期間を周期的に設けることで、身体に燃料を切り替える練習をさせることができる。

燃料供給の切り替えを身体に強いるほど、身体は切り替えがうまくなるのだ。

代謝柔軟性を高める5つの方法

代謝柔軟性をバイオハックする方法はいくつもあり、そのほとんどが「いつ食べるか」「いつ動くか」「何をするか」に変化を持たせることに関わっている。

ストレッサーと回復を切り替えるホルミシスがレジリエンスを高めるように、変化はレジリエンスを高める。そして、代謝柔軟性はいわば代謝のレジリエンスだ。では、その方法をいくつか挙げていこう。

・さまざまな運動を組み合わせる

多様な筋線維系を鍛えれば、身体はさまざまな要求に適応できるようになる。

運動は身体のグルコースの使い方に大きな影響を及ぼす。

たとえば、中強度の有酸素運動は、インスリン感受性を改善し、グルコースの利用効率を高める。高強度インターバルトレーニング（ＨＩＩＴ）は、炭水化物を燃やすためのミトコンドリアの数と機能を増強し、貯蔵グリコーゲンを効率よく使い切る。ウエイトトレーニングは、筋肉を増やす（その結果グリコーゲンの利用を増やす）ことでグリコーゲンのシンクを拡張する。[3]

・自然の導きに従う——睡眠と食事を変える

季節と調和した生活を送りながら代謝柔軟性も高める自然な方法は、昔の人々の暮らし方をまねることだ。

昔の人々は、冬になると、夜が長いためにたくさん眠り、炭水化物食品は手に入りにくいのであまり食べず、気候が厳しいためそれほど活動しなかったとみられる。一方、夏になると、気候が良いため活動を増やし、手に入りやすい炭水化物食品をよく食べたとみられる。

あなたもこれをまねて、**冬はたくさん眠り、低炭水化物食を摂り、室内でウエイトトレーニングに集中する一方で、夏は活発に動き、睡眠をやや減らし、高炭水化物食を摂り、屋外での運動を増やす**ことができるだろう。

・栄養素の比率を変える――炭水化物をストレスで変える

自分の代謝ニーズや現在のライフスタイル、ストレスレベルに合わせて主要栄養素の摂取比率を変えてみよう。

たとえば、**ストレスを抱えているときは、自分は安全だという信号を身体に送るために炭水化物が適度に含まれた食事を摂り、体力があってリラックスしているときは、代謝柔軟性に磨きをかけるために高脂肪・低炭水化物の食事を摂る**（いわゆるカーボサイクリング）。これによって身体が代謝柔軟性を備え、さまざまな困難に直面してもその柔軟性を保てるようになる。

また、代謝柔軟性を高める訓練をあえて行うために、主要栄養素（タンパク質、炭水化物、脂質）の摂取量を周期的に変える「マクロサイクリング」のスケジュールを立て、それぞれのカロリー目標を設定してもよい。

・ファスティング（断食）する

間欠的ファスティングは、貯蔵グリコーゲンを使い切り、ケトーシス状態になったときに貯蔵脂肪を利用するよう身体を慣らし、代謝スイッチを切り替え、オートファジー（死んだ細胞や損傷した細胞の除去）とマイトファジー（機能不全を起こしたミトコンドリアの除去）を促進する。

人によっては、**カロリー摂取量を500カロリー未満（または0カロリー）に抑えるファスティングを週1～2回行うほうが、継続的なカロリー制限よりも減量戦略として取り組みやすいかもしれない。**

どちらもカロリー不足の状態をつくるが、ファスティングとカロリー制限の主な違いは、食べずにいる時間が長いファスティングのほうが、代謝スイッチを切り替えてケトン体をつくる可能性が高く、ミトコンドリア・筋肉・脳の健康に良い影響をもたらす点だ。

・周期的にカロリーを制限する――ダイエットは必要ない

体重減少や摂食障害、慢性ストレスに悩む女性が多いことを考えると、私はここでダイエットを推奨するつもりはない。**恒常的なカロリー制限は良質な暮らしにつながらないというのが私の意見だ。**それは慢性ストレスのようなもので、回復する時間がとれない。

私たちは周期的にカロリー制限をするように設計されている。いつも同じ内容の一定の食事は、これまでの人間の自然な食べ方とマッチしていない。人類の歴史を見れば、人はほんの最近まで、見つけたものや旬のものを食べるしかなく、それは常に変化していた。

週に2～3日は低カロリー食、別の2～3日は高カロリー食にすると、代謝柔軟性を身体に教え込むことができる。継続的なカロリー制限は基礎代謝率を低下させやすいが、摂取カロリーに日々波をもたせると、食事量の増減に身体を慣れさせ、その過程で細胞の代謝柔軟性を高めることができる。

ファスティング（断食）が代謝柔軟性を高める

ファスティングという言葉は、強硬な意見を引き出す傾向にある。ファスティングにはまっている人もいれば、毛嫌いする人もいる。興味はあるが挑戦をためらう人もいる。間欠的ファスティングは流行の最先端のように見えて、その起源は古代に遡る。ファスティングは、人間が食べ物とうまく関わり合うために編み出した方法なのだ。新しく感じられる理由は、私たちがあまりに大量かつ頻繁に食べることに慣れ切っているからに尽きる。

人類の歴史の大半の期間、持久運動と断食（ファスティング）は、機能不全のタンパク質やミトコンドリアを除去するために細胞の掃除機能を働かせるとともに、脳細胞の変性を食い止め、問題解決（より多くの食べ物を見つける、危険を脱するなど）能力を向上するために神経発生を増やすことで、細胞のレジリエンスを強化する信号を身体に送る役割を果たしてきた。

糖燃焼から脂肪燃焼・ケトーシスにスイッチを切り替える適応によって、私たちの祖先は食料不足に耐えることができ、生き残るための大きな強みを獲得した。

私たちは、いまもその信号を受け取るようにできている。ただ、いまではほとんどの人が持久運動をすることも、長時間食べずにいることもなくなっただけだ。動かずに食べ続けることで、私たちは健康を増進して健康寿命を延ばす絶好の機会を逃している。[4]

ごちそうも食べるし断食もするのが自然な生活のリズムだ。**特別な日に美味しいものをたくさん食べるときもあれば、何も食べずに過ごすときもあるという状態を身体は必要としている。**

ファスティングを苦痛に感じる人は多い。それは主にファスティングに慣れておらず、代謝の柔軟性が低いため、身体が糖燃焼から脂肪燃焼へスイッチを切り替えるのに苦労するからだ。私はジェイソン・ファン博士の『医者が教える健康断食』(文響社)を読んだ後、自分のインスリン抵抗性を改善するためにファスティングを取り入れた。ファスティングは誰にでも効くわけではないが(生まれつき痩せ型の人には特に効きにくいとみられる)、あなたに代謝機能障害がある場合は、ファスティングが健康状態に大きな違いをもたらす可能性がある。

では、「代謝機能障害を治したいならファスティングをするしかない」のだろうか。いや、そうではない。カロリー制限や有酸素運動、ウエイトトレーニングといった一般的な手法を用いることで、健康とフィットネスの目標達成に向けて目覚ましい前進を遂げている人もいる。

しかし、こうした従来的手法がうまくいかず、ファスティングと健康的な食事や運動を組み合わせることで効果を実感した人も多い。

体脂肪と筋肉量が健康的なレベルで、食べ物との健全な関係を維持できている限り、ファスティングは安全だ。

ファスティングには脳の働きを良くする効果もあり、脳由来神経栄養因子（BDNF）を増やし、頭の切れや集中力を高める。

また、傷の治りを良くし、肥満症の女性の妊孕性を高める。

これらはすべて、ファスティングによってミトコンドリアや腸内微生物の負担が減り、あくせく働かずにすむようになるからだ。

コレステロール値や血圧、中性脂肪値、炎症、酸化ストレスを低下させる効果もある。[5]

こうした理由からも、ファスティングを悪く言うのはやめて、多くの人（全員ではない）にとって代謝機能の改善に適した手法であることを認めるべきだろう。

ファスティングが脳を鍛え、長寿を実現する

私自身、ファスティングによって空腹時血糖値を下げることに成功した！　また、私の患者の多くが同様の効果を経験している。

ファスティングで小腸内細菌異常増殖症（ＳＩＢＯ）が治るケースもある。

定期的に間欠的ファスティングを行うことで、炎症性腸疾患の症状が緩和された友人もいる。

ファスティングは、肝臓の内因性抗酸化系の働きを高めて解毒も促進する（フリーラジカルを破壊し炎症を抑える働きをする抗酸化酵素を肝臓が産生するのを促す）。

また、ファスティングは、カロリー不足の状態をつくり出し、体重を減らす。

集中力の向上や脳の健康促進に効果があるケトン体を増やす。

そしてファスティングは動物の寿命を延ばすことが複数の動物実験で明らかになっており、人間の寿命も延ばす可能性がある。[6]

体脂肪とは要するに、食べ物がないときに「食べる」ために蓄えられたエネルギーだ。ファスティングをすると、私たちは自分の脂肪を「食べる」（それがケトーシスだ）。

身体は食べ物からエネルギーをつくるが、蓄えた燃料（脂肪）からもエネルギーをつくることができる。

体重が１４０ポンド（約63・5キログラム）で体脂肪率23％の女性は、32・2ポンド（約14・6キログラム）の燃料を脂肪として蓄えており、これは実に11万２０００カロリー分の燃料に相当する。食べない状態が１カ月以上続いても持ちこたえられる量だ。かといって、そうすべきということではない（人間は数週間断食するとあらゆるところに支障をきたすため、医師の指導なしに長期のファスティングを行うことは決してすすめない）。

それでも、自分が身体にどれだけの燃料を蓄えているかを考えてみるのはなかなか面白い。

ファスティングは、インスリン抵抗性がある人、前糖尿病や糖尿病の人、座っている時間が長い人、過体重や肥満症の人には特に効果的だ。

健康で心身を鍛えたい人にとっても、食べずに過ごす挑戦は有用な手段だろう。

他に、オートファジーの促進や脳の健康増進といった長寿効果のためにファスティングを行う人もいる。

ファスティングはメンタルフィットネス（心の健康）にも効果がある。

私の個人的経験では、より長いファスティングが精神的成長を促す大きなきっかけになった。現在は12～14時間のファスティングを軸に、ときどき24時間のファスティングを取り入れる方法をとっている。

ファスティングをするときの注意点

ファスティングの詳しい方法を紹介する前に、ひとつ但し書きを加えておきたい。

あなたが若くて（20代で）健康なら、ファスティングを頻繁にする必要はない。

若い人はファスティングを避けるべきだと言いたいわけではないし、ファスティングにはまっている若い男性が大勢いることも知っている。

だが、妊娠可能で健康な（多嚢胞性卵巣症候群［PCOS］のような問題を抱えていない）

若い女性は、12時間を超えてファスティングをする必要はないだろう。運動やカーボサイクリングでケトーシス状態をつくれるからだ。

既に代謝柔軟性が備わっているため、ファスティングはストレスをかけすぎるおそれがある。**若いときには、ファスティングに取り組むよりも健康な食習慣を身につけるほうが大事だ。**

アスリートも注意が必要だ。

激しい運動をしている女性アスリートがファスティング（もしくは無理な食事制限）をすると、ホルモン機能障害を起こす可能性が高い。

ほとんどのアスリート、特に若い女性アスリートが優先すべきは、確実に適切な食品を摂ることであって、カロリー制限ではない。

Chapter12で「スポーツにおける相対的エネルギー不足（RED-S）」について詳しく取り上げるが、こうした健康状態は軽視すべきではない。

運動の素晴らしいところは、ファスティングと同様、細胞を掃除する効果が高い点だ。

座っている時間が長い人のほうがアスリートよりもファスティングに向いているとみられるのはそのためだ。

年齢を重ねて代謝柔軟性が失われるにつれ、ファスティングはいっそう重要になる。

男性と女性では生物学的要件に違いがあることを思い出してほしい。実は若者と高齢者の生物学的要件にも違いがある。若者は高齢者と違って成長段階にあるからだ。

データによると、カロリー制限と間欠的ファスティングは、若者の特定の免疫反応を損なうおそれがある一方で、大人の免疫機能を高める可能性がある。

30代、40代、50代、それ以上と年齢を重ねるにつれて、ファスティングの有用性は増していく。

ただし、自分の身体の反応に注意を払うことを忘れてはならない。自分のしていることが効いているか、あるいはやめるべきか、身体の反応が教えてくれるからだ。

ファスティングをすべきでない状況は他にもある。

体脂肪が極端に低い場合、妊娠中または授乳中の場合、健康やウェルネスの知識に乏しい場合、睡眠障害を抱えている場合だ。

ファスティングが現在や過去の摂食障害を悪化させるおそれがあることも理解しておこう。

摂食障害の既往歴（きおう）がある場合は、このChapter全体を読み飛ばすことをお勧めする。私が思うに、その効果はリスクに見合わない。

あなたが糖尿病の場合は、ファスティングを始める前に主治医に相談してほしい。ファスティングがインスリンなどの薬剤の必要性に影響を及ぼすこともあり、服用量を減らす必要があるかもしれないからだ。

最後に、ストレスを多く抱えている場合や、甲状腺機能異常や低コルチゾール血症などのホルモン機能障害の兆候がみられる場合は、ファスティングに重点を置くべきではない。むしろストレスからの回復に集中すべきであり、回復には6～9カ月かかる場合もある。これに関してはいくら強調しても足りない。私はコロナ禍で極度のストレスを抱えた後、ファスティングに苦労し、もうこれ以上はできないと気づいた。いまはストレッサーを積み重ねるべきじゃないと身体が教えてくれたのだ。

慢性ストレスの状態にあるときは、規則正しい食事が回復の鍵となる。たとえば、朝一番のタンパク質、各食事での十分な炭水化物の摂取（1日100グラム以上の炭水化物摂取を目指す）、場合によっては就寝前の軽食などだ。

慢性ストレスから回復している間は、ファスティングやケトーシスといった代謝ストレスは避け、瞑想やヨガ、十分な睡眠、自然の中やコミュニティで過ごす時間など、心身の回復につながる活動に重点を置くようにしよう。但し書きは以上だ。

ファスティングは飢餓状態ではない

ファスティングを飢餓状態と同一視してファスティングに反対する人は多い。

だが、ファスティングはある重要な点で飢餓状態とはまったく異なる。それは選択の自由があることだ。

ファスティングをするとき、あなたは通常の食事に戻ることを自由に選べる。

飢餓状態で暮らしている人や摂食障害がある人は、自分でコントロールできないがために健全なカロリーバランスを保てない。

神経性食欲不振症（拒食症）やスポーツによる拒食症の場合、体重や体脂肪が極端に低下するまで絶食や運動をしてしまい、健康な体組成を維持できなくなる。

健全なファスティングでそこまで行くことはない。効果を得るのに十分でかつ害のない長さでファスティングを行うようにしよう。

ファスティングを始める7つのステップ

ファスティングを始めたばかりのころ、私はとても苦労した。代謝柔軟性が不十分だったせいでファスティングがうまくいかなかったのだ。

ファスティングを始めて気分が悪くなったり、めまいがしたり、吐き気を催したりする人は、ファスティングをするのに十分な代謝柔軟性がないしるしだ。

ファスティングに「失敗」して断念するときは、たいてい代謝柔軟性不足に原因がある。[7] このような人はファスティングに取りかかる前に、代謝スイッチを切り替えるため、まずケトジェニックダイエット（330ページを参照）で脂質適応状態（ファットアダプテーション）をつくり、自然にケトーシス状態になれるよう身体を慣らすことに集中しよう。

ファスティングに徐々に慣れていくために、次の各ステップの内容を順番に実施し、時間をかけて身体を慣らしてから、次のステップに進むようにしよう（いつ前のステップに戻っても、中断してもかまわない）。

それでは一連のステップを順番に説明していこう。

ステップ1：規則正しい時間に食事をし、間食をやめる

規則正しい食事を心がけよう。決まった時間に食事をすると、空腹信号を発するいわゆる空腹ホルモンのグレリンの分泌とインスリン抵抗性を抑えることができる。タンパク質が豊富な朝食で一日を始めると、満腹ホルモンのレプチンへの感受性を高めることもできる。

間食せずに規則正しい食事をするには訓練が必要だが、間食はたいてい単なる習慣にす

ぎない。あまりに多くの人が一日中漫然と間食し、この習慣がファスティングを非常に難しくしている。

「間食はいっさいダメ」と言っているわけではない。私が言いたいのは、ほとんどの人が必要量をはるかに超えた間食をし、インスリンの過剰分泌を招いているということだ。

これがファスティングをいっそう難しくしている。コンピュータの前でも、車の中でも、テレビの前でも、映画館でも、授業中にも、食べるのを我慢してみよう。

ステップ２：食材を丸ごと使った食事に切り替える

まずファストフードと包装加工食品をやめることで、ファスティングに自然と移行できるようになる。

ホールフード（未加工の丸ごとの食材）を摂って加工食品をやめると、代謝柔軟性が高まる。身体が中毒のように加工食品を欲しがることがなくなる。まずこうした渇望から解放されよう。そうすれば、短い時間食べずにいるのがずいぶんと楽になるはずだ。

１カ月間の砂糖断ちは、甘いものへの渇望をなくすのに特に効果がある。

ステップ３：炭水化物を減らす、あるいはケトジェニックダイエットを１カ月間実施する

グルコースが少ない状態に身体を慣らして脂肪燃焼に近づけることで、ファスティングがかなり楽になる。炭水化物を徐々に減らすことから始めよう。
ここでとっておきの秘訣を紹介する。**脂質適応状態（ファットアダプテーション）になる最も簡単な方法は、高脂肪で、1日当たりの炭水化物を50グラム未満に抑えたケトジェニックダイエットを取り入れることだ。**[8]
ケトーシス状態になるのに必要な炭水化物摂取量の上限は、人によって異なる。そのため、ケトン体検査が役に立つ。ケトーシス状態は、インスリンのシグナル伝達を抑制し、グルコースのない状態に身体を慣れさせて代謝柔軟性に磨きをかけるため、ファスティングを極限状態だと感じなくなる。
また、食欲を低下させ、少ない食べ物で満腹感を得やすくする効果もあり、代謝率を下げずに体重を減らすのを後押しする。[9]
四六時中空腹を感じることがなくなり、炭水化物に対する渇望が減り、常に間食をする必要がなくなり、空腹による怒りを感じずにときどき食事を抜くことができ、食後の気分変動やエネルギー変動が減ったときに、脂質適応状態（ファットアダプテーション）になったとわかる。

ステップ4：午後6時から8時の間に食事を終える

これは自然の概日リズムに身体を同調させる効果がある。
深夜の間食は避けよう。そうすれば身体を自然の昼夜のサイクルに合わせることがでるだろう。

き、翌日の血糖値を下げられるかもしれない。夜間ファスティングも楽に感じるようにな

ステップ5：12時間のファスティングから始める

12時間のファスティングは、間違いなく最小限の苦労で最も緩やかに間欠的ファスティングを始める方法だ。たとえば、午後8時に食べ終えたら午前8時まで食べないようにする、という具合だ。

あなたは既にこれを行っているかもしれない。もしそうでなければ、習慣を少し変える必要があるかもしれない。

私は個人的に、ふだんは12時間のファスティングを行い、ときどき14時間のファスティングも行う。

若くて健康な人のほとんどは、ファスティングを12時間までに留めるべきだ。特に女性アスリートはこれをファスティング時間の上限とすべきだろう。

ステップ6：14時間のファスティングに移行する（食事時間枠は10時間）

このステップは、14時間のファスティングだ。食事をする時間の枠は10時間とする。たとえば、午後8時に食べ終えたら午前10時まで朝食を食べないようにする。

ファスティング時間を14時間まで徐々に増やせばほとんどの人は苦痛を感じないはずだ。ある研究では、過体重の人が12〜14時間のファスティングを16週間行ったところ、体重の減少とともに睡眠の質が向上し、その効果が1年間持続したという。[10]

あなたは14時間を超えるファスティングはしたくないだろうしその必要もないが、座っている時間が長い場合は、夕食後に食べないことが特に重要となる。

アスリート以外の活動量の少ない健康な若い女性には、このファスティング時間が適している。

ステップ7：16時間のファスティングに移行する（食事時間枠は8時間）

16時間のファスティングは、食事時間枠を8時間とする。たとえば午後6時に食べ終えたら翌日の午前10時まで食べないといった方法だ。

インスリン抵抗性や血糖障害、脂質代謝異常がある人には最大の効果が期待できる。[11]

この食事法は、更年期以降の女性が除脂肪体重を維持しながら脂肪を減らすのにも役立つ。[12] ファスティング16時間：食事時間枠8時間はふだん運動しない人に最適な比率だ！また、肥満症かもしくは減量が必要な場合、目標体重の達成や血糖値の安定化を後押しする。

16時間：8時間のファスティングは朝の食欲を減らし、夜の満腹感を高める効果があり、減量に役立つと多くの人が実感している。

しかし、何事も急ぎすぎや行きすぎはよくない――このレベルのファスティングにすぐに飛び込むのは禁物だ。ただ、もしこの食事法が効いて体調が良好な場合は、より長時間のファスティングに進んでもかまわない。

初めてのファスティング中に起こり得ること

ふだんより長く食べずにいる長時間ファスティングを初めて行う場合、空腹痛や軽い腹部不快感、脱力感が生じるかもしれない。多くの人がつらいと感じ始めるのが、16時間：8時間のファスティングだ。

立ちくらみやけいれん、脱水症状が起きることもあれば、よく眠れなくなる場合もある。こうした症状のほとんどは電解質で改善できるため、まずは脂質適応状態（ファットアダプテーション）になる（長時間ファスティングの前にケトジェニックダイエットを行う）ことに集中し、ゆっくりと徐々にこのレベルの長時間ファスティングに移行しよう。

ファスティングに慣れるにつれて、症状は減っていくはずだ。

軽いストレスを感じていてもファスティングに挑戦したい場合は、なおさら急がないようにしよう。

2週間の間欠的ファスティングではコルチゾール値が上がらないことがわかっている。だが、これは実際に抱えているストレスの度合いにもよる。

ファスティングを楽にする秘訣

長時間食べずにいることに慣れていない場合、ファスティングをするには訓練が必要になる。ファスティングへの移行を楽にするためにゆっくりと進むようにしよう。

次に挙げる点もファスティング成功の秘訣となる。

・水分補給をする

私が授ける最大の秘訣は水分補給だ。水分を補給しないと、気分が悪くなったり疲労感や脱力感が増したりする。

水以外では、炭酸水、ブラックコーヒー、お茶も飲んでかまわない。

ただし、加糖飲料は禁物だ！

コーヒーやお茶を飲みたいなら、ファスティング中のカフェインは脂肪燃焼を助ける一方、身体にストレスをかけるおそれがあることを認識しておく必要がある。カフェイン飲料を飲む間に水を2～3杯飲むようにしよう。

・電解質を十分に摂る

水は塩に引っ張られる。適切に水分補給をするには、砂糖不使用の電解質サプリメントを摂取するか、水に少量の塩を加えて飲む必要がある。

ファスティングを始めると頭痛がする人には、マグネシウムが効果的だ。私はファスティングをする日はほとんどのサプリメントを中断するが、頭痛がするときはグリシン酸マグネシウムやトレオン酸マグネシウムを摂取している。

・ファスティングアプリとスマート体重計を活用する

ファスティングに役立つアプリや、体重だけでなく体脂肪率や筋肉量なども測定できる体重計が市販されているので活用しよう。

・中断すべきタイミングを知る

めまいがするときや、気分がすぐれず身体に不調をきたしているときは、ファスティングを中断し、まずはケトジェニックダイエットや周期的ケトジェニックダイエットによって代謝柔軟性を高めることに集中しよう。

ファスティング中に運動すべきか？

運動を食前にすべきか食後にすべきかについては意見が分かれる。

空腹状態（朝食前の起き抜けなど）では運動がよりきつくなる。重り入りのベストを着て運動しているような感じだ。空腹状態で運動すると気分爽快になるという男性をたくさん知っているが、これはその状態にうまく適応できているしるしだ。

男性は女性よりも運動とファスティングを同時に行うことに耐えられるようだが、代謝も心もすこぶる健康な人以外は、これを習慣にすべきではないだろう。

特に女性には、激しい運動とファスティングを組み合わせるのはお勧めできない。

あなたが女性アスリートなら、トレーニングの前に150カロリー程度の軽食を摂る必要がある。特に朝のトレーニング前は、血糖値を十分上げるための軽食が必須だ。

ファスティングは運動と同じ効果を多くもたらすため、両方同時にする必要はない。

空腹状態で有酸素運動やウエイトトレーニングをすると、コルチゾールが増えて体脂肪の蓄積を促す。間欠的ファスティング中に軽いヨガやウォーキングをするのはかまわないが、激しい運動はファスティングの時間帯ではなく、食事を摂っている日中に行うようにしよう。

ファスティングの豊富なメリット

ファスティングには非常に多くの見返りがある！

ファスティングは意志力や自制心、忍耐力、柔軟性、レジリエンス、適応力などを高める。肌のツヤを増し、シンプルで費用もかからず、食べる量が減るためむしろお金の節約にもなる。食事のたびに作業を中断する必要もないので、何かと好都合だ。食べ物がおいしくなり、五感が高まり、特に味蕾（みらい）の感覚が鋭くなる。[13]

ファスティングが自分の生きる目的や精神性とつながるのに役立つと感じる人もいる。また、たまのファスティングより定期的な運動に抵抗を感じる多くの人にとっては、ファスティングの方法を身につけるほうが心理的に取り組みやすいだろう。

あなたが運動愛好家やアスリートであれば、それほど頻繁にファスティングをする必要はないが、あまり活動的ではなく、代謝の健康改善を目指しているなら（特にインスリン抵抗性がある、前糖尿病やメタボリックシンドローム、過体重や肥満症である場合など）、ファスティングを試す価値は大いにある。

ファスティングは誰にでも効くわけではないが、あなたのバイオハックの切り札となるかもしれない。

ケトジェニックダイエットの方法

ケトジェニックダイエットの方法は何通りもあり、多くの人がこのテーマについて本を書いているので、あなたも手に取ることができる。

誰でもケトジェニックダイエットを実践できる。主要栄養素の摂取量を記録しながら、健康に良い脂肪が豊富で、タンパク質を中程度含み、炭水化物を低く抑えた食事を摂ればいい。こうした食事法が自分に効果があるか確かめるために、ケトン体検査を受けることも可能だ。

主要栄養素の摂取目標や食事法の選択肢が必要なら、次に挙げる基本的なケトジェニックダイエットから選んでみよう。

しかし、繰り返しになるが、自分に合ったケトジェニックダイエットを見つけられるかどうか不安があれば、予めいくつかリサーチすることをお勧めする。

・標準的ケトジェニックダイエット
一般に脂質70％、タンパク質20％、炭水化物10％で構成される食事法。

・周期的ケトジェニックダイエット
標準的ケトジェニックダイエットと高炭水化物食の期間を交互に設ける食事法。たとえば、5日間ケトジェニックダイエットをしたら、その後2日間は炭水化物を普通に摂るという方法だ。ただし、精製炭水化物を摂ってよいわけではない。根菜や果物などの未加工の食材を丸ごと摂るよう心がけよう。

・ターゲット型ケトジェニックダイエット
トレーニングをする日に炭水化物を追加できる食事法。

・高タンパク質ケトジェニックダイエット
標準的ケトジェニックダイエットと似ているが、タンパク質をより多く摂る食事法。主要栄養素の摂取比率は、脂質60％、タンパク質35％、炭水化物5％のようになる。

◉ケトジェニックダイエットに必要なもの

・マグネシウムと電解質

ケトジェニックダイエット中は身体の水分量が減ることが多く、脱水症や筋けいれんを起こすおそれがあるため、より多くのマグネシウムと電解質が必要になる。

・消化酵素、塩酸ベタイン、胆汁酸

これらは、余分な脂肪の消化を助ける。ショウガ、ターメリック、生黒コショウ、チリパウダーなどのスパイスには胆汁の分泌を促す効果もある。

・グリーンパウダー（野菜粉末）

食べ物から野菜を摂るのが理想的だが、野菜をたくさん食べることに慣れていない人には、いざというときはこれをおすすめする。グリーンパウダーなら緑の野菜を手軽に摂ることができる。

・ケトンメーター

ケトンメーターは店頭で購入できる。尿を使うものではなく、より正確に測れる血液を使うケトンメーターを探そう。定期的に指先を穿刺しなければならないが、そこから得られる情報にはそれだけの価値がある。

糖を燃やしているかケトン体を燃やしているかを確認する呼気式のケトンメーターもあるが、その精度については個人的に判断しかねる。

血中ケトン体濃度〔血液1リットル中のケトン体量〔ミリモル〕〕は朝の空腹時に測る。

・0・5mmol／L未満は、ケトーシス状態ではないと考えられる。
・0・5〜1・5mmol／Lは、軽い栄養学的ケトーシス状態であり、体重に良い影響をもたらす可能性がある。
・1・5〜3mmol／Lは、最適なケトーシス状態であり、最大限の減量を実現するのにベストな状態と考えられる。特に肥満症の場合、ファスティングとケトジェニックダイエットを組み合わせることで、1・5〜3mmol／Lの血中ケトン体濃度を容易に達成できる。
・3mmol／Lを超える必要はまったくなく、超えても良い結果にはならない。

Chapter9まとめ——代謝のバイオハック

・自然のサイクルに合わせて習慣や食事、運動、食事時間を変え、代謝柔軟性を高める。
・自分がファスティングに向いているかどうか判断するために、ストレスレベルと健康状態を評価する。
・ケトジェニックダイエットを試し、ファスティングに向けてウォーミングアップする。
・ファスティングまでゆっくりと進む。規則正しい時間に食事をし、間食をせず、未加工の食品を丸ごと摂る習慣を身につけることから始める。
・炭水化物を減らし始める、あるいはケトジェニックダイエットを1カ月間実施する。
・最も量の多い食事を昼食に切り替え、午後6～8時までに夕食を食べ終える。
・12～14時間の夜間ファスティングから始める。

・食べていない状態で激しい運動をしない。
・興味があれば、より長時間のファスティングを試してみる。
・3日間を超えるファスティングを計画する場合は、健康問題を引き起こすおそれがあるため、慎重に行う。
・ケトーシス状態にあるか調べるためにケトンメーターを使う。
・ファスティングを楽にするために、電解質とマグネシウムのサプリメントを追加する。
・ファスティングアプリを使う。
・ファスティング明けは少量の消化の良い食事で徐々に身体を慣らす。

PART 4

精神状態を整える

USING YOUR BATTERIES

Chapter 10 ストレス――不安の原因を整理する

健康に注目したうえで、ストレッサーはそれ自体が病気を招くという暗黙の想定を私は明確に否定する。ストレッサーの健康への影響は、これに対処するプロセスを理解して初めて理解できる。

――アーロン・アントノフスキー（医療社会学者）

人生はストレスに満ちている。それが普通だ。

人の一生はいつでもストレスに満ちていた。そのストレッサーは過去のものとは違っても、私たち人間は非常事態→回復→非常事態→回復といったストレスの荒波に対処するようにできている。

もしストレスに耐える力がなかったとしたら、私たち人間は種として生き残れなかっただろう。

ストレス自体は悪いものではない（ホルミシスを思い出してほしい）。知性は変化に適応する能力だと言われてきたが、健康は逆境に直面したときにうまく適応するための能力だと私は考えている。

健康にいちばん大切なのはレジリエンス（柔軟な回復力）だ！　困難を経験し、これを克服して強くなることによって、身体は適応力やレジリエンスを身につけていく。

ストレスからの回復は、健康を維持し、健康寿命を延ばすうえで欠かせない。

しかし、現代社会では、真の回復を遂げるのがきわめて困難な場合がある。問題は、毎日積み重なって逃れられない慢性的で容赦ないストレスだ。

慢性ストレスがほとんどの慢性疾患の元凶だと教える医師はいるだろう。しかし、ストレス反応を自分のものにする実践的な方法を提示できる医師はほとんどいない。

その重要な理由のひとつは、誰もが多くの場合、慢性的なストレッサーを――その存在に気づきもせずに――見過ごし、理解していないことにある。

ストレスの作用に目を向ければ、納得がいくはずだ。

あなたを生存させるストレスの効能

急性ストレッサー――たとえば、病気やケガ、引っ越しや離婚、さらには結婚・出産・昇進といった喜ばしい出来事も含むストレスのかかるライフイベント――は、「闘争か逃走か」モードとしても知られる交感神経系を作動させる。

急性ストレス反応は適応を助けるもので、あなたを生存させておくために設計されている。

ストレス反応は、自分の身を守れるようにコルチゾールなどのストレスホルモンの放出を促す。学習できるように脳の神経可塑性を高める。長い夜や早い朝に適応できるように概日リズムを崩す。細菌から身を守るために炎症を増大させる。より多くのグルコースが脳に届くようにインスリンに抵抗する。危険に直面しても行動をためらわないように意欲を高める。

また、当面の生存ほど重要でない消化や生殖といった機能を停止し、リソースを筋肉や脳に振り向ける。生きるために闘ったり逃げたりしているときに夕飯を食べたりセックスしたりするはずがないと身体は判断するのだ。

ストレス後の回復と従来から関連づけられてきた副交感神経系は、ストレス下での生存にも寄与している。**危険な状態に圧倒されて逃げられないとき、副交感神経系の背側迷走神経が私た**

ちの活動を停止させ、凍りつかせている。

この副交感神経反応は、たとえば女性が襲われたとき(あるいは性的暴行を受けたとき)、身体が凍りついて抵抗できなくなる理由を説明している。相手から逃れるためのよりよい選択肢がないときに、神経系がわが身を守ろうとしているのだ。

一方、安全を感じると優位になるのが副交感神経系の腹側迷走神経である。腹側迷走神経は急性ストレスからの回復を助ける社会交流システムだ。安全だと感じ、愛する人や信頼する人に囲まれると活性化する。すると、消化や生殖といった二次的機能も再び働くようになる。

これは人類が生き延びるために進化させてきた洗練された仕組みだ。

覚えておいてほしいのは、ストレス反応は厄介なものではなく、適応を助け、命を脅かす深刻な危険に直面したときに生き延びる手助けをするということだ。そして、ストレスからの回復があってこそ、平常に戻り健康でいられるのだ。

ストレスに関連する語彙を増やす

・ホメオスタシス（恒常性）
あなたが生存し健康を保てるように、身体が正常な体温や電解質バランス、血糖値、血圧、心拍数を維持する仕組みだ。

・アロスタシス（動的適応能）
外的な変化に対して体内環境の安定を維持するために、体内のパラメーターを変化させることで精神的ストレスや環境ストレスに身体が適応する仕組みだ。

・アロスタティック負荷
経験してきた累積ストレスを指す。コップをストレスで満たしていると想像してみよう。コップの中のストレスの量があなたのアロスタティック負荷だ。コップの大きさはアロスタシスの容量を表し、あなたのエネルギー容量によって決まる。コップがどのくらい満たされているかは、ストレスから十分回復しているかどうかに左右される。

・アロスタティック過負荷
ストレスのコップがあふれだし、体内システムが故障し始めたときに生じる。こうしてストレスは本格的に健康に影響を及ぼし始める。

慢性ストレスの危険性――脳と身体にダメージを与える

慢性ストレスは急性ストレスほど激しくないことが多い。だが、回復の時間が十分とれなければ、気持ちが張り詰めたままになり、恐れるものがなくても身体が恐怖状態に陥ってしまう。そして、交感神経系が暴走して、起こり得る危険を過度に警戒するようになるのだ。

慢性ストレスは脳と身体にダメージを与える。

慢性ストレスによって、臓器の予備能力が低下し、病気にかかりやすくなり、脳の構造が変化して海馬の縮小やシナプス可塑性の低下が生じる。[1]
また、慢性ストレスは、概日リズムを変え、炎症やインスリン抵抗性を増大させるとともに、意欲や喜び、報酬の感覚を抑制する。[2]
それによって、レジリエンスが低下し、アロスタティック過負荷が生じる。脳の脅威感知システムが常に作動した状態になり、エネルギー容量が低下するからだ。[3]
さらに、ふだんよりもイライラし、受け身になり、気分が落ち込み、ささいな脅威に敏感になる。心拍数と血圧が頻繁に上昇するようになり、空腹時血糖値も高い状態が続く。そのうち、心疾患や高血圧症、糖尿病にかかる場合もある。これが慢性ストレスが慢性疾患につながる仕組みだ。

気づかないストレスの隠れた原因

本人も気づかないことが多い特定のタイプの隠れた慢性ストレスがある。
この隠れた慢性ストレスを引き起こすストレッサーを突き止めて解消することは、全体的なストレス負荷を低減させるうえで重要であり、大量の予備エネルギーの確保にもつながる。
最初のタイプのストレスは、不安を感じさせる環境のさまざまな側面に起因する。この現象は「ストレスの全般性不安理論（ＧＵＴＳ：Generalized Unsafety Theory of Stress）」という理論を通して理解できる。[4]
ＧＵＴＳの理論は、自らの内的・外的環境で認識された不安がいかに慢性ストレスレベルに影響を及ぼすかを説明している。

２つ目のタイプのストレスは、逆境的小児期体験（ＡＣＥ）として知られる過酷な出来事を含む小児期のトラウマに起因する。こうした出来事は、本人の健康に深刻な影響を及ぼし、成人期の慢性疾患の発症とも関係している。

現代人が「漠然とした不安」を感じる理由

ストレスは断続的なストレッサーによって引き起こされるというのが従来のストレス理論だ（これが起きて、次にあれが起きて、さらにこれが起きて、いまストレスを抱えているという考え方）。

この理論モデルの問題は、神経系を過剰に活性化する周囲の低レベルのストレッサーを一部無視している点にある。

人生における大きなストレッサーが全体的なストレス反応に影響を及ぼすのは間違いない。失業したりパートナーが去ったりすれば、当然大きなストレスを感じるだろう。

しかし、アロスタティック負荷のコップの喩えを思い出してほしい。四六時中感じている周囲の低レベルのストレッサーによってコップが既に満杯に近ければ、こうした断続的ストレッサーがアロスタティック過負荷を引き起こすのにそう時間はかからない。

インディアナ大学のトラウマティック・ストレス・リサーチ・コンソーシアムの創設ディレクターで、ノースカロライナ大学の精神医学教授を兼任するステファン・ポージェス博士によると、私たちは人が集まるグループの中で安心感を覚えるように初期設定されている（群れで暮らす動物として進化してきたからだ）。

ストレスの全般性不安理論（ＧＵＴＳ）によれば、**孤立的な現代の社会環境が不安を感じる要因になっている**という。

ＧＵＴＳの観点からすると、私たちの脳は、脅威がないか周りの環境を絶えず監視し、安心感を覚えたときにようやくリラックスできる。

社会的ネットワークの不全——孤独感や孤立感——があると、私たちはおのずと厳戒態勢をとる。私たち人間は外的脅威に反応してストレスを感じるだけでなく、コミュニティとのつながりの欠如に伴う全般的な不安によってもストレスを感じるのだ。

私たちの暮らす社会は、祖先が生きた先史社会よりも桁違いに安全だが、多くの点で、少なくとも感覚の上では決して安全ではない。

恐怖を煽るニュース報道の連続、健康不安、経済的・社会的不安、体系的な人種差別や偏見、ストレスに満ちた職場環境や家庭環境、孤立と孤独のせいで、脳は安心スイッチを入れることができない。

GUTS理論について学んだ当時、私はサンフランシスコに住んでいた。自分の認識では、とても素晴らしく安全な生活を送っているつもりだったが、朝の寝覚めがすっきりせず、その原因もわからなかった。私は十分にリラックスできていなかったのだ。

実はその背景には、都市環境の不快の種――騒音や汚染、近隣に誰が住んでいるかわからないこと、女性の一人暮らしであること――が厳然と存在していた。

それまではこうした環境要因に意識的に目を向けていなかったが、GUTS理論を学んだことで、無意識の不安感が私のストレスのコップをどれだけ満たしているかに気づくことができた。

地域社会に溶け込む生活を始めてから、私は以前よりもずいぶん体調が良くなった。

しかし、環境騒音公害や山火事の煙、高い犯罪率という問題を抱えたサンフランシスコでの以前の暮らしが自分のメンタルヘルスにいかに影響を及ぼしていたかを理解できたのは、2020年の初めにサンフランシスコを離れ、数カ月間マウイ島で生活してからだ。サンフランシスコでは、絶え間ない不安信号が私の神経系に悪影響を及ぼしていたのだ。

「不安モード」をもたらす3つの状況

ＧＵＴＳ理論によれば、全般性不安モードを持続させる最も一般的な状況は次の３つだ。

1．身体能力が低下した状況

身体能力が低下すると、たとえケガや病気でなくても、本能レベルで不安を感じる。これは健康低下、肥満、可動性の低下、フレイル、加齢、あるいは複数の要因の組み合わせによって起こる。

もし逃げたり闘ったりする身体能力がなければ、あなたは身の危険から逃れるのは難しいと思うだろう。身体はそれを察して不安を感じるのだ。

安全を知らせる信号を身体に送りたいなら、体力と心肺フィットネスの強化、可動性の向上、健康的な体重の実現、心拍数と心拍変動のモニタリングに取り組もう。

これらはすべて「安心」スイッチを入れる手段となる。非常事態を難なく切り抜けられると身体が理解するのを助けるからだ。

そして、これはまったく正しい。走ってくる車をジャンプしてよける、追いかけてくる相手から逃げる、近隣に迫っている山火事から逃げる、洪水などの自然災害から避難するなど、状況はどうあれ、危険から逃れるためにいつ何時速く走る必要があるかわからないからだ。

あらゆる面で体調が100%万全で健康な人はいないし、誰もが年をとる。時計の針は戻せない。だからこそ今すぐに身体的健康の向上を最優先すべきだろう。

2. 人との「つながり」を感じない状況

安心のいちばんの源は、結束力のある社会的ネットワークの一員であることだ。

人間はかつて安全のために部族で生活していたが、いまでは社会的つながりが弱くなったり失われたりしている。こうした状況は、特に核家族の減少（単独世帯の増加）や結束の固い友人グループの減少につながっている。

私たちはつながりが生存に必要だとはもう思っていないかもしれないが、本能レベルではまだ必要だと思っている。そのため、私たちの身体は孤独を危険とみなすのだ。

孤独はあなたをコミュニティに近づけるための根源的な痛みの信号と考えられる。

かつて部族から外れて孤立した状態は、動物や近隣部族から攻撃される危険性が最も高く、早死ににつながるおそれがあった。

私たちは自らの生存確率を高めるために、空腹やのどの渇きと同様、孤独に適応してきたのだ。

基本的な人間関係の不安定さ（夫婦間の問題や別居・離婚など）は、漠然とした不安や、安全をコントロールできないという感覚にも深く関わっている。[5]ほとんどの人が慣習を共有している感覚や社会的役割がもたらす安心感を失い、その曖昧な状況に不安を感じている。

社交不安症の人は心拍変動が低いが、これはストレスに対する身体の適応力が低いことを意味する。[6]差別や人種差別、経済的不安（特に貧困）などの社会学的要因も、社会的つながりの断絶に関連する深刻な不安感を引き起こす。

生涯にわたり差別や人種的プロファイリング（人種的偏見に基づく類型化や差別的対応）の対象となることが、黒人層の高血圧症リスクの高さと関係していることも確認されている。[7]こうした差別が、それに伴う継続的な慢性ストレスによって、高血圧症のほか多くの長期的な健康への悪影響につながっていると私は推測している。

慢性ストレスが非常に多くの慢性疾患の背景にあるのは、既に見てきたとおりだ。安全信号を脳に送るために、家族や社会とのつながりを修復し、コミュニティの行事に参加し、人間関係づくりに励み、ストレスを抱えているときに孤立するのを避けるようにしよう。**身体的な触れ合いは特に安全信号を脳に送るのに役立つ。**

動物を家族に迎えることによっても、安全信号を作動させることができる。

3. 環境から受けるストレスが多い状況

環境不全は、危険な都市環境や緑地のない非自然環境（自然から切り離されること自体がストレスを招く）、捕食動物の接近などの危険信号が聞こえづらくなる騒音公害など、生活環境に起因する。

環境騒音と睡眠障害や心血管疾患との間に関連性があることを証明する十分なエビデンスもある。[8]

騒音公害は、安全なものと安全でないものを区別するために脳が行う信号処理の量を増やす。絶え間ない騒音が、起こり得る危険に関する情報を不明瞭にするからだ。

また、騒音によって脳は覚醒したままになる。人間がかつて森やサバンナで暮らしていたときは、近くに動物がいない限り、ほとんどの時間は静かだった。

地球上で最も静かな場所を旅して撮影している写真家のピーター・マクブライドは、かつて

「静寂は音がない状態ではなく、騒音がない状態だ」と語った。[9]

鳥のいない、風もない夜のグランドキャニオンの騒音レベルは約10デシベル。静かな部屋は28〜33デシベル前後だ。

人は日中に屋外で60デシベルを超える騒音にさらされるべきではなく、夜間は55デシベルを超える環境騒音にさらされるべきではないという考えを裏づけるエビデンスもある。[10]

普通の会話、電子レンジ、レーザープリンターはすべて同程度の55〜65デシベル。掃除機は62〜85デシベル。ガソリン駆動芝刈り機は87〜92デシベル。雑草トリマーは94〜96デシベル、リーフブロワー（落ち葉の掃除機）は95〜105デシベル、チェーンソーは110デシベル、スノーモービル、爆竹、ロックコンサートは140デシベルだ。

スマートフォンに騒音計アプリをダウンロードすれば、周囲の環境がどれほど騒がしいか把握できる。

騒音検知器を搭載し、環境騒音が有害なレベルに達したら警告するスマートウォッチもある。

新居を探しているなら、騒音が健康に及ぼす影響を理解したうえで、**屋外で騒音を計測し、騒音がどの程度か確認するとよい**だろう。

暗かったり、霧や煙が立ち込めていたり、汚染されている環境も、近づいてくるものが見えないため危険だ。

ストレスの多い職場環境も環境不全のひとつに数えられる。暴君のような上司を持つと、仕事やリソースを維持できるかわからなくなり、全般性不安につながる。

また、家族の中にすぐに怒ったり罵倒したりする人がいると、家庭環境がきわめてストレスに満ちたものになり、それによって家族全体のストレス反応性が高まる可能性がある。危険な地域に住んでいたり自宅が安全でなかったりする場合も、家庭環境はストレスに満ちたものになる。[11]

こうした環境ストレッサーは取り除くのが難しいケースもある。仕事や生活環境は、普通そう簡単に変えられないからだ。

あなたが大都市に住んでいるなら、**週末は自然の中で過ごすなど、ストレスの多い環境からもっと頻繁に離れるのが有効**だろう。

森林を歩くと、体内のストレスホルモンのマーカーを大幅に低下させ、免疫機能のマーカーを上昇させることができる。[12]

可能なら、自然とのつながりを取り戻すために定期的にハイキングをしよう。

ストレス対処スキルをカウンセラーやセラピストから習うのも、自分では変えられない、あるいはすぐには変えられないストレスに満ちた状況を乗り切るうえで役に立つはずだ。

住む場所や受ける仕事を自由に選べるなら、環境ストレスを判断材料に組み込もう。ある状況にどれだけストレスを感じるか、ある場所にどれだけ危険を感じるかが常にわかるとは限らないが、その場で身体がどう感じるかに注意を払えば、何かしら有益な手がかりが得られるだろう。

GUTS理論を取り入れれば、基本となるストレスレベルを大幅に下げることができ、慢性ストレスを解消し、明らかなストレッサーをより気楽に扱いやすく感じられるようになる。**根本的な不安感が慢性的なストレス状態に及ぼす影響の大きさは、いくら誇張してもしすぎることはない。**この基本となるストレスレベルを改善できた患者は、大きな治療成果を挙げている。

子どものころの小さなトラウマにも影響される

小児期のトラウマは、大人になっても複雑に作用する深刻な痛みの元となり得る。そして、多くの健康問題の原因となるストレスを数十年にわたって引き起こす。

子どものころの体験はあなたの世界観を形成し、そのプログラミングを解除するのは難しい場合もある。

トラウマは生まれたときから、場合によっては生まれる前から始まる。
母親の妊娠中の体験は、気質や神経行動発達に影響する形で子どもに伝えられる。
母親が妊娠中に強いストレスにさらされていた乳幼児は、うつ病や認知的問題、短気の兆候を示す場合がある。

出生時の体験も生涯にわたって心身に刻み込まれる。私は臍帯（さいたい）脱出というトラウマになるような出生体験をした（へその緒が首に巻き付き、生まれてくる瞬間に窒息死しそうになった）。こうした出生時のストレスは脳の発達にも影響することがあり、私の脳も影響を受けたと考えられる。

トラウマになるような出生体験は、注意欠陥障害（ADD）などの認知的問題と関係がある。注目に値するのは、姉妹の中で注意力の問題を抱えているのは私だけということだ！

複数の研究によれば、出生時のトラウマ（バーストトラウマ）は特に注意欠陥障害の一因となり[13]、こうした非定型発達者のその後の人生をストレスに満ちたものにし続ける可能性がある。

たいていの親は子どもを守り保護するために最善を尽くすが、生きることはそれ自体がトラウマの積み重ねといえる。

人は自分を守るために子どものころのトラウマを思い出さないようにしていることが多く、自分の身に起きたことは大したことではないように思えるかもしれない。

トラウマを概念的に理解するひとつの方法は、「リトルｔ（小さいトラウマ）」と「ビッグＴ（大きいトラウマ）」という2つのカテゴリーに分けて考える方法だ。

ビッグＴのトラウマは、親やきょうだいを失ったり、自分や家族の誰かが虐待されたり危害を加えられたりするなど、自分自身や家族の身に起きた衝撃的な出来事であることが多い。私の患者の一人は、彼女が寝ている間に、隣のベッドに寝ていた妹が感染症によって眠ったまま息を引き取るという経験をしたことで、大人になっても心的外傷後ストレス障害（ＰＴＳＤ）に苦しんでいる。これはビッグＴのトラウマの一例だ。

リトルｔのトラウマは、それほど深刻ではないものの、あなたを変えた、あるいはあなたのアイデンティティーを形成した出来事を指す。

たとえば、私の患者の一人は、子どものころ夜中に怖くなっても両親の寝室のドアを叩くことを禁じられていた。それが恐怖に基づくアイデンティティーの形成につながり、生涯を通して本人の安心感に影響を与えている。**ささいなことに思えても、その体験は患者に「愛着の傷」を負わせたのだ。**

子どものころに短時間でも迷子になったこと、家族が問題（両親の夫婦間問題、経済的問題など）を抱えているのを知ったこと、繰り返し怒鳴られたり非難されたりしたこと、学校で軽いいじめにあったこと（深刻ないじめはビッグＴのトラウマになり得る）、さらには、たとえ大人がそんな感情を引き起こすはずがないと思っても、何らかの理由で子どもが恐怖や不安を感じる出来事はすべて、リトルtのトラウマになり得る。

トラウマはたいてい、起きたことへの本人の認識と、その出来事の後にどれだけ支えられていると感じたかを反映している。

子どもは自分の気持ちを感じるのであって、それは必ずしも大人の状況認識と一致していない。子どもは自分の身に起こることを自分ではどうすることもできない世界に生きている。そのため、小児期は不確かで、恐ろしく、ストレスに満ちた時期になり得る。

患者が自らの心理を深く掘り下げる手助けをしていると、ほとんどの場合、その人生に根底から影響を与えてきたビッグTやリトルtが見つかる。

精神疾患やアルコール・薬物乱用の問題を抱えた親がいる場合もあれば、明確な出来事はなくても、子どものころに安心感を得られなかったせいで、不安感や恐怖感を常に抱えている場合もある。

愛されていないと感じたり、独りでいることが多かったり、「バカ」とか「醜い」といった言葉を投げつけられたのかもしれない。一度だけ耳にしたことが永遠に頭から離れないこともある。

深刻なトラウマと向き合う

逆境的小児期体験（ACE）は、以前から研究が進められている深刻なビッグTのトラウマの一種であり、ACE質問票を使って特定できる。

ACEの例としては、性的虐待、身体的虐待、情緒的虐待、身体的・情緒的ネグレクト、アルコール依存や薬物使用の目撃、親の精神疾患、両親の離婚、暴力の目撃といった体験が挙げられる。

ACEは一般に考えられているよりも頻繁に起きている。信じがたいことに、米国では少女の4人に1人、少年の13人に1人が子どものころに性的虐待を受けており、こうした虐待の91％は、その子どもや子どもの家族の顔見知りによるものだ。[14]

ACEは子どもの人生を変えてしまう可能性さえある。

ACEは、心疾患や肥満、がん、自己免疫疾患といった慢性的な健康問題を抱えるリスクを高める。[15]

うつ病やPTSD、アルコール・薬物乱用（アルコール依存症やオピオイド乱用など）といった精神疾患や自殺の可能性も高める。

また、リスクの高い性行動や性感染症の発生率を高め、性的虐待を受けた少女は大人になって性被害に遭う確率が2～13倍に高まる。

子どものころに性的虐待を受けた人は、大人の親密な関係の中で性暴力以外の暴力に遭う確率が2倍になる。[16]

ACEを持つ人は、行動上の問題を抱えたり、学業成績不良や不完全雇用になったりする場合もある。

幼少期のストレスは、成人期まで持続する慢性的に低い心拍変動と関連しており、将来の疾患リスクはトラウマの数に左右される。

つまり、トラウマが多いほど、疾患リスクが高まるのだ。[17]

ACEの悪影響から本人を守るレジリエンス要因として働く保護的小児期体験（PCE）の存在についても認識しておこう。

PCEの例として、自分の気持ちを家族に話せたこと、つらいときに家族が支えてくれたという感覚、コミュニティの伝統行事への参加を楽しんだ経験、学校への帰属意識、友人に支えられたという感覚、心から気にかけてくれた大人が親以外に2人以上いたこと、家庭内での安心感や大人に守られていた感覚などが挙げられる。[18]

ACEを持つことが疑われる場合は、無料のオンラインACE質問票とPCE質問票に答えて、幼少期の体験を明らかにすることをお勧めする。

質問がつらい記憶を呼び覚ますかもしれないが、自分のACEに気づくことは、それに起因する慢性ストレスを解消するための第一歩だ。

人生のどの部分にトラウマを抱えているかを早く特定できるほど、そのトラウマを癒す取り組みを早く始められる。

トラウマが一夜にして癒えることはない。時間がかかり、努力も要る。

だが、セラピストの手を借りてトラウマを癒すことで、人生をより良い方向に変えることができる。

トラウマは、バックグラウンドでマルウエアを稼働させるウイルスのように脳内で働いている。脳のリプログラミングに取り組めば、バックグラウンドのノイズを小さくし、マルウエアを取り除いて（少なくとも隔離して）、四六時中あなたを傷つけるのをやめさせることができる。

あなたの「核となる傷」を突き止める

ビッグTかリトルtかにかかわらず、あなたの核となる傷は、小児期に起因し、成人期までずっと心に抱えているものを指す。

それは非常に強烈な体験だったかもしれないし、表面上は大したことではないように見えて、実は強烈な影響を与えたもの――大人になってもあなたを刺激し、人格の中心的側面になっているもの――かもしれない。

私の場合、子どものころに生じた家族に関する一連のトラウマが核となる傷になり、「誰も面倒を見てくれないのだから自分の面倒は自分で見なければ」と感じるようになった。

私はいまでもある程度そう感じており、そのせいで自立しすぎている。

私は完璧主義の極端な頑張り屋になり、幾度となく燃え尽きた。人にどう助けを求めればよいかわからなかったし、どうせ誰も手を貸してくれないと思い込んでいたからだ。

核となる傷にはさまざまな方法で対処できるが、他の方法よりも適応を助けるように見えるものもあると理解しておこう。

私たちは嗜癖（しへき）行動や自傷行動に走る場合もあれば、外からは生産的に見える行動に集中する場合もある。

ときには、核となる傷が両方のタイプの行動を駆り立てることもある。たとえば、私の核となる傷は、医師としての向上心を刺激したと考えられる。

自らの対処メカニズムが人生の役に立っているように思えると、自分からはそれを手放しづらくなる。そのことを認識したうえで、**いまある強みと、癒えていない核となる傷とを切り分けて考えることが重要になる。**

自分のトラウマに執着することもあり、トラウマへの対処の仕方を変えるには努力が要る。だが、多くの場合、トラウマを克服すれば、私たちは以前よりも強くなれる。

ところが、回復に向かって前進を始めた患者が、自らその回復を台無しにするケースもある。私の患者の一人は、ある慢性疾患を患っていたが、生活を大きく変えてエネルギー産生量の改善がみられた矢先、私の助言を無視して頑張りすぎ、無理がたたってケガを負い、気がつくと手術室に運ばれていた。

心理学者で個人の成長に関する教師でもあるゲイ・ヘンドリックス博士は、「アッパーリミット問題」――新たなレベルへ到達し始めると、心地よいコンフォートゾーンに自らを引き戻す現象――について説明している。[19]

変化を起こすのは難しいが、変化を維持するのは心理的な理由でもっと難しい場合があるのだ。

あなたの成果が、痛みを内に秘めて成功に変えることで成り立っている場合、痛みを克服したと

たんにうまくいかなくなるのではないかと不安に思うかもしれない。

そんなときは、自分のトラウマへの対処の仕方が人生のある時点では重要な目的に適ったとしても、成長し傷が癒える中で、そうした行動を手放してもかまわないと理解しておくことが役に立つだろう。

自分の痛みや過去の体験への自己執着を乗り越えるほど、人生はよりスマートで、愛に満ちた、楽しいものになる。自分の強みも維持できるようになる。その強みはあなたのトラウマがもたらしたギフトだ。

しかし、そのギフトを手にした後も、まだあなたに痛みを与え続ける核となる傷でさえ、あなたは癒すことができる。

複雑性心的外傷後ストレス障害（複雑性ＰＴＳＤ）

心的外傷後ストレス障害（ＰＴＳＤ）については、あなたも聞いたことがあるだろう。

重大で恐ろしい一生のトラウマからＰＴＳＤを発症する人もいるが、境界性パーソナリティ障害や依存症がある親と小児期を通して生活するなどの長期的なトラウマによって生じる複雑性心的外傷後ストレス障害（複雑性ＰＴＳＤ）と呼ばれる別のタイプのＰ

TSDも存在する。

複雑性PTSDは、ひとつの出来事というよりも、育った環境に起因する。

小児期に虐待やトラウマ、ネグレクトを経験した人には、複雑性PTSDについて書かれたピート・ウォーカーの著作『複雑性PTSD 生き残ることから生き抜くことへ』(星和書店)を読むことをお勧めしたい。[20]

専門家の手を借りて不安感を治療する

トラウマや不安感に対処するにあたって、メンタルヘルス専門家と協力する重要性はいくら強調してもしきれない。

トラウマを経験したことがなくても、基本となるストレスレベルが高いと自覚している人は、資格を持つセラピストの手を借りることで人生が変わる可能性がある。

世の中には多種多様なメンタルヘルスへのアプローチがあり、自分のニーズに合った介入モデルとセラピストを見つけることが重要だ。

検討の対象になりそうな治療法をいくつか紹介しよう。

・**認知行動療法（ＣＢＴ）**

認知行動療法（ＣＢＴ）は、心理的な問題は少なくとも間違った思考パターンが原因のひとつであるという考えに基づいている。

ＣＢＴは、患者が考えを変え、問題を生み出している思考の歪み（ゆが）みを認識し、自らの思い込みを見直す方法（認知的再評価）を身につける後押しをする。

ＣＢＴのセラピストは、その多くが無意識である思考パターンや行動を患者が認識する手助けをする。その際、本人に気づきをもたらし、無意識の思考パターンを遮る方策を提示することで、受け身ではなく、より意識的になれるよう導く方法をとる。

ＣＢＴは、うつ病や不安症、アルコール・薬物乱用、摂食障害、性機能障害、人間関係の問題を抱える人に特に効果がある。

・**弁証法的行動療法（ＤＢＴ）**

弁証法的行動療法（ＤＢＴ）は、マインドフルネスや感情調節スキルの体得、苦痛な状況への耐性の獲得、変化を促す方策の実施、対人関係の有効性向上を重視した新しい形の治療法だ。

感情調節障害や依存症、ＰＴＳＤ、境界性パーソナリティ障害や強迫性パーソナリティ障害などのパーソナリティ障害に苦しむ人にとって、有効な治療法となる可能性がある。

ＤＢＴは感情の調節に主眼を置いている。

・眼球運動脱感作療法（ＥＭＤＲ）

眼球運動脱感作療法（ＥＭＤＲ）はＰＴＳＤ患者に対して従来から用いられてきた心理療法だが、現在はリトルｔのトラウマから不安症まで、さまざまな問題の治療に広く使われるようになっている。

この治療法は、左右方向の眼球運動、タッピング、音の刺激によって、つらい記憶と結びついた感情と感覚に意識を集中させ、その記憶を克服する手助けをする。複雑性ＰＴＳＤを専門とするＥＭＤＲセラピストもいる。

・内的家族システム療法（ＩＦＳ）

内的家族システム療法（ＩＦＳ）は、誰もが自分の中に異なる役割を担い、異なる方法で状況を認識するさまざまなパーツを持っているという考え方に基づいている。

ＩＦＳは、患者が自らのさまざまなパーツやサブパーソナリティ（副人格）——管理者、追放者、消防士など——を特定する手助けをし、自分の情動反応と向き合い、その理由をより深く理解することを後押しする。

IFSは不安障害、うつ病、トラウマに有効とみられる。

セラピストは、真に客観的で一方的に決めつけたりしないため、自分で直視するのがつらい部分でさえ安心してさらけ出せる相手であるべきだ。

セラピストに対して無防備でいることを不快に感じたり、一緒にいて安心できなかったりする場合、そのセラピストはあなたに合っていない。

ストレスの捉えにくい基本部分と治療の心理的要素についての理解が深まったところで、バイオハックによってストレスの生理的経験を変える方法——特に、慢性ストレスと向き合い、回復をもっと組み込むことによって、経験するストレスからより多くのメリットを引き出す方法——をさらに詳しく見ていこう。

Chapter10まとめ――ストレスのバイオハック

・身体能力低下、社会的つながりの欠如、環境不全に基づく潜在的なストレスを感じていないか自己評価する。

・周囲の騒音公害をトラッキングする。

・小児期のトラウマや逆境的小児期体験（ＡＣＥ）がないか、無料のオンラインＡＣＥ質問票を使って評価する。

・基本となるストレスの解消に効果的な治療法、特に認知行動療法（ＣＢＴ）、弁証法的行動療法（ＤＢＴ）、眼球運動脱感作療法（ＥＭＤＲ）、内的家族システム療法（ＩＦＳ）、トラウマに焦点を当てたその他の治療法を試す。

Chapter 11 メンタル――疲れた心を癒す習慣

ダイヤモンドは圧力が加わって良い結果になった炭素の塊にすぎない。

――ことわざ

多くの人はストレスを感じることに慣れすぎて、自分の感じ方が人の身体の本来の感じ方と異なることに気づいていない。

初診の際、多くの患者がストレスはそれほど抱えていないと言うが、いくつか評価を実施するうちに、自分が実際どれだけ多くのストレスを抱えているかに気づく。

ストレスは、仕事や学業、スポーツのパフォーマンスは言うまでもなく、あなたの健康にも既に影響を与えているかもしれない。

それでは、質問票を使ってあなたのストレスとメンタルの状態を評価することから始めよう。次の症状のリスト（372ページ）に目を通し、**過去1カ月の間に感じたもの、経験したものすべてにチェックを入れてみよう。**

採点式ではない。[1] リストの目的は、ストレスがいまあなたのメンタルに与えている影響にまず気づいてもらうことにある。

こうした症状が多くみられる場合、あなたはかなりのストレスを抱えている。当てはまる症状が少なければ、ひとまず問題ないだろう。

ストレスとメンタルの状態を評価するもうひとつの方法が、朝のコルチゾール値、DHEA-S（デヒドロエピアンドロステロンサルフェート）、心拍変動などを調べる臨床検査だ。こうした検査を受けるには機能性医学の専門医に相談する必要があるだろう。

一般に、ストレスを多く抱えていると、コルチゾール値がきわめて高くなる。コルチゾール値が高いと、イライラしたり、血圧が上がったり、眠りが浅くなったり、血糖値が上昇したりする。

一方、回復しないままストレスが持続すると、最終的にコルチゾール値やDHEA-Sが低下する。コルチゾール値が低いと、朝の倦怠感や低血糖、低血圧につながり、これらすべてが疲労感をもたらす。

DHEA-Sは、性ホルモンのテストステロンとエストロゲンの産生を助けるため、内分泌系の健康に重要な物質だ。

あなたは既に心拍変動をトラッキングしているかもしれない。もしそうでなければ、手首や胸、指に装着するデバイスで心拍変動を測定してみよう。

あらゆる方法のなかで最も理想的なストレス評価法は、毎朝自分自身とつながって自分の身体の声に耳を傾け、体調を確かめることだ！

これはストレスが自分に及ぼしている影響を理解し、その日実際に取り組めることを判断する鍵となる。

評価の結果、ストレスを多く抱えていると判断したら、回復を最優先しよう。

回復は受動的なものでも単なる休息でもない。精神的・生理的エネルギー資源を元の状態に戻すダイナミックなプロセスだ。

ストレスとメンタルの状態を評価するチェックリスト

◉身体的症状

- □ 頭痛
- □ 消化不良
- □ 腹痛
- □ 手汗
- □ 睡眠障害
- □ 目まい
- □ 腰痛
- □ 首や肩の凝り
- □ 落ち着かない
- □ 疲労
- □ 耳鳴り

◉行動的症状

- □ 過度の喫煙や電子喫煙
- □ 威張り散らす
- □ ガムを噛まずにいられない
- □ 他者への批判的な態度
- □ 夜間の歯ぎしり
- □ アルコールの過剰摂取
- □ 食べずにいられない
- □ 物事をやり遂げられない

◉情緒的症状

- □ 泣き出す
- □ 退屈
- □ 状況を変えられないと感じる
- □ すぐに取り乱す、イライラする
- □ 感情を爆発させやすい
- □ 緊張や不安、プレッシャーを強く感じる
- □ 怒り
- □ 孤独
- □ 訳もなく憂鬱になる

◉認知的症状

- □ 考えがまとまらない
- □ 創造性の欠如
- □ 記憶力の低下
- □ 忘れっぽい
- □ 決断できない
- □ 思考散漫
- □ 心配が絶えない
- □ ユーモア感覚の喪失

◉精神的症状

- □ 空虚感
- □ 虚無感
- □ 疑念
- □ 人を許せない
- □ 苦痛
- □ 呪術的思考
- □ 方向感覚の喪失
- □ 皮肉な言動
- □ 無感情
- □ 自分の価値を証明しなければならないと感じる
- □ 親密さの欠如
- □ 他人を利用する

◉対人関係における症状

- □ 孤立
- □ 不寛容
- □ 憤り
- □ 孤独
- □ 引きこもり
- □ 黙り込む
- □ 性欲低下
- □ しつこく文句を言う
- □ 暴言を吐く
- □ 家族との接触が減る
- □ 人間不信
- □ 友人との接触が減る

メンタルの状態を心拍変動（ＨＲＶ）で把握する

ストレスを評価し、メンタルの状態を把握するのに最適な方法のひとつが心拍変動（ＨＲＶ）の測定だ。

ＨＲＶは、心拍間隔、心拍間隔の変動、心拍数が上昇後どれだけ早く平常に戻るかを示す指標だ。

心拍数が上昇した後、平常に戻るのに時間がかかる場合、ＨＲＶが低いことを示す。これは慢性ストレスを抱え、適応力が低く、レジリエンスが低いサインとなる。

一方、心拍数がすぐに平常に戻る場合は、ＨＲＶが高いことを示し、健康状態が良好で、適応力や身体的レジリエンス、ストレスに対するレジリエンスがともに高いサインとなる。

ＨＲＶは人によって大きなばらつきがある。その数値自体よりも、自分のベースライン（基準値）からどれだけ変化しているかが重要であり、それによってストレスが高まっているか、それとも十分回復できているかが判断できる。

最も重要なのは、自分のＨＲＶの正常範囲を把握したうえで、ＨＲＶが正常範囲を下回る要因に注意を払うことだ。

睡眠時や運動時のＨＲＶをトラッキングできるハイテク製品はたくさんある。フィットネスや睡眠をモニタリングする高度なウエアラブルデバイス（スマートウォッチやスマートリングなど）は、ＨＲＶのトラッキング機能がたいてい標準仕様となっている。また、さまざまな呼吸法を実践しながら心拍数がどう変化するか機器を用いて示すことができる、「ＨＲＶバイオフィードバック法」に精通したセラピストの予約を取ってもよい。

迷走神経を刺激してメンタルを回復する

心拍変動（ＨＲＶ）は迷走神経によってコントロールされている。

迷走神経は脳幹から腹部まで伸びる脳神経で、その間の臓器に広く分布している。迷走神経は、心臓や肺、眼、腺、腸[2]から脳へ、脳からこれらの臓器へと信号を運ぶことによって情報を伝えている。

また、身体の臓器系に関する知覚情報を中枢神経系に伝え、安静時心拍数に影響を与える。

したがって、**迷走神経を刺激して活性度を上げれば（迷走神経を鍛えれば）、ＨＲＶを高め、レジリエンスを向上させ、メンタルの回復を促すことができる。**

迷走神経は心拍数とＨＲＶの調整役を担うため、迷走神経の活性度が高い状態（迷走神経が健康で適応力のある状態）は、レジリエンスが備わっているサインだ。

ここでは次のような関係が成り立つ。[3]

迷走神経の活性度が高い＝ＨＲＶが高い＝心拍数が低い＝回復力がある、レジリエンスが高い

迷走神経の活性度が低い＝ＨＲＶが低い＝心拍数が高い＝回復力が乏しい、レジリエンスが低い

ＨＲＶ、迷走神経、副交感神経系のこうした関係により、**定期的に迷走神経を刺激すれば、心拍数を下げ、その結果ＨＲＶを高める**ことで、回復モードを引き出せる。

次に紹介する迷走神経刺激法にあなたは驚くかもしれない。これらの方法は運動よりもはるかに簡単で、ストレス管理法には思えないだろうが、効き目は抜群だ。

・うがいをする――朝と夜に30秒ずつ

毎日朝と夜に約30秒間水で勢いよくうがいをすることによって声帯を振動させ、迷走神経を活性化させる。

・舌を磨く——あえて吐き気を催す

タンスクレーパー（舌磨き）を使って吐き気を催すのは、迷走神経を刺激する効果的な方法だ。

・歌う——シャワーを浴びながら歌う

歌は楽しい迷走神経刺激法だ。うまくなくていい。シャワーを浴びながら歌おう。

・詠唱する——瞑想しながら「オーム」と唱える

瞑想するときに「オーム」と唱え、身体中にその音を響かせる詠唱は、迷走神経を刺激する良い方法だ。『インターナショナル・ジャーナル・オブ・ヨガ（国際ヨガジャーナル）』に掲載された研究は、「オーム」と唱えることでストレス反応が抑制されることを明らかにしている。[4]

・笑う——誰かと一緒にお笑い番組を観る

笑うと迷走神経が活性化し、気分が明るくなる。友だちや家族とお笑い番組を観よう。誰かが笑い出すと、他のみんなも笑い出すだろう。笑いは万人に効く迷走神経刺激法だ。

・ガムを噛む――不快感を減らせる

研究によれば、噛むことは人間や動物のストレスを低減する。ガムを噛むことによって不快感を減らし、ストレス反応を抑え、迷走神経を刺激することができる。[5]

メンタルを最適化する方法

ミトコンドリア機能を最適化する手法は、修復と復元に使われるエネルギーを増やすことによってメンタルの回復も促進する。これはＨＲＶにも影響を及ぼす。

精神生理学とＨＲＶの専門家（同時にヘルステック企業「ハヌ・ヘルス」の共同創業者兼最高科学責任者）であるジェイ・ウィルスは、**ＨＲＶを高め、ミトコンドリア機能を向上させる最良の方法のひとつは定期的な運動だと語った。**

心拍数に基づく5つの運動強度ゾーンのうち、ゾーン2のトレーニング（最大心拍数の70％での軽い有酸素運動）を週3回各30分、ゾーン5のトレーニング（最大心拍数まで追い込む高強度インターバルトレーニング［ＨＩＩＴ］の一種であるタバタ式トレーニングを10秒の休憩をはさみながら20秒間）を週1～2回各5～10分行うと、心拍数を下げてＨＲＶを高めるのに驚くほど効果がある（まず各ゾーンの目標心拍数を計算するために、ゾーン5については２２

0から年齢を引いて最大心拍数を割り出し、ゾーン2についてはこれに0・7を乗じる)。HRVを高め、ミトコンドリア機能を向上させ、回復を促すその他の手法には次のようなものがある。

・PEMFを試す

パルス電磁場(pulsed electromagnetic field)を意味するPEMFは、ミトコンドリアの酸素利用能を直接高めることで、ミトコンドリア機能を最適化できる。横たわって使用するPEMFマットや、身体に装着して使用するマイクロカレント(微弱電流)機器が市販されている。私はPEMFマットとマイクロカレント機器を人体充電器になぞらえている。これらの機器は運動後の回復とケガの治癒にも効果がある。

・サウナに入る

赤外線サウナは60℃程度だが、ウェットサウナは100℃まで高温になる場合もある。どちらにも発汗によるデトックス効果と、心拍数を上げることにより身体のコンディションを整える効果がある。

また、血管を広げて迷走神経の活性度を上げる血管拡張効果もある。熱への曝露(ばくろ)は熱シヨック蛋白も活性化し、細胞修復を促進する。

・社会的つながりを感じる

愛する人や信頼する人とのつながりは、安心感を生み出すオキシトシンを体内に増やす。身体的な触れ合いや愛情の感覚に反応して分泌されるホルモンであるオキシトシンは、自然の抗酸化物質でも抗炎症薬でもあるため、つながりや触れること（マッサージ、抱擁（ほうよう）、セックス）によって、身体と心の回復を促進できる。

呼吸でメンタルを整える

呼吸は心拍数とＨＲＶに直接影響を与えるため、呼吸法の実践はストレス反応に介入するいちばんの近道のひとつだ。

ヨガの伝統的な呼吸法である「プラーナヤーマ」から、アンドルー・ワイル博士が考案した「4-7-8呼吸法」などの現代的手法まで、呼吸法は簡単で取り入れやすいストレスハックだ。

横隔膜呼吸とも呼ばれる腹式呼吸は、私が気に入っている呼吸法のひとつだ。

肺の下に位置するドーム型の筋肉である横隔膜を使う**腹式呼吸は、迷走神経の活性度を上げ**

て副交感神経反応を引き出し、ストレス信号をオフにして気持ちを落ち着かせる効果がある。肺を完全に空っぽにするのを助け、硬くなった筋肉をほぐし、血圧を下げる。

それに対し、速く浅い胸呼吸は交感神経系を活性化し、コルチゾールの分泌や心拍数、発汗を増やすことによって、感情調節に不具合を生じさせる。身体にとって、速い呼吸は恐怖のように感じられるのだ。

では、腹式呼吸のやり方を説明しよう。

まず、楽な姿勢で横たわる。片方の手を肋骨のすぐ下あたりのお腹に、もう片方の手を胸に置く。その状態で鼻から深い息を吸う。このとき胸ではなくお腹が膨れるようにし、胸は動かないようにする。

息を吐くときは、腹筋を使って空気を押し出す。口笛を吹くように口をすぼめて息を吸ったり吐いたりすると、お腹の動きをより実感できる（これは口すぼめ呼吸と呼ばれる）。

気持ちが落ち着いて十分リラックスできるまで、これを3〜10回繰り返す。[6]

その他の効果的な呼吸法もいくつか紹介しよう。

・共鳴周波数呼吸法

共鳴周波数の呼吸数〔心、精神、呼吸が完全に調和している状態の呼吸数〕を自分で把握できるアプリやウエアラブルデバイスもあるが、**4つ数えながら息を吸い、6つ数えながら息を吐くことで、この呼吸法を簡単に実践できる。**

1日3〜5分から始めて、1日10〜15分まで徐々に時間を延ばしていこう。

・片鼻呼吸法

これはストレスからの回復に効果がある伝統的なヨガの呼吸法だ。

静かに座り、数回呼吸をしてリラックスしたら、右手の親指を右の小鼻に置いて鼻孔を閉じる。目を閉じて左の鼻孔からゆっくりと息を吐き完全に吐き切る。息を完全に吐き切ったら、右の鼻孔を開放し、今度は左側の小鼻に薬指を置いて左の鼻孔を閉じる。右の鼻孔から深くゆっくりと息を吸い込む。このときスムーズな連続した呼吸を心がける。

息をたっぷり吸い込んだら、右の鼻孔から息を吐き出す。次に薬指を外し、再び親指で右の鼻孔を閉じる。息をたっぷり吸い込んだら、左の鼻孔から完全に吐き切る。最大の効果を得るため、このプロセスを10分以上繰り返そう。

・4-7-8呼吸法

この呼吸法は副交感神経系モードに切り替えるもので、不安やパニック発作を止める効果がある。4つ数えながら息を吸い、息を止めて7つ数え、8つ数えながらゆっくりと息を吐き出す。必要に応じてこれを繰り返す。

・ボックス呼吸法

これは落ち着く必要があるときにどこでもさりげなく実践できる簡単な呼吸法だ。4つ数えながら息を吸い、息を止めて4つ数え、4つ数えながら息を吐き、息を止めて4つ数える。必要に応じてこれを繰り返す。

睡眠を最適化する——横向きに寝たほうがいい

睡眠は、おそらく自分が好きに使える最も重要な回復戦略だ。

概日リズムは内や外の自然のリズム（日の出や日の入りなど）に合わせて、眠ったり、起きたり、食べたり、食べるのを控えたり、動いたり、休んだりするように、あなたに合図を送る体内時計だ。

健全な概日リズムは快眠につながり、快眠は回復を促し、記憶を定着させ、脳を掃除する。脳には「グリンパティックシステム」と呼ばれる老廃物を除去する仕組みが備わっており、このシステムが熟睡中に作動して脳を掃除する。[7]

仰向けに寝る人は、横向きに寝る人に比べて眠りが浅く、レム睡眠や熟睡の時間が短く、睡眠の質が低いとみられる。

睡眠時の首の角度も重要になる。一晩に2時間以上仰向けの姿勢もしくは首が横向きでない姿勢でいる（頭が脊柱と一直線にならない姿勢で寝る）と、グリンパティックシステムの機能が低下することから、[8] 睡眠時の姿勢と枕など頭を支えるものには気を配るべきだ。

概日リズムを正常化し、ストレスからの回復を最適化するために、睡眠の質を最大限に高める方法をいくつか紹介しよう。

・睡眠と覚醒のサイクルを整える――午後10時までに寝ると熟睡できる

昼と夜、日の入りと日の出のサイクルにほぼ合うように睡眠と覚醒のサイクルを整える。熟睡は最も回復効果が高いが、熟睡のほとんどは夜間の前半に得られる。午後10時までに就寝し、午後11時前後に起こるコルチゾール値の上昇を回避しよう。コルチゾール値が上昇すると、それから数時間寝付けない場合がある。

・朝は日光をたっぷりと浴びる

朝は日光を浴び、夕方はできるだけ日の入りを眺めて、自分の概日リズムとこれに関連するホルモンを整える。身体はこうした自然光の合図に反応する。

・スクリーンタイムを減らして夜間のブルーライトを制限する

ブルーライトは日光によく似ているため、身体が起きているべきだと錯覚してしまう。これがメラトニンの分泌を抑制し、脳の視交叉上核（しこうさじょうかく）を活性化する。すると、概日リズムと睡眠生理に影響を及ぼす覚醒信号が送られ、夜間の過覚醒を引き起こす。睡眠不足は注意力にも影響を及ぼすため、夜間にブルーライトをたくさん浴びるほど、日中の注意力が低下する。

一部のスマートフォンは夜間にブルーライトを遮断する「ナイトモード」機能を備えているので活用しよう。あるいはブルーライトフィルターアプリを使ってもよい。

・一定の睡眠スケジュールを守る

日々の就寝時間と起床時間の変化を約90分の枠内に維持することが、概日リズムを整えるのに役立つ。

・一定の就寝前ルーティンをつくる

シャワーを浴び、顔を洗い、歯を磨き、本を読み、瞑想して明かりを消すというように、毎晩就寝に向けて同じ時間に同じ順番で同じことを行うようにする。

・心地よくくつろげる寝室にする

空気の質が良く、寝心地の良いベッドを備えた清潔な寝室で寝る。

・就寝時はすべての光と音を遮断する

遮光カーテンや安眠マスク、耳栓を使ってすべての光と音を遮断する。

・エッセンシャルオイルを使う

就寝前にカモミールやラベンダーなどのエッセンシャルオイルを使う。手のひらにエッセンシャルオイルを擦り込み、その手で顔を包みこむ。部屋のアロマディフーザーにエッセンシャルオイルを数滴垂らしてもよい。

・快眠を促すサプリメントを活用する

メラトニン、マグネシウム、グリシン、バレリアン、パッションフラワー、GABAなどの快眠を促すサプリメントを活用する。

・夜はアルコールやカフェインを摂取しない

不眠に悩んでいるなら、カフェインの摂取を午後2時前にはやめるようにしよう。正午前にやめればなお理想的だ。

・睡眠をトラッキングする

リストバンド型やリング型のウエアラブルデバイスを使って睡眠をトラッキングする。睡眠トラッキング機能を備えたマットレスや敷きパッドもある。

睡眠をトラッキングする効果

睡眠をトラッキングし、睡眠の長さと質に関する情報を提供するデバイスやアプリは多数あり、私の患者の多くがこれらを使って大きな効果を実感している。**睡眠トラッキングデバイスを使えば、床（とこ）に就いていた時間だけでなく、実際に眠っていた時間もわかる。**一部のデバイスでは各睡眠段階の時間まで追跡できるため、回復につながる深い睡眠が十分にとれたかどうか判断することが可能だ。

睡眠を向上させるホワイトノイズアプリもある。一定のバイノーラルビート（1〜4ヘルツのデルタ波）〔左右の耳に微妙に周波数の異なる音を聴かせることで生じる音のうねり〕は、入眠を助け、睡眠の質を高め、熟睡時間を長くする効果があるとして注目を集めている。

その他の睡眠サポート製品には、多忙な一日を過ごした後のくつろぎを目的とする指圧マットや赤外線温熱マットなどがある。音で睡眠時無呼吸を診断できるデバイスもある（ただし、いびきや深刻な睡眠障害がある患者には、臨床睡眠検査の受診を勧めている）。

マインドフルネスでメンタルを鍛える――歯磨き中もできる

マインドフルネスを実践すれば、脳を鍛え直してメンタルをもっとうまく管理できるようになる。

著名なマインドフルネス研究者であるジョン・カバット・ジンが定義しているように、マインドフルネスとは、「刻一刻と変化する経験に、いまこの瞬間、評価や判断を加えることなく、能動的な注意を向ける」プロセスだ。[9]

マインドフルネスの介入は、何かを変えようとするのではなく、いまこの瞬間の経験を受け入れる意識を養うことに重点を置く。
マインドフルネスを実践すると、迷走神経の活性度が上がり、副交感神経モードに切り替えるよう身体に合図が送られる。
自分がどう感じているかをより意識して、自らの思考と感覚を観察できるようになるため、マインドフルネスはメンタルフィットネストレーニングと言える。
研究によると、**マインドフルネスに基づくストレス軽減法には、身体の自然免疫反応を高め、炎症マーカーのC反応性蛋白（CRP）を低減するなど、多くの健康効果がある。**[10]
マインドフルネスに基づく治療には、特にうつ病や痛みの症状に対して心理学的介入や精神医学的介入と同程度の効果が期待できるものもあり、禁煙やその他の依存症克服を試みている人にも役に立つ可能性がある。[11]
マインドフルネスを実践するのにトレーニングは必要ない。
一日中マインドフルでいようと毎朝意志を固めるだけでいい。意志は、自分の一日をこうしたいと願う方向へ放つ矢のようなものだ。一日を通して、意識が過去や未来に向いていると感じたら、いまこの瞬間に集中し直すように心がけよう。

歯磨きなど特定の活動をしているときも、マインドフルでいることを選択できる。

水を出し、歯ブラシに歯磨き粉をつけ、口の中を隅々まで磨いている感覚など、歯磨きのすべてのプロセスに注意を向けてみよう。

犬の散歩や運動をしているとき、あるいは昼食を食べているときにもこれを実践できる。心を落ち着け、腰を下ろし、間をおいて、呼吸し、食べ物をしっかりと味わおう。

そのほか、洗濯中や、行列に並んで待っている間、交通渋滞に巻き込まれているときなど、マンネリや退屈を感じる瞬間はいつでも、マインドフルネスを実践するチャンスだ。退屈という考えから離れて、いまここに存在しているという感覚に意識を向けてみよう。

四六時中そうする必要はない。ただ時折立ち止まって、自分の人生のいまこの瞬間に心を置くようにしよう！　それがマインドフルネスだ。難しいことじゃない。

私は外出するたび、何をしていても、どこへ行っても、少し時間をとって周りを見回し、木々や自然の色彩、風、肌に感じる太陽のぬくもりに注意を向ける。こうした行動によって、自分の人生のいまこの瞬間により心を置けるようになった。

マインドフルネスは、自分の思考や感情、情動、反応、トリガー（心身が反応するきっかけ）に対する意識を高める。物事への反応の仕方に自分の意向を挟む余地をつくれるようになる。これは強大な力だ！

あなたは受け身である必要はない。人生のあらゆる瞬間を楽しむ必要もない。いい気分になれるものを常に追い求める必要もない。実際のところ、そういう意識こそが多くの人を不幸にしている。

どのように感じていても、いまここに心を置くことさえできれば、ネガティブなものも含め、あらゆる感情や思考、経験に動じなくなり、これらがあなたに対してさほど大きな影響力を持たなくなる。

瞑想は究極のメンタル回復ツール

ストレスからうまく回復できるようになりたいと本気で望むなら、瞑想法を身につけて毎日実践しよう。

瞑想は、注意や知覚、感情を制御するために心を鍛え、心拍数・呼吸数・血圧など基本的な身体機能を整えることによって身体をホメオスタシス（恒常性）の状態に戻すのを助ける手法だ。[12]

瞑想は心の平穏やバランス、明晰さ、さらには回復に大きな役割を果たす知覚認識を取り戻すのに役立つ。

瞑想の目標は、「良い」「悪い」の判断をせず、ただ、いまこの瞬間に心を置いて何にも反応しない平静な状態になることだ。

瞑想から得られる効果は人それぞれだが、私は定期的な瞑想の実践によって、注意力が高まり、仕事に集中しやすくなった。私にとって瞑想はストレスから身を守る最大の武器だ。

瞑想にはさまざまな種類がある。

私は個人的に、自分や他者への思いやりを育むことを重視する「慈悲の瞑想」が気に入っている。これは私が最初からずっと続けてきた瞑想法のひとつだ。シンプルなので初心者に適している。慈悲の瞑想のやり方の解説付き動画は、瞑想アプリですぐに探せるはずだ。

興味のある瞑想法があれば何でも試してみよう。

ただ座っているだけでも、いまここに意識を向けるだけでもいい。

外へ出て、できれば裸足で地に足を付け、日の出や日の入りとつながるのもお勧めだ。朝か夜に10~15分間瞑想してもいいし、ヨガのポーズや呼吸法をしながらマインドフルでいることもできる。

メンタルを回復させる習慣をつくる

どの方法を使うかということよりも、自分で決めた回復法を一貫して実践することのほうが大事だ。

スケジュールを立てて、それを守るようにしよう。週に1回ふだんより長めに瞑想時間をとったり、ハイキングに出かけたり、24時間ファスティングを行ったりしてもよいし、週の1日を（安息日のように）静かにマインドフルに過ごす祝祭日とみなしてもいい。

いっさいテクノロジーを使わないデジタルデトックスデーを設けてもいいだろう。

私は2週間ごとに、人生で実現させたいことを「満月の意思」として、人生で手放したいことを「新月の意思」として書き留めている。

自分の意思を書き留めることは、私にとってマインドフルネスの実践のひとつだ。

月に一度、自然の中で3日間デジタルデトックスを試してみたり、24時間ファスティングに挑戦したり、いつもの手法をより踏み込んで実践してもいい。

また、3カ月ごと、たとえば夏至と冬至、春分と秋分の前後に、サウンドヒーリングセッションやグループの祭礼行事に参加することによって、自分の回復法をコミュニティ活動と結びつけてみてもいい。

人はできるだけコミュニティに関わるのが重要だと私は考えている。そうすることで世界のそれぞれの居場所に根を張ることができるからだ。これは驚くほど回復を後押しする。

夏至と冬至、春分と秋分は特定の宗教に結びついていないため、グループで祝うのにちょうどいい。とはいえ、宗教的な祝日も精神性とコミュニティを融合する素晴らしい方法を提供する。

それがどんな行事であっても、ストレスを発散し、あなたの人生の意味と目的を見つける大きな機会になるだろう。

メンタルの回復を促す多様な方法

回復モードを起動させる方法はたくさんある。

ここでは、私の患者や学生に加え、私自身にも効果があった回復を促す介入をいくつか紹介する。

・鍼(はり)治療とツボ刺激――指圧マットでもいい

最近の研究で、鍼治療がストレス反応を減らし、心拍変動（HRV）の短期的上昇をもたらす可能性があることが示された。[13]

私は、背中のツボを刺激する安価で効果的なツールである指圧マットが気に入っている。指圧マットは、私の最高のストレス解消ハックのひとつだ。とはいえ、熟練した鍼師による鍼治療が刺鍼術に基づく最も効果的なストレス軽減法であるのは間違いない。

・EFT（感情解放テクニック）――ツボを指で叩く

一般には「タッピング」と呼ばれるEFT（感情解放テクニック）は、顔・首・脇の下のツボを自分の指を使って一定のパターンで叩く手法だ。

単純に思えるが、タッピングによって、コルチゾールの分泌量などのストレスマーカーが低下することが複数の研究で明らかになっている。[14] その作用の仕組みは、科学者たちにもまだよくわかっていない。

東洋の考え方では、タッピングは鍼と同様に、経路に沿ってエネルギーを操作するものと考えられている。タッピングが鎮痛作用や心の鎮静作用を持つ化学物質を放出させる、あるいはストレスフルな思考から注意をそらすという見方もある。

タッピングの手順を教える動画がＹｏｕＴｕｂｅに多数アップされているので活用してみよう。

・触れ合い――マッサージや整体も効果あり

人との触れ合いは、血圧・心拍数・コルチゾール値を下げる働きをする、皮膚の下にある触覚受容体を活性化させる。また、リラックスを促す内因性オピオイド（体内で作られるオピオイド〔モルヒネに似た鎮痛作用を示す物質〕）であるエンドカンナビノイドとオキシトシンを分泌させる。

愛する人とのハグや抱擁、あるいは専門家によるマッサージや整体を受けることによって、こうした効果が得られる。

慢性ストレスからの回復は、手強いプロジェクトのように感じられるかもしれないが、現在の生活の質を高め、将来の健康寿命を延ばすのに大きな効果をもたらす。

レジリエンスを養う方法

ストレスからの回復は、自らの生理機能をハックすることであり、同時に視点を変えることでもある。

ストレスの影響を受けやすい人もいれば、そうでない人もいる。

生まれながらにストレスに対するレジリエンスが高い人はどうしてそうなのだろうか。**研究者はストレスレジリエンスを高めるために誰もが養うことのできる特定の資質と特性を明らかにした。**

あなたがこうした資質を生まれつき備えているかどうかわからないが、いずれも訓練して養うことができる。その資質には次のようなものがある。

・**勇気**。恐れや不安と向き合って克服し、痛みや悲しみを乗り越える力がある。
・**誠実性**。思慮深く勤勉で、効率的で手際がよく、自分の義務を真摯に果たす。
・**長期目標の設定**。自分の未来像を描き、目標に向かって行動を起こす。
・**楽観主義**。常に前向きで、何が起きてもどうにかなると考える。
・**創造性**。型にはまらない方法で問題に取り組み、解決策を見いだす。
・**自信**。逆境を乗り越える力が自分にあると信じている。
・**卓越性**。あらゆる取り組みにおいて、自分にできる最高を目指す。

これらの資質を身につければ、困難や逆境とともに、喜びとやりがいに満ちた、自分のための人生を築くことができる。

レジリエンスを高める方法として、他に次のようなものがある。

・健全な人間関係を育む

支えとなる人々とのつながりを築く。家族、社交グループ、同じ考えを持ち刺激を与えてくれる人々のグループなどがこれに当てはまる。あなたの仲間を見つけよう。

・目標に向かって努力する

ピアノの習得、博士号の取得、約5キログラムの減量など、目指すことが何であっても、その目標に向かって努力することによってレジリエンスが身につく。

目標への前進の過程は一直線ではなく、常に障害や困難に立ち向かう必要があるからだ。**目標を達成すればするほど、自信と自分の人生に対するコントロール感が高まる。**

また、たとえ目標を達成できなくても、どんな状況も学びと向上の機会とみなせる成長志向のマインドセットを身につけることができる。

・自分を大切にする

自分自身と愛情と思いやりのある関係を育むよう心がければ、自分のことをもっと深く知ることができ、自分自身の強さや才能、能力に自信が持てるようになる。

自分の能力に対する自信はレジリエンスに欠かせない。私が挫折感を味わっていると き、こう言ってくれた人がいた。**「あなたが自分を信じなくて誰が信じるの」**。この言葉は私の心に刻まれ、恐れを克服する後押しをしてくれた。

・目的意識を持つ

あなたは何のために生きているのだろうか。**自分には生きる目的があると感じている人は、そうでない人よりも健康で幸福度が高く、ストレスに対するレジリエンスを備え、生活の質も高く、長生きする確率が高い。**[15]

米医学誌『ジャーナル・オブ・アメリカン・メディカル・アソシエーション』に発表された2019年の研究によると、50歳以上の米国成人6985人のうち、**人生に目的があると感じていた人は最も長生きし、心疾患、循環器疾患、消化器疾患で死亡する確率が低かった。**人生の目的の優先順位が低かった人は、調査終了までに死亡する確率が2・43倍となった。[16]

・責任を負う

自分の人生に全責任を負う人は、レジリエンスと幸福度が高い傾向にある。心理学において、「内的統制型」とは、自分の身に起こることは自分に責任があると考える人を指す。研究によると、**内的統制型の人は、自分の人生への満足度が高く、メンタルヘルスが良好で、逆境に対するレジリエンスが高い傾向にある。**[17]

・人生に向き合う

成長する方法を探そう。好奇心を持ち、探究し、旅をしよう。新しい人と出会おう。新しいことに挑戦しよう。常に学び続けよう。

人生に向き合えば、喜びも悲しみもやってくる。楽ではないが、楽をしていてはレジリエンスを高めることはできない。

・感謝の気持ちを持つ

あなたがあなたであること、あなたが持っているもの、あなたと一緒にこの旅をしている人に、心から感謝できるようになろう。

「感謝の日記」をつけることはメンタルヘルスに驚くほど効果がある。

人生の目標を明確にする「英雄の旅」

「英雄の旅」とは、著述家のジョーゼフ・キャンベルが最初に認識し、このテーマに関する多くの著書の中で紹介している神話の構造だ。

基本的に、英雄は冒険に召命（しょうめい）され、一連の段階を経験する。

当初、英雄は召命を拒否するが、助言者に出会って境界を超える。そして試練に直面し、仲間をつくり、敵と戦い、文字通りのあるいは隠喩的な洞穴に近づき、そこで自らの闇と向き合うことを余儀なくされ、旅のクライマックスを迎える。

その後、英雄は素晴らしいものを手に入れ、帰還の機会を拒否するが、最終的には旅によって変化を遂げ、より高いレベルの存在になって帰還を果たす。

通常、英雄は「彼」と称されるが、言うまでもなく、女性もこれと同じ英雄の旅を経験する。これを「ヒロインの旅」と呼ぶのは品格を落とすように思われる。女性もまた「英雄」だからだ！

英雄の旅は、私たち一人ひとりが人生と向き合い、苦難に直面し、そこから学んで賢くなり、最終的に自分がなぜここにいるのかを理解して、ついには人生の意味を見いだすことの喩えだ。その旅は当然ストレッサーに満ちているが、英雄は粘り強く努力して、最後には勝利する。

本書を読み進めるなかで、あなたも英雄の旅の途中にいると既に感じているかもしれない。まだそう思えていないなら、いまから出発しよう。

自分の目標を明確にし、その達成に向けて一歩踏み出せば、冒険が始まる。

あなたが人生の行き先を見つけるために自問できる質問をいくつか記してみた。それぞれの答えを真剣に考えてみよう。思考を整理できるように、答えを書き出すといい。自由回答形式だが、あなたが人生の目標を見いだし、掘り下げ、追求し、その達成に打ち込むのに役立つ真剣な質問ばかりだ。

さあ、自分に問いかけてみよう。

- あなたは何を望んでいるのか？
- いつそれを実現したいか？
- なぜそれを望むのか？
- それを成し遂げたら、どんな自分になれるか？
- それを実現するためのコストはどのくらいか？
- それが実現しなかったときのコストはどのくらいか？
- それを実現したらどう感じるか？（思い描いてみよう）
- それが実現しなかったらどう感じるか？（思い描いてみよう）

・真の目標は何か？　それは社会から押し付けられた目標や、他人が思う自分や性別・職業に基づく他人からの期待によって課せられた目標ではない。
・他人の考えから解放されるとしたら、本当にやりたいことは何か？

自分の真の望みが何かわかれば、目標を持って一歩を踏み出せる。**目標は大きくても小さくてもかまわない。ただし、あなた自身にとってしっくりくるものでなければならない。**これはあなたの旅であり、あなたの冒険であり、あなたのレジリエンスを鍛えるトレーニングなのだから。

持てるツールをすべて駆使し、集中力を保ち、回復の時間を取って、再び歩き出そう。あなたのレジリエンスは飛躍的に高まり、生活の質は大幅に上がるだろう。さあ、あなただけの物語の主人公になろう！

Chapter 11 まとめ――メンタルのバイオハック

・ストレスとメンタルの状態を自己評価する。

迷走神経の活性度を上げて心拍変動（HRV）を高める方法
・声帯を振動させる。
・詠唱する。
・笑う。
・ガムを噛む。

メンタル回復の方法
・サウナに入る。
・トラウマに対処する。
・愛する人と身体的なつながりを持つ。
・親切や思いやりを実践する。
・PEMF（パルス電磁場）を試す。
・心拍変動（HRV）をトラッキングしてストレスからどの程度回復しているかを判断する。

・片鼻呼吸法、4-7-8呼吸法、ボックス呼吸法といった新しい呼吸法を試す。
・自分の概日リズムをハックする。
・日の出と日の入りを眺める。
・日没後はブルーライトへの曝露を避ける。
・一定の睡眠スケジュールと就寝前ルーティンを守る。
・寝室を清潔にする。
・遮光カーテンを引いて寝る。
・安眠のためにカモミールやラベンダーなどのエッセンシャルオイルを使う。
・就寝前にメラトニン、マグネシウム、グリシン、GABAなどのサプリメントを摂る。
・睡眠をトラッキングする。
・マインドフルネスを実践する。
・瞑想法を試す（種類は問わない）。
・鍼治療を受ける、あるいはツボ刺激マットを試す。
・EFT（タッピング）を試す。
・レジリエントな人格をつくる資質を備えているか評価する。
・支えとなる社会的つながりを築いたり、目標に向かって努力したり、自分を大切にしたり、目的意識を持ち、自分の行動や人生に責任を負ったり、人生に向き合ったり、いま持っているものに感謝したりすることによって、レジリエンスの向上に取り組む。
・自分自身の英雄の旅と人生の目的について考える。

PART 5

人生の幸福を最大化する

PLUGGING IN YOUR BATTERIES

Chapter 12 女性ホルモン——周期を味方につける

女性は生物学的に——家族の世話、会社設立、コミュニティにおける変化の創出など、どんな場面でも——つながる準備ができている。「女性のホルモンはやっかいなもの」という家父長的考えに反して、女性のバイオロジーは私たちに強大な力を授けている。

女性は命を生み育てる生殖力を持って生まれてくるが、ホルモンはこの生物学的要件に重要な役割を果たしている。

子どもの有無にかかわらず、妊孕性（妊娠する力）は健康のバイオマーカーだ。エストロゲンやプロゲステロンといった性ホルモンの産生に中心的役割を果たすミトコンドリアが、この機能の中核を担っている。

私たちのホルモンは細胞のプログラミングを知る手がかりになる。**ホルモンが身体に及ぼす影響を理解することで、健康改善への道をバイオハックできるようになるのだ！**

過度のストレスがあると、ミトコンドリアは体内のリソースを生存機能に振り向けるため、ホルモン周期が乱れる。ストレスが解消すると、ミトコンドリアはホルモン周期を回復させる。こうしたメッセージはすべてホルモンのシグナル伝達を通して伝えられる。

自分のホルモンを理解することが長期的な健康と生殖能力にとって非常に重要である理由の核心はここにある。ホルモンは、私たちがつくり出すエネルギーと日々の暮らしをつなぐものなのだ。

月経周期を理解する――ホルモンの変動に適応する

女性のリズムは周期的だが――これは女性のホルモンと男性のホルモンとの主な違いのひと

つだ――月経（生理）ほど女性の周期の明確なサインはない。

それにもかかわらず、この**女性の健康にとってきわめて基本的な部分は、どういうわけか恥ずかしいものと見なされることが多い。**

女性は「通常の」生活として、妊娠可能年齢の間、ひと月の約4分の1を膣から出血している状態で過ごし、一生のうち数十年間も毎月ひそかに出血している――それも、たいてい相当な痛みを我慢している――事実を、当たり前のこととして隠している。

生理中であっても、女性は働いて、家族の世話をし、ふだんやっていることをすべて行うように期待される。生理についておおっぴらに話すと、冷やかしやもっとひどい目に遭うことさえある。

多くの場合、私たち女性はティーンエイジャーにもならないうちに、突然生理という新しい習慣と、しばしばそれに伴う生理痛やむくみ、気分変動に適応しなければならなくなる。

その間も学校へ行って何も変わらないふりをする。誰かに自分が生理中だと悟られる「アクシデント」さえも恐れていないふりをする。

そして、永遠に生理が止まる閉経を迎えたある日、私たちはまた最初から、これまでとは異なるホルモン環境や生理的変化、別の種類の身体的症状に適応しなければならない。

女性は昔から自分の周期をバイオハックする必要があった。

タンポンを事実上発明したのは女性だ（現代版のタンポンは男性が発明したが、女性はその何世紀も前からそのコンセプトを編み出していた）。生理用ナプキンを考案したのも女性だ。1920年代、18歳の黒人女性メアリー・ベアトリス・デヴィッドソン・ケナーが生理用ナプキンを固定するサニタリーベルトのアイデアを最初に思いつき、1957年に特許を取得した。しかし、想像のとおり、ケナーはこれを商品化する企業を見つけるのに苦労した。

私たちはかつて、妊娠したい場合も妊娠したくない場合も、体温を記録したり頸管粘液（おりもの）を観察したりと、ローテクな手法を駆使して排卵日を計算しなければならなかった。自分の身体の声に注意深く耳を傾けてその情報を受け取り、身体の状態を常に把握しておく方法を編み出す必要があったのだ。

現在、私たちはテクノロジーの助けを借りることができる。月経管理アプリによって、いま月経周期のどのあたりかがわかるため、仕事の流れや社会生活、ストレス管理、運動、食生活を調整して、月経周期の各フェーズのメリットを最大限に活用できる。

だが、これで驚いてはならない。なんと、尿を検査して黄体形成ホルモンの大量分泌（LHサージ）が起きているかどうかを見極める「黄体形成ホルモン検査キット」を50個入りパックでアマゾンから購入できるのだ！　ＬＨサージが起きていれば、排卵しているとみられ、妊娠可能な状態だ。体温をモニターして排卵期の予測を助けるウエアラブルデバイスもある。

とはいえ、ローテクの手法（おりものを観察し、排卵時の変化を確かめる方法など）も相変わらず役に立つ。自然の周期と調和している場合は特にそう言える。

実際、**自分の身体の周期に注意を払うと、自然界の周期との調和をより強く感じられる。**これに気づいたとき、私たちは自己認識を高め、自らの身体の仕組みに対する敬意とつながりを深めることができる。

月経周期を四季の移り変わりに置き換えて考えてみよう。

月経期は身体の冬のようなものだ。子宮内膜がはがれ落ち、身体が休息に入るため、生殖機能が休止する。

卵胞期は身体の春のようなものだ。子宮内膜が厚くなり始め、受精卵を受け入れる下地をつくる。種子が芽を出すように卵胞が成熟する。

排卵期は夏だ。植物は成熟して実を結び、女性は最も妊娠しやすくなる。

黄体期は葉が色づいて落ちる秋に似ている。妊娠しなかった場合、身体は緊張を解いて休む準備をする。

先住民族のオジブア族やユロック族の間では、月経期は「ムーンタイム」と呼ばれ[1]、女性が自分自身に集中し、ネガティブな感情を手放し、休息し、熟考するための力強い期間と考えられている。

興味深いことに、私は自分の感情の状態と生理をトラッキングし始めたとき、ネガティブな感情を抱えているときと生理が重いときの相関関係を発見した。

ホルモンがネガティブな感情の一因となっていること、ストレスがホルモンバランスの乱れにつながることを認識しておけば、生理は自分の生活の状態を知る手がかりとなる。

身体がストレスを受けると、ミトコンドリアはエネルギー資源を生殖機能よりも生存機能へと振り向ける判断をし、これが性ホルモンバランスの乱れや生理不順につながる。

脅威にさらされていると感じると、身体は生殖の優先順位を下げることを思い出してほしい。

月経周期の各フェーズによるホルモンの違い

私は月経周期を四季になぞらえて考えるのが好きだが、月経周期が四季よりも複雑であるのは言うまでもない。

ひと月を通してあなたの身体の中で何が起きているのか、月経周期が仕事や社会生活、ストレス、フィットネス、代謝にどのような影響を及ぼし得るかをより深く理解するために、標準的な月経周期の各フェーズについてさらに詳しく見ていこう。

◉月経期：1～6日目──罪悪感を持たずに休む

生理は月経周期の1日目に始まり、通常6日目あたりまで続く。

生理が始まるとき、エストロゲンとプロゲステロンの分泌量は最低レベルとなり、子宮内膜がはがれ落ちる。

仕事や社会生活では、過去1カ月の間に自分の身に起きたことを振り返り、評価し、総括するのに適した時期だ。

月経期前半は身体的エネルギーが低いため、やる気が起きずに人と会う気になれなくても、友人と外出するより温かい風呂に浸かっていたい気分になっても不思議ではない。

月経期は休息と回復の時期であり、より活発な創造エネルギーがやがて必要になることを見越して身体が回復を図る間、生殖機能は休止する。

精力的に対外活動を行う時期に備えて、罪悪感を持たずに休養しよう。

フィットネスに関しては、ホルモン値が低い（男性のホルモン構成に非常によく似た状態にある）ため、運動能力の点で必ずしも悪い時期ではない。

むしろ、ホルモン値が高まる黄体期のほうが運動能力に問題が生じる場合がある。生理初日

月経周期とホルモンの変動

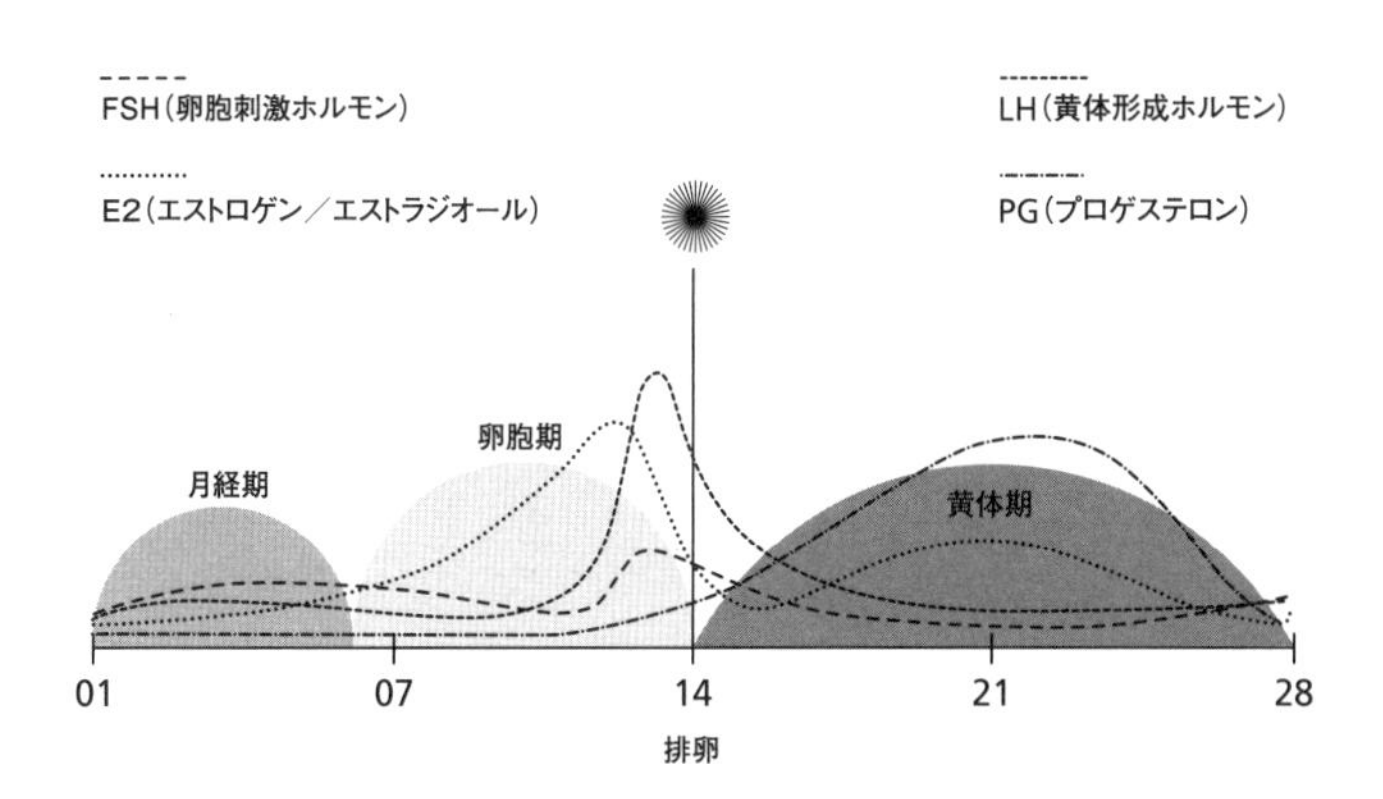

出典：https://helloclue.com/articles/cycle-a-z/the-menstrual-cycle-more-than-just-the-period

に最も疲労を感じ、数日経つとエネルギーが増してくるのはそのためだ。

女性アスリートが生理中もマラソンを走ってきたことを考えると、この時期にレースや大きな大会に出場する予定があっても心配はいらない。

スポーツではより良い成績を収められるかもしれないが、身体の声に耳を傾けることも忘れないように！　身体が休息を必要としていたら、しっかりと休もう。

月経期はエストロゲンの分泌量が最も少ない時期なので、低炭水化物食を摂るのがベストだ。卵胞期に向かう月経期の終わりには、軽い間欠的ファスティングに挑戦する気になるかもしれないが、過剰なストレスを抱えていない場合に限るようにしよう。

この時期はストレスホルモンであるコルチゾールの値が上昇するため、よりいっそうストレスを感じるかもしれない。

コルチゾール値が上昇するとインスリン抵抗性が高まる。それによって脂肪を燃焼しにくくなり、高炭水化物食を摂ると血糖値スパイクを起こす可能性が高まる。

軽い運動は最良のストレス対処法のひとつだ。

生理を重くする要因と軽くする要因を確認できるように、経血量に注目して記録をつけよう――これは実用的な情報となる。

私の場合、ストレスを多く経験しているときや前月に十分運動しなかったときに生理が重くなることに気づいた。

鉄分が豊富な食品を摂ることもこの時期には重要となる。

牧草飼育牛（グラスフェッド）や魚、葉物野菜、レバー、ダークチョコレートなどの食品を、鉄分の吸収を助けるビタミンCが豊富な食品（ピーマン、柑橘類の果物、イチゴ、ブロッコリー）と組み合わせて摂ることを心がけよう。

ビタミンDの摂取も鉄分の吸収を助ける。抗酸化作用のある食品（ベリー類、赤キャベツ、柑橘類）と抗炎症作用のある食品（エクストラバージンオリーブオイル、ターメリック、ショウガ）を多く摂ると、生理痛を和らげる効果がある。

鉄分が豊富な食品を摂っても鉄分サプリメントを摂取しても鉄やフェリチンの値が持続的に低い場合は（フェリチンの理想値は75ng／mL超）、銅欠乏症の疑いがある。

銅は腸の鉄吸収に不可欠であり、銅の値が低ければ十分な鉄を取り込むのが難しくなる。

◉卵胞期：7～13日目——ストレス耐性が高まる

卵胞期には、身体はエストロゲンとプロゲステロンの分泌を増やし始める。**仕事でも社会生活でも、活発で積極的な外向きの気持ちに変わり、成果志向になり始める。**新しいアイデアを生み出し、ブレインストーミングをし、プロジェクトに着手し、創造性を発揮するのに適した時期、つまり、計画・準備・実行の時期だ。

また、ストレス耐性が高まり、痛みを感じにくくなっていることを自覚するかもしれない。免疫力は卵胞期に最大になる。

フィットネスに関しては、プロゲステロンの分泌量がまだ比較的少ないため、筋肉量を容易に増やすことができ、筋力トレーニングの成果が上がりやすい。

燃焼させるグリコーゲンが余分にあるため、ふだんより追い込むことができ、より高い強度、重いウエイト、少ないレップ数（回数）でのトレーニングに挑戦できる（ふだん軽めのウエイトで7～12回の場合は、より重いウエイトで1～6回にするなどの調整をしてみよう）。

また、反応時間が短くなるため、HIITクラスへの参加や、ヒルスプリント（坂道ダッシュ）の実施、競走競技や自転車レースでの自己ベスト更新への挑戦、ウエイトトレーニングで1回だけ挙げることができる最大重量（1RM）の引き上げに最適な時期だ。

卵胞期にエストロゲンが増え始めると、インスリン感受性が高まる。つまり炭水化物の利用や燃焼がしやすくなる。炭水化物の摂取を増やせば、ジムでのパフォーマンス向上に役立つはずだ。

運動していない場合や過体重の場合、この時期に軽い間欠的ファスティング（14〜16時間）を行うとよいだろう。ファスティングは、損傷した細胞の除去（オートファジー）という運動とよく似た作用を体内に及ぼすからだ。

ファスティングは、他のストレッサーに上乗せするのでない限り、代謝のレジリエンスを高める一種の有益なストレスを体内に生み出す。

ただし、激しい運動をするならファスティングは禁物だ。女性が運動とファスティングを同時に行うと燃料不足に陥るリスクがあり、そうなると複数のホルモン系のバランスが乱れ、コルチゾールが増加し、エストロゲンや甲状腺ホルモン、キスペプチン（思春期の発来や妊孕性に欠かせないホルモン）の正常な分泌が阻害されるおそれがある。

◉排卵期：13〜15日目ごろ――エネルギーが満ち溢れる

エストロゲンの分泌量は排卵前にピークに達する。

黄体形成ホルモン（LH）と卵胞刺激ホルモン（FSH）もこのタイミングで急増し、13〜15日目の間に卵巣から卵子が排出される（排卵）。エストロゲンは排卵後に減り始め、それに伴い身体のインスリン感受性がやや低下する（炭水化物耐性も低下する）。

仕事や社会生活では、最も創造性が高まり、エネルギーに満ち、言葉が明瞭になり、人を引きつけ、受容力が高まっていることを自覚するかもしれない。

デートや、仕事のプロジェクト推進、売り込み、営業、プレゼンテーションをするのに最適な時期だ。人とつながり、協力し、コミュニケーションをとる能力が高まるだろう。

ただ、この時期は免疫力がやや低下するため、仕事やその他のストレッサーによって自分に負荷をかけすぎないように注意しよう。

排卵前にエストロゲン値が上昇すると、スポーツでの腱損傷リスクが高まるため、トレーニング中はいつも以上に気をつけなければならない。

プロゲステロンは排卵後に増え始め、同化能力を低下させる。つまり、ジムで同じように鍛えても卵胞期とは感じ方が異なるかもしれない。運動の強度は自分の感じ方によるが、極端に追い込むのではなく、適度な運動をすることに集中しよう。

エストロゲン分泌量がピークに達するとき、身体のインスリン感受性が最も高まる。つまり、**排卵前の数日間は身体が燃料として炭水化物を欲する。**

葉物野菜、アブラナ科の野菜、根菜、ベリー類など、食物繊維とファイトニュートリエントが豊富で代謝が遅い炭水化物を多く摂るようにしよう。これらは過剰なエストロゲンの代謝を助ける。パンプキンシードや亜麻仁もエストロゲンの代謝を後押しする。

このフェーズでは、エネルギーのニーズが高まるため、カロリー燃焼量も100～150カロリー程度高くなる。

◉黄体期前半：15～23日目——仕事のペースを落とす

排卵期に妊娠しなかった場合、身体はプロゲステロンの分泌量を増やし始める。エストロゲンは排卵後にいったん減少するものの、再び徐々に増え始める。このときプロゲステロンも同時に増えるため、黄体期は高ホルモン期と呼ばれる。

プロゲステロンとエストロゲンは、インスリン感受性に関しては正反対に作用する（エストロゲンがインスリン感受性を高める一方で、プロゲステロンはエストロゲンの作用に拮抗してインスリン感受性を低下させる）ため、代謝がどう反応するか予測するのは難しい。

一般に、このフェーズでは、身体が燃料として脂肪を多く使うため、低炭水化物食にするほうがよい。

黄体期前半は、身体のニーズをしっかりと受け入れるべき時期だ。休息したり仕事のペースを落としたりする必要があるだろう。プロゲステロンが増えるにつれ、自分の内面に目を向けるようになるかもしれない。そのため、計画立案や振り返りに良い時期だ。

プロゲステロンの値も高いが、エストロゲンの値も高いため、炎症を引き起こす可能性がある（ただし、ホルモン値の変動は人によって多少異なる）。月経前症候群（ＰＭＳ）の症状が出始めるのはこの時期だ。

有酸素運動やファスティング、ケトジェニックダイエットなどの代謝を切り替える食事法は控えめにしたほうがいいだろう。

低中強度の筋力トレーニングや持久運動に力を入れよう。適度なペースで長いハイキングをするのもいい。

ウエイトトレーニングは、軽めから中程度の重さを多めのレップ数（7～15回）で持ち上げることに集中しよう。

黄体期前半は身体が脂肪を燃焼する傾向にあるため、強度を下げたトレーニングの燃料補給には、低炭水化物食が最適だ。

この時期は炭水化物を利用しづらくなるため、余分なグルコースがなければ、高強度運動をするためのエネルギーにアクセスできなくなる。

グルコースがない状態で激しい運動をすると、身体は筋肉を異化し始め、やがて筋消耗を引き起こす。

これに対抗する手段が、運動の前後に2～3グラムの必須アミノ酸（ＥＡＡ）――身体が筋肉をつくるために使う3種類のアミノ酸群――を摂取することだ。粉末ドリンクタイプのＢＣＡＡ（分岐鎖アミノ酸）はどれもまずい。そのまま飲めるタブレットのほうが断然おいしいのでお勧めだ。

プロゲステロンの働きによる深部体温の上昇と異化作用の増加（筋消耗）によって、暑いときは特に疲れやすくなる。

また、汗をかきやすくなり、塩分が過度に失われるおそれがある。多くの女性が黄体期前半にむくみを感じるが、塩分を控えるのではなく、実際はもっと塩分を摂る必要がある。

ここで味方になるのが電解質だ。この時期、のどの渇きをそれほど感じない場合もあるため、身体からの警告サインであるのどの渇きに頼らずに、こまめに水分補給することが重要だ（1日約2リットルの水を飲むよう心がけよう）。

一般に、**黄体期には、ふだんより活力が低下し、空腹を感じやすく、食べ物への渇望が強まり、食欲が旺盛になる。**

空腹や渇望を抑えるために、タンパク質、脂肪、食物繊維を毎食十分に摂るようにしよう。やたらに食べたくなるからといって、自分を責めてはいけない。ただ、月経周期を言い訳にジャンクフードをドカ食いしないよう、くれぐれも注意しよう。インスリン感受性が高くない時期なので、むくんだり血糖値の変動がいつもより大きくなったりする可能性が高いからだ。

◉黄体期後半：24～28日目——イライラを感じやすい

黄体期後半には、生理に向けてエストロゲンとプロゲステロンが減少し始め、コルチゾール値が上昇する。そのため、**空腹やイライラ、ストレスをより強く感じるかもしれない。**50%以上の女性がこのフェーズで月経前症候群（PMS）の症状を経験する。

この時期には、プロジェクトの完遂に本腰を入れ、やり残した仕事を片づけることに集中すべきだ。人前で「オン」の自分でいる必要がない細かい作業に重点を置こう。

運動は最良のストレス対処法のひとつだが、運動の強度と量を減らしたくなるかもしれない。ヨガや軽めのピラティス、ストレッチをして、回復を優先させよう。有酸素運動は長めのウォーキングや軽いジョギングだけでいい。

エストロゲンが減少すると、脳内のセロトニンが減少し、不安や憂うつを感じることが多くなる。

その対策として、トリプトファンが多く含まれる食品（シチメンチョウ、タヒニ［ゴマペースト］、バナナ、スピルリナ、セサミシード）を選んで、セロトニンをつくるのに欠かせない材料を取り込もう。そうすれば気分が改善し、よく眠れるようになる。

甘くてヘルシーなホールフードのおやつもセロトニンを増やし、気分をよくしてくれる。ゴマとヒマワリの種はプロゲステロンの増加も促す。私のお気に入りのおやつは、タヒニを詰めたデーツの上から少量の溶かしたダークチョコレートをかけ、塩を振りかけたものだ。

サプリメントでPMS（月経前症候群）をハックする

PMSの症状は通常、生理の5日前から生理までの間に最も顕著に現れるが、サプリメントによってこうした症状を緩和できる。

ではここで、私自身と患者に最も効果があったサプリメントを紹介しよう。

・カルシウム

ＰＭＳや月経前不快気分障害（ＰＭＤＤ）に悩む女性にとって最も重要なサプリメントのひとつだ。身体のストレス反応の調節を助けるほか、疲労や食欲の変化、うつ症状の軽減にも効果がある。５００ミリグラムを１日１～２回摂取することを推奨する。

・マグネシウム

ビタミンＢ６とともに生理痛、むくみなどの水分貯留症状、頭痛、睡眠の改善に大きな効果を発揮する。１日当たり４００ミリグラム程度を（就寝前に１回、または朝と夜に分けて）摂取することを推奨する。消化に影響を与えないグリシン酸マグネシウム、便を緩めるクエン酸マグネシウム、脳機能に効果があるトレオン酸マグネシウム、睡眠改善効果があるリンゴ酸マグネシウムなど、さまざまな形態のマグネシウムがある。

・オメガ３脂肪酸

生理痛やＰＭＳ症状を軽減する効果があるほか、驚異的な抗炎症作用がある。良質なものを見つけることが重要であり、私は医薬品グレードのオメガ3脂肪酸を選んでいる。1日当たり2〜4グラムの摂取を推奨する。

・ターメリック

炎症を抑え、生理痛に効果がある。ターメリックの有効成分であるクルクミン（1000ミリグラム）と、クルクミンの生物学的利用能を高める黒コショウ由来のバイオペリン（20ミリグラム）を配合したサプリメントを推奨する。

・ビタミンD

毎日摂取すべきもうひとつの重要な抗炎症剤だ。1日当たり5000IU（国際単位）の摂取を推奨するが、定期的に検査することによってビタミンD血中濃度を最適範囲内（50〜80ng／mL）に保つことができる。

・ビタミンB6

ストレスに加え、気分のむらやイライラ、物忘れ、むくみ、不安などのPMS症状の緩和にも驚くほど効果がある。また、プロゲステロンの分泌も促すため、エストロゲン優位の女性にも有効だ。1日当たり25〜50ミリグラムの摂取を推奨する。

・気分を安定させるサプリメント
サフランやSAM-e（S-アデノシルメチオニン：400ミリグラム）、ゼンブリン（25ミリグラム）、5-HTP（ヒドロキシトリプトファン：100ミリグラム）などのサプリメントがPMSによる気分のむらを安定させる効果があることを私は突き止めた。

これらを同時に摂取する必要はない。一度にひとつずつ試して、あなたにいちばん効くものはどれか確かめよう。

ライフステージ別の女性ホルモンの変化

女性にとって1カ月がひとつの周期だが、一生もひとつの周期と捉えることができる。女性の一生では10～20年ごとにホルモンが劇的に変化し、そのホルモンの変化があなたを変える。

そして月経周期と同様、こうしたライフステージを追跡し、ハックする介入の方法は数多くある。

◉思春期：若さを有効に活用する

思春期は女性が経験する最初の大きな転機であり、自分の周りで全世界が壊れていくように感じられることもある。

思春期を迎えた女性は、まだ成長途中でエネルギー容量が大きく、より多くのカロリーが必要になる。こうしたカロリーを良質なホールフード（必ずしもティーンエイジャーが真っ先に好むものではないが）から摂取すれば、健やかに成長できる。

近ごろの若い女性には、成功しなければならないという大きなプレッシャーがかかっている。しかし、**思春期を過ごしている女性の目標は、健康でいること、人生を楽しむこと、自分が誰であるのか、自分にとって大切なものは何かを見つけることであるべきだ。**

思春期は急成長期であり、過酷で複雑な時期になり得る。特定のサイズの洋服が着られるように食べるのを我慢するよりも、必要な栄養素を身体に摂り込むほうが、若い女性にとってははるかに重要だ。

フィットネス（運動）は、理想の体型になることよりも、楽しみと身体を動かす気持ちよさを味わうことを目的に行うべきだ。

◉13歳から20代前半まで：良い習慣を身につける

中学や高校に進学したら、女性は自分の身体と健全な関係を築く努力を続けることが重要になる。

この時期に性的な経験をし始めることが多いため、もしあなたがティーンエイジャーや20代の女性の親なら、こうしたテーマについてあなたの娘とオープンに話し合うことを強くお勧めしたい。あなた自身が20代の女性なら、いまのうちに安全な性習慣を身につけよう。

ティーンエイジャーのころに身につけた健康的な食習慣と運動習慣は、その後も続きやすい。

私は高校生のとき血糖代謝異常を抱えていたが、10代のころ怒りっぽかったのはそのせいだと確信している。ジャンクフードや加工食品を食べてインスリンの乱高下を引き起こし、肝臓にも膵臓にも負荷をかけすぎていたのだ。

乳製品や精製糖がインスリンスパイクやニキビの悪化を招くことを当時知っていればどんなによかっただろうと思う。

ティーンエイジャーと女性アスリートについてもうひとつ懸念されるのは、エネルギー消費量を支えるのに十分なカロリーを摂取していない点だ。

かつて「女性アスリートの三主徴[2]」と呼ばれていた深刻な健康状態がある。

一般に「摂食障害」、「無月経（生理の停止）」、栄養不足が原因の骨密度低下による「骨粗しょう症」の3つの問題を含むため、こう呼ばれていた。こうした状態に悩む女性は、痩せているとが望ましいとみなされるスポーツに携わっていることが多い。

現在は「スポーツにおける相対的エネルギー不足」（RED-S）として広く知られており、その定義は拡大されて、月経機能障害、骨の健康問題、タンパク質合成障害、代謝異常、心血管の健康問題といったエネルギーや栄養素の相対的不足が原因の諸問題を網羅した症候群を指すようになっている。[3]

これは過度な運動の有無にかかわらず、意図的または意図的でない低エネルギー食の結果であることが多い。

私がここでこれに言及するのは、バイオハックの旅に乗り出し、栄養欠乏状態になるまで身体にストレスをかける10代・20代・30代の女性をたくさん知っているからだ。

適切な量のカロリーを摂取せず、バイオハックに熱を入れすぎたせいで、生理が止まった女性を私は何人も見てきた。これは一生の問題になりかねない骨密度不足を招くおそれがある。

こうした事態を避けるためには、まず身体のエネルギー需要を満たすのに十分なカロリーを確実に摂取しなければならない。

思い出してほしい。目標はあなたのエネルギー潜在力を高めることだ！

食事量が少なすぎると、バッテリーの充電とは真逆の利用可能エネルギー（EA）不足に陥りかねない。

もしあなたが非常に活動的であるか、非常に活動的な若い女性の親やメンターであれば、次の数式を使って、自分やその女性の利用可能エネルギーについて理解を深めることを提案したい。

EA＝（総エネルギー摂取量［カロリーイン］－運動による総エネルギー消費量［カロリーアウト］）÷除脂肪体重（キログラム）

除脂肪体重を求める数式は次のとおりだ。

除脂肪体重＝体重（キログラム）－（体脂肪率［%］×体重［キログラム］）

体脂肪率を求めるには、体脂肪率を測定できるスマート体重計か、オンライン上の体脂肪計算アプリを使おう。
あるいは、体脂肪キャリパーや水中体重秤量法（水中測定法で正確性が高い）を用いた専門的な検査を受けることもできる。

ひとつの例を見てみよう。

体重63キログラム、体脂肪率20％の女性が、運動で500カロリーを燃焼するとする。この女性の除脂肪体重は、63－（0・20×63）＝50キログラムだ。

女性のカロリー摂取量に応じて、利用可能エネルギー（EA）は次のようになる。

1200カロリーの場合、EA＝（1200－500）÷50＝1日除脂肪体重1キログラム当たり14キロカロリー

2000カロリーの場合、EA＝（2000－500）÷50＝1日除脂肪体重1キログラム当たり30キロカロリー

2750カロリーの場合、EA＝（2750－500）÷50＝1日除脂肪体重1キログラム当たり45キロカロリー

利用可能エネルギーが1日除脂肪体重1キログラム当たり30キロカロリー未満の場合、健康やパフォーマンスを損なう利用可能エネルギー不足（LEA）と臨床的に診断される。

利用可能エネルギーが30～45キロカロリーの女性（30～40キロカロリーの男性）は潜在的LEAとみなされるが、減量期間中は許容される場合もある。

利用可能エネルギーが45キロカロリーを超える女性（40キロカロリーを超える男性）は利用可能エネルギーが体重維持に最適な水準にあるとみなされる。

私は若いころ何年もの間、**実現可能でも健康的でもない完璧な理想体型になるために、食べるものも食べずに過ごした。医師として若い女性たちのこうした行動を目にするが、その検査値は非常に問題のある重度の栄養不良を示す。**

もしあなたが若いなら、代謝の健康の基盤をつくる最善の方法は、ウエイトトレーニングをし、座りっぱなしを避け、身体を動かすことを楽しみ、身体のエネルギー需要を満たすのに十分な量を食べることだ。

「スポーツにおける相対的エネルギー不足」に陥るまで無理に食事を制限する行為は、代謝機能を狂わせ、不安を生み出し、血糖バランスの乱れを招き、骨密度を低下させ（将来、骨粗しょう症の早期発症につながるおそれがある）、ホルモン機能障害（性欲減退や不妊につながる場合がある）の一因となる。

多嚢胞性卵巣症候群（PCOS）とは何か？

多くの若い女性——米国では実に500万人[4]——が多嚢胞性卵巣症候群（PCOS）

を患っているが、診断されないまま長年放置されているケースもあるとみられる。

ＰＣＯＳは、卵巣や副腎、脳下垂体の機能不全[5]を引き起こす高いインスリン値と、それに伴う多くの症状（ニキビ、うつ病、肥満、生理不順の原因となるホルモンバランスの乱れ、高コレステロールなど）を特徴とする。

インスリン値が上昇すると、卵巣が刺激され、妊孕性や月経の規則性を阻害する男性ホルモンがつくられるため、ＰＣＯＳを患う女性は稀発月経（月経の頻度が少なく、年に6～8回未満）であることが多い。

ＰＣＯＳは代謝性疾患と大きな相関関係があり、ＰＣＯＳを患う女性の半数以上が40歳になるまでに糖尿病を発症する。ＰＣＯＳは、米国では不妊の最も多い原因であり、「多系統生殖代謝障害」とみなされている。[6]

ＰＣＯＳに有効な介入のひとつが低ＧＩ食であり、血糖とインスリンのコントロールを改善する効果が高いとみられている。

低ＧＩ食品は、精製炭水化物と精製糖が少なく、食物繊維と脂肪を多く含むため、血流への糖の放出を遅らせる。脂肪を多く摂って炭水化物を減らすケトジェニックダイエットも、定期的に取り入れることで効果が期待できる。

PCOSの疑いがある場合は、ホルモンの健康に精通した機能性医学専門医の診察を受け、空腹時インスリン値、空腹時血糖値、FSH（卵胞刺激ホルモン）値、プロラクチン値、遊離テストステロン濃度、総テストステロン濃度、TSH（甲状腺刺激ホルモン）値、IGF-1（ソマトメジンC）値、FT4（遊離サイロキシン）値の測定を依頼してみよう。

PCOSは治療可能だ。我慢する必要はない。

◉20代後半から30代：妊娠・出産の決断をする

子どもを持つ予定がなくても、このライフステージで自分のホルモンの状態を観察し始めることが重要だ。

妊娠可能年齢の女性がよく直面する問題のひとつが、エストロゲン優位だ。これを放置すると、乳がんなどのホルモン感受性がんのリスクが高まる可能性がある。

エストロゲン優位の兆候には次のようなものがある。

・生理不順
・生理が重い、あるいは生理が長引く

・経血に塊が混じる
・生理前に乳房の線維嚢胞性変化や乳房痛が起こる
・体重増加、特に腰や腿（もも）、お腹周りに肉が付く
・体重が減りにくい
・子宮筋腫、子宮ポリープ、腫瘍
・子宮内膜症
・不眠症
・うつ、不安、イライラ
・性欲減退
・疲労
・不妊
・日常生活に大きな支障をきたすＰＭＳ症状

エストロゲン優位が疑われる場合は、血中・尿中ホルモン検査や月経周期のマッピング分析を実施できる機能性医学専門医のところで臨床検査を受けたほうがよい。

黄体期のプロゲステロン検査の受診も検討すべきだろう。

特に30代後半でPMSや不妊の問題に悩んでいる人は検査を受けたほうがよい。

この検査によって、エストロゲン優位の症状を引き起こすプロゲステロン不足が生じているかどうかがわかる。プロゲステロン不足は、サプリメントや低用量のバイオアイデンティカルプロゲステロン補充療法によって対処できる（だが、機能性医学専門医にホルモン値の検査と最適な治療法の判断をしてもらうのがベストだ）。

過剰な体脂肪もエストロゲン優位の一因となるため、体脂肪率を知ることがこの問題を抱えるリスクを判断する手がかりとなる。

エストロゲン優位は、体重増加、特にお腹やお尻、腰、腿の周りに肉がつく原因となり、これによってさらにエストロゲン優位が進むおそれがある。

残念ながら、エストロゲン優位の状態になると体重が減りにくくなる。そのため、減量に取り組む前に、まずホルモンバランスの乱れがないか検査で確認することが有用だ。

エストロゲン優位の治療プロトコル

この治療プロトコルは、食生活の見直しとサプリメントの推奨という2つの柱から成る。

◉エストロゲン優位を緩和する食事

・糖の摂取量を厳密に制限する
　これは乳がんにかからないために自分でできる最も重要な予防策のひとつかもしれない。過剰なインスリンは身体を成長状態にし、インスリン値が高いとエストロゲンの増加を招くからだ。

・従来の方法で飼育された家畜の肉や乳製品を摂りすぎない
　理想的なタンパク源は、魚、脂肪の少ない鶏肉、豆類、ナッツ類、卵などだ。

・環境に配慮した食材を選ぶ
　ろ過した水を使い、有機食材を選ぶようにする。最高品質の赤身肉、特に牧草飼育（グラスフェッド）や放牧飼育の肉を食べる。魚も多く摂るべきだが、エストロゲン代謝酵素のカテコール-O-メチルトランスフェラーゼ（COMT）の働きを阻害する水銀の量には気をつける。

・繊維質の野菜を多く摂る
繊維質の野菜は、排便を通してエストロゲンの排出を促し、体内への再吸収を防ぐ。**ブロッコリー、カリフラワー、キャベツといったアブラナ科の野菜**は特に肝臓のデトックス効果が高い。

・色鮮やかな野菜を多く摂る
こうした野菜には、身体がつくり出す有害なエストロゲン（特に4-ヒドロキシエストロゲン）を無害化する抗酸化物質が含まれている。

・発酵食品を多く摂る
腸内の悪玉菌によって過剰なエストロゲンが排出されずに再吸収されると、エストロゲン優位と乳がんのリスクが高まる。**ヨーグルトやキムチ、ケフィア、テンペなどの発酵食品**を摂って腸に届けるか、プロバイオティクスを摂取するようにする。

・カフェインを制限する
カフェインとエストロゲンは肝臓の同じ酵素で分解されるため、カフェインを減らせばエストロゲンの分解が進む。

・アルコールを制限する
アルコールの摂取によって、エストロゲンが肝臓で分解されにくくなり、有害なエストロゲンが増える可能性がある。**ワインを毎日にグラス1杯飲むと乳がんのリスクが40%高まる。**[7] 多くてもグラス1杯を週3日までにとどめよう。

・食物繊維を1日35グラム摂取する
食物繊維を摂取することによって、腸の健康を改善し、体内から余分なエストロゲンを排出する。

・スムージーを手作りする
スムージーによって、ホルモンバランスを整える。インスリン値をより安定させるため、ホエイプロテインの代わりに、コラーゲンやボーンブロスプロテインパウダーを混ぜたスムージーをつくり、これにアカシアファイバーやチアア、亜麻仁などの食物繊維と、テーブルスプーン半分のマカを加えて毎日飲む。

1日にテーブルスプーン1～2杯分の亜麻仁を摂れば、特に効果がある。亜麻仁には、弱い植物性エストロゲンとして作用し、エストロゲン受容体への結合で体内のエストロゲンと競合するリグナンが豊富に含まれるからだ。
生理初日から月経周期14日目あたりの排卵期初日まで亜麻仁を摂取すれば、エストロゲン優位の症状を緩和する効果も期待できる。

◉サプリメントでエストロゲン優位をバイオハックする

基本サプリメントであるビタミンD、ビタミンB12、ビタミンB6、葉酸、オメガ3脂肪酸とあわせて次のサプリメントを摂ることにより、エストロゲン過多の症状を和らげる効果が期待できる。

・マグネシウム（1日400ミリグラム）
肝臓の酵素であるCOMTの働きを支え、エストロゲンの正常な排出を促進する。
・カルシウムD-グルカレート（1日500ミリグラム）
過剰なエストロゲンの調節を助ける。
・DIM（ジインドリルメタン、1日100～200ミリグラム）

有益な2-ヒドロキシエストロゲンを増やし、好ましくない16-ヒドロキシエストロゲンを減らすことによって、エストロゲンのバランスを整える（事前に臨床検査を受け、本当に摂取が必要か確かめること）。

・ミルクシスル（マリアアザミ）

これは肝臓の働きを助ける最も有名な滋養剤のひとつだ（ドライハーブ1000ミリグラムからハーブエキス150～250ミリグラムまでを用量の範囲とする）。

COMTの代謝ターゲットであるケルセチン、ルチン、ルテオリン、EGCG（エピガロカテキンガレート）、カテキン、エピカテキン、フィセチン、フェルラ酸といったサプリメントには注意しよう。これらを摂りすぎるとエストロゲン値が上昇する。摂取前に自分のCOMTの状態を把握するのがベストだ（基本的な遺伝子検査のデータからCOMTの状態がわかる）。

以前、BRCA遺伝子変異（乳がんのリスクを高める遺伝子変異）を持つ患者がいた。がんの兆候の早期発見を目的とした年に一度の精密な画像検査とあわせて、その患者には、体内にエストロゲンが過剰に蓄積するリスクを軽減できるライフスタイルの見直しも提案した。こうしたライフスタイルの見直しは、エストロゲン優位の状態にある誰にでも効果がある。
以上が私のエストロゲン優位の治療プロトコルだ。

◉40代：閉経周辺期に備える

40代の大半の期間はキャリアの最盛期にあり、家族や（子どもがいる場合は）子どもとの生活を楽しみ、素晴らしい気分で順調に過ごしているかもしれない。だが、40代も終わりに差しかかると、閉経周辺期初期のホルモン変動を経験し始めるだろう。

閉経周辺期の初期はエストロゲン優位となるのが特徴だ。最初に減少するホルモンがプロゲステロンだからだが、このプロゲステロンとエストロゲンの比率がホルモンバランスの鍵となる。

閉経周辺期の女性にはエストロゲン欠乏も多くみられる。これは相対的なプロゲステロン不足によってエストロゲン優位の症状はあっても、エストロゲンの値自体は低下している状態だ。

尿中ホルモン値のトラッキング（特に月経周期のマッピング）を行うことで自分のホルモン値の推移をより詳細に把握できる。優秀な機能性医学専門医や自然療法医にかかれば、プロゲステロン補充療法など、症状緩和のために取り得る選択肢について説明を受けられるはずだ。

40代後半から50代前半にかけてエストロゲンが徐々に減少するが、**エストロゲンの減少は骨密度の低下を伴うため、運動習慣を持続する（あるいは再開する）ことが重要となる。**

エストロゲンの減少は、インスリン抵抗性の増大や筋肉の劣化にもつながる。

したがって、このライフステージでは、炭水化物のニーズが低下し、タンパク質のニーズが高まる。

ゆっくり代謝される繊維質の炭水化物を選び、運動後はタンパク質を40グラム以上摂るようにしよう。

また、この時期では、断食模倣食（ヴァルテル・ロンゴ博士が数十年に及ぶ研究を基に考案した1カ月に連続5日間摂取カロリーを落とすファスティングプログラムなど[8]）が大きな効果をもたらす可能性がある。

断食模倣食はファスティングほど極端な方法ではないが、実施にあたっては身体の声に耳を傾けることが重要だ。ストレスを抱えている状態で断食模倣食やファスティングを行うべきではない。

◉50歳から65歳まで：人生の次のステージに移行する

ほとんどの女性がこのライフステージのどこかで閉経を迎える。

一人ひとりの経過はさまざまだが、米国人の平均閉経年齢は51歳だ。生理が来なくなって丸1年経過した日が閉経となり、[9] それ以降は専門的にはすべて閉経後となる（一般に閉経の前後数年間を「更年期」あるいは「周閉経期」という）。65歳までに大半の女性がこの大きな転機を経験する。

閉経後、心の平穏と落ち着きが新たなレベルに達したように感じられ、すがすがしい気分を味わえるかもしれない。

しかし、**身体のメンテナンスの必要性が高まる時期でもある。**あと数十年健康寿命を維持したいなら、身体のメンテナンスが欠かせない。

この時期は、ホルモン補充療法（ＨＲＴ）を考え始めるべきタイミングでもある。この治療を受けようと決めたら、身体が完全に変化するまで待つのではなく、その変化を和らげ、ホルモンバランスの乱れに先回りして手を打てるよう、すぐに治療を始めたほうがいい。

もちろん、ホルモン補充療法は誰にでも合うわけではない。ホルモン補充療法は乳がんのリスクを高めかねないため、乳がんにかかるリスクが高い人は特に避けなければならない。

乳がんと診断された女性はホルモン補充療法が禁忌とみなされることを知っておく必要がある。

ホルモン補充療法については、本人とかかりつけ医の間でリスクとメリットを慎重に検討したうえで治療の判断をするべきだ。

年齢とともにエストロゲンが減少することにより、膣の乾燥や萎縮を引き起こす場合がある。膣の乾燥問題を解決するために膣エストロゲンクリームを使う女性もいるが、こうした形のエストロゲンは膣の健康だけに効果があり、骨や心臓、脳の健康への効果は期待できないことを知っておこう。

年齢とともに減少するのはエストロゲンとプロゲステロンだけではない。テストステロンも減少し、これが性欲減退を招く場合がある（20代の女性に、環境中の内分泌かく乱物質が原因と考えられるテストステロンの低下がみられた例もあった）。

テストステロン欠乏症患者の性欲増進のために、機能性医学専門医が調剤薬局で扱っている低用量の局所用バイオアイデンティカルテストステロンクリームを処方することは、米国では珍しくない。

この時期は、神経減少の問題を考え始めるときでもある。

エストロゲン欠乏と認知症との間に関連性があることを最新の研究は示唆している。エストロゲン補充療法は、更年期中に始めれば、認知症リスクの軽減に高い効果があるとみられる。一方、閉経から5年を過ぎてエストロゲン補充療法を始めた場合は、それほど効果はなく、かえって認知症のリスクを高める可能性があると、同じ研究は示唆している。

閉経後は、インスリン感受性が低下するため、精製炭水化物を過剰に摂ると、体重が増加し、血糖が不安定になるおそれがある。

肥満を抑え、制御不能な体重増加を監視することに力を注ぐべきだ。

ヒト成長因子が減少しているため、ファスティングやカロリー制限に対する耐性は高まっており、これらが大きな効果を上げる可能性があるが、当然、栄養豊富な食品も十分に摂る必要がある。

この時期にはエストロゲンやプロゲステロン、テストステロンの分泌量がきわめて少なくなるため、筋肉量を増やすのが難しくなる。

このライフステージにいる女性には、重いウエイトを使って少ないレップ数でトレーニングするよう助言している。この方法は筋肉の維持とフレイルの回避に役立つ。

プライオメトリックス（ジャンプやジャンプの動きを取り入れた運動）は、骨を強化し、体力とスピードを維持するのに効果的だ。関節炎がある人は、関節に負担をかけすぎない自重運動のやり方を教えてくれるトレーナーの指導を受けたほうがいいだろう。

健康リスク把握のため、定期検診について真剣に考えるときでもある。

50歳を超えた女性全員が高血圧症検診を受けるべきだ。血圧は年齢とともに上がる傾向があり、高血圧は心疾患の主要なリスク因子となる。

これまで定期検診を受けていない場合、この時期から検診を受け始めたほうがよいその他の健康問題としては、高コレステロール、乳がん、結腸がん、子宮頸がん、骨粗しょう症、肥満、アルコール使用障害、うつ病がある。場合によっては、予防的アスピリン投与（自分に適しているか医師に相談すること）や、必要に応じてワクチン接種も検討すべきだろう。

年に一度は医師の診察を受けて検査をしてもらおう。通常こうした検診には保険が適用される。

◉65歳以降：いつまでも動ける身体と活力とつながりを保つ

あなたの「生理のある」日々は終わったが、健康を保ってさえいれば、まだこの先何年も生き生きと毎日を楽しむことができる。

65歳を超えても心身ともに健やかでいたいなら、活発に周囲の世界と関わり続けることが何よりも大切になる。身体を動かし、運動を継続し、栄養豊富な食事を摂ることも必要だ。知力を保つための最善策のひとつは、運動と学習を続けること、できればこの2つを同時に行うことだ。**知力が要求されるような身体活動を行えば行うほど、新しい神経結合を増やし、鋭敏な頭脳と体力を維持できる。**

この年齢になると、多くの人が長寿の秘訣に関心を持つようになる。

慢性疾患にかからないことが長寿には不可欠であり、自分の健康に関する情報を多く持っているほど、できるだけ長く健康に生きるために役立つ変化を数多く起こせるようになる。身体の数値をよく測定し、理解し、追跡するほど、自分の身体や健康リスクをしっかりと管理できるようになる。

私は36歳のとき、自分の健康リスクに先回りして対処したいという思いから、全身のＭＲＩ検査を受け始めた。

年2回ホルモン値を検査してその推移を確認し、現在のライフステージのニーズに合わせて自分のライフスタイルや生活習慣を見直すだけで、あなたも自分の健康リスクに先回りして対処できるようになる。

Chapter12まとめ——女性ホルモンのバイオハック

・自分の月経周期と月齢の周期を記録し、一致しているか確かめる。

・屋外で過ごす時間を増やすことが月経周期のタイミングに影響を与えるか試してみる。

・月経周期の第1週目は、鉄やビタミンC、抗炎症化合物が豊富に含まれる食品を多めに摂り、ビタミンDを摂取する。

・月経周期7～13日目は、ジムで自分を追い込み、新しいプロジェクトのブレインストーミングをし、創造性を発揮する。

・排卵が起こる月経周期13～15日目は、人と交流し、適度に運動し、食物繊維を多めに摂る。

・月経周期15～23日目は、プロジェクトの計画を立て、振り返りを行い、ジムでは自己ベストを目指すのは控える。運動をたくさんしたときは、水を多めに飲んで電解質を摂取する。

・月経周期24～28日目は、PMSの症状がないか注意し、必要に応じてカルシウムやマグネシウム、オメガ3脂肪酸、ターメリック、ビタミンD、ビタミンB6などのPMSを緩和できるサプリメントを摂取する。プロジェクトを完遂し、やり残した仕事を片づける。ヨガやピラティスといった軽めの運動をして、身体に良いホールフードで食欲を満たす。

・あなたがアスリートかティーンエイジャーであれば、利用可能エネルギーを計算して、利用可能エネルギー不足（LEA）やスポーツにおける相対的エネルギー不足（RED-S）に陥らないための食事量を確認する。

・20代と30代では、ホルモン検査によって妊孕性を評価する。

・エストロゲン優位の状態にある場合は、私が考案したエストロゲン優位の治療プロトコルを試す。

・マグネシウムやカルシウムD-グルカレート、DIM、ミルクシスルの摂取によって、エストロゲン優位を緩和する。

・40代では、ファスティングの回数を増やすか、断食模倣食を試す。

・40代では、閉経周辺期の兆候を確認するためにホルモン検査を受ける。

・月経周期を記録して、生理が来なくなって丸1年経過し、正式に閉経した時期を把握する。
・ホルモン補充療法が自分に適しているか医師に相談する。
・40代・50代・60代では、運動と学習によって脳の健康を維持し、タンパク質を十分に摂る。

Chapter 13 セックスと妊娠――固定観念を解き放つ

創造的プロセスや思考プロセスに利用できるあらゆるエネルギーの源泉、それがセックスの本質である。

――謝明徳（タオイスト）

私たちのセクシュアリティは、最大のパワーの源のひとつだ。

その感じ方や、私たちの全存在と存在そのものにそのパワーを取り込む方法を身につければ、セクシュアリティは私たちが利用できるエネルギーの源泉となる。

性的エネルギーを養い、自分の喜びやパートナーの喜びのために役立てれば、人生をとてつもなく素晴らしいものにできる。

性的エネルギーは、創作活動に向けることも、人生の目的を果たすための糧にもできる。

だが残念なことに、多くの人が自分の性的エネルギーについてまったく理解できていない。責任ばかりが優先される日常の中で、喜びが良い人生を送るためにいかに大切であるか、私たちはすっかり忘れている。

セックスは楽しく素晴らしいものになり得るし、生命と生殖に不可欠なものだが、多くの人にとって気まずくやっかいなものになっている。

セックスについてよく理解し、健全で充実した性生活を築く唯一の方法は、セックスの話を気軽にできるようになることだ。では、どうすればそうなれるだろうか？

セックスについて気軽に話せるようになれば、女性は自分が望むことや望まないことをパートナーに伝えてもよいと感じられる。

男性は女性の境界線を尊重し、女性の声に耳を傾け、女性の身体についてすべて知っているわけではないと理解できるようになる。

女性は多くの場合、セックスは男性を喜ばせるためにするものという考えを持って育つ。そのためか、女性の喜びについてはあまり語られない。若い女性に関しては特にそうだ。

こうした状況が、何世代もの女性が自分の性的欲求を認めることを気まずく感じる結果につながっている。

私たちはいま、このようなあり方の後遺症に直面し、多くの女性が過去の性的関係の一部は自分が望んだものではなかったと認識している。

その程度は軽い不快感から深刻なトラウマまでさまざまだが、こうした体験は慢性ストレスを引き起こし、性的満足感を損ないかねない問題になっている。

さらに悪いことに、女性の16人に1人は初めての性体験が同意に基づかないもので、米国疾病対策センター（CDC）によれば、米国の女性の5人に1人がレイプされた経験があり、4人に1人が子どものころ性的虐待を受け、3人に1人が生涯のうちに何らかの性的暴行を受けるという。

性的トラウマは性機能不全、人間関係の機能不全、心身の健康問題につながる可能性がある。トラウマの経験がある場合、セックスをしているときに身体が反応して凍りつきが起き、意思の疎通ができなくなるおそれがある。

これはポリヴェーガル理論における凍りつき反応であり、人が恐ろしい目に遭ったときにしばしば動けなくなる理由だ。性的トラウマを経験した女性が反復性のトラウマを負うリスクが高くなるのはそのせいだと私は考えている。

これは、女性がセックスについてもっとオープンに話し、不快でトラウマになるような状況に陥る前に自分の境界線を伝えられるよう手助けする使命に私が取り組んでいる理由でもある。

より良いセックスへの道をハックする

女性の性体験を向上させる方法はたくさんあるが、その中心にあるのは安心の感覚だ。喜びに身をゆだねられるようになるには、安心感が必要になる。

多くの女性はセックスをしているときに自分を完全に解き放つことをまだとても恐れているが、それも無理はない。**セックスをするときに安心感を抱くには、まずトラウマを癒さなければならない。**

私の場合、過去のトラウマの解消に取り組み始めてようやく、本来あるべきセックスに向き合える力強い関係を結ぶことができた。

喜びに身をゆだねられるようになるもうひとつの秘訣は、頭の中を空っぽにして、身体に意識を集中することだ。

パートナーとの本当に素晴らしいセックスは、自分自身とつながる方法と自分の喜びとつながる方法をまず知ることから始まると個人的に思う。

自分でオーガズムを得る方法を知らなければ、相手があなたをオーガズムに導くのは難しい。オーガズムを得るさまざまな方法を覚えること、そして、オーガズムを得にくい場合は特に、セックスの結果にこだわりすぎないことが大切だ。

オーガズムを得られるようになるには、筋肉を鍛えるのと同じで訓練が要る。セルフプレジャーや、あなたを喜ばせる方法を相手に伝えることで、セックスでの喜びを大きく高めることができる。

つまりは、コミュニケーションだ。

喜びを妨げる小さな障害のひとつが呼吸を忘れることだ。

特に興奮が高まっているときは、呼吸を続け、呼吸によってエネルギーを全身に行き渡らせるようにすることが大事になる。

こうした呼吸には、身体を最大限にリラックスさせる効果がある。

セックスをしているときは緊張しがちだが、完全にリラックスして、パートナーがあなたを興奮へと導けるようにすれば、もっと情熱的な体験への扉を開くことができるだろう。

心理的に性的興奮を得られにくい場合

性的興奮を自然と得られる女性もいれば、時間がかかる女性も、性的興奮をまったく得られない女性もいる。セックスを楽しむには性衝動が必要であり、性衝動はテストステロンとエストロゲンによって引き起こされる。

性的興奮や性的欲求が起きにくい場合は、テストステロン値を検査したほうがよいだろう。セックスに関心がない患者は、たいていテストステロンかエストロゲンのいずれかまたは両方が欠乏していることを私は突き止めた。

ホルモン値の検査は、性的興奮を得られにくいという問題を解決する第一歩だ。ホルモンの欠乏があると、生化学的に性的興奮を得られにくくなるからだ。

しかし、**性的興奮を妨げるものには、自信のなさや不安感といった心理的障壁もある。**

長期的な関係がとりわけ女性にもたらす残念な副作用のひとつとして、結婚制度やパートナーとの生活への慣れ、母親としての役割による性的関心の薄れが相まって、性的欲求が低下することが挙げられる。[1] 仕事の負担や育児への集中によって恋愛感情が薄れ、パートナーとの関係が後回しになり、セックスをあまりしなくなる。

性的欲求の低下は、パートナーとの関係を脅かしかねない。セックスレスは親密さの低下や怒りの感情、不貞、さらには離婚につながるからだ。

しかし、性的欲求の低下がパートナーとの関係に与える影響として最も多いのは、パートナーとの「つながりが弱まっている」という感覚だ。[2] カップルにとって、つながりの根本的な欠如はセックスレスの原因となり、セックスレスはつながりをさらに弱くする場合がある。

性的トラウマに関する医学文献を見直すなかで、性的トラウマが30%の女性にPTSDを引き起こし、60~80%の女性に性機能障害をもたらす可能性があることがわかった。

性的トラウマを経験した女性の中には、一人ではオーガズムを得られても、パートナーとはオーガズムを得られない女性もいる。

トラウマは部屋の片隅にある箱のように常に身近にあり、そこから出てくるものに対処できないことを恐れて、箱を開けたくないと女性は思っている。しかし実際は、箱を開けてトラウマに対処して初めて、性的パートナーに心を開けるようになる。まずは、安心できる環境で、トラウマの処理を手助けできるセラピストと一緒にトラウマに対処することを勧めたい。

ここで大事なのは、そのトラウマについて感じている恥ずかしさを最初に取り除くことだ。

素晴らしく心地いいセックスをするには、根本的に、安心感と信頼感、そして相手に無防備な姿をさらけ出せることが必要になる。そうなるには少し手間がかかるため、すぐにセックスしようと急がなくていい。準備ができるまで待とう。

ホルモン避妊薬は使ってもよいのだろうか？

セックスがもたらし得る結果は誰もが知っているとおりだ。いま（あるいはずっと）妊娠を望まないなら、避妊をする必要がある。

避妊は元祖バイオハックのひとつだ。セックスは原始からの営みで、妊娠は原始からの避けられない事柄のひとつだからだ。

しかし、女性が避妊薬の服用を継続するのは妊娠の予防だけが理由ではない。

ホルモン避妊薬によって多くの女性が経験するメリットのひとつがＰＭＳ症状の軽減だ。ただ、これは応急処置であって、根本的な解決策ではない。私は患者に対し、避妊薬で問題をうやむやにせず、症状の原因を突き止めるよう促している。

成人期の大半を通してホルモン避妊薬を服用していると、自分の月経周期をきちんと把握できない。避妊薬を服用している間はホルモンの問題を抑えられても、避妊薬を止めたとたんに問題が表面化するだろう。だが、それはあなたがまだ若いうちにホルモンの問題を解決するチャンスだ。

また、ホルモン避妊薬がクラスⅠの発がん性物質とみなされていることや、心臓発作や脳卒中、血栓、肝腫瘍のリスクを高めることを、ほとんどの女性は認識していない。

避妊薬の服用を決めてもよいが、十分な知識を備えたうえで選択すべきだ。

妊孕性を最適化する方法

あなたが妊娠を望んでいるなら、自分の現在や将来の妊孕性（にんようせい）（妊孕する力）について考えているかもしれない。妊娠を望んですぐに妊娠できる女性もいるが、不妊に直面する女性も多い。他の多くのものと同様に、妊孕性はつまるところミトコンドリアの健康に左右される。**子どもに引き継がれるのは女性のミトコンドリアだ。**ミトコンドリアが正常に機能しなければ妊娠を維持できない。ミトコンドリアは、生命の営みや、精子と卵子が子どもに育つために必要な細胞分裂に使われるエネルギーを供給する役割を担う。

要するに、最適なミトコンドリア機能によって妊孕性は長く維持されるということだ。

もしあなたが妊活中で、いまのところ成果がみられない場合、まず不妊治療専門医にかかって検査を受けるべきだ。妊孕性検査では、卵子の数と質を評価し、排卵を検知する。

一方、ライフスタイルによって妊孕性を支えることもできる。ミトコンドリアの健康を最大限に高め、妊孕性を最適化するためにできることを紹介していこう。

◉必要な栄養素を十分に摂る

次に挙げるビタミンやミネラルなどの栄養素は妊孕性の最適化に欠かせない。

・**鉄**

鉄の欠乏は、不妊、流産、低出生体重、早産と関連している。貯蔵鉄不足（フェリチン値が75ng／mL未満）の場合、排卵している可能性が低くなる。根本原因を突き止めるとともに、鉄分サプリメントの摂取を検討しよう。

1日18ミリグラム程度の摂取が必要だが、妊娠している場合は1日の**必要摂取量が27ミリグラムに増える。**鉄は、赤血球による酸素の運搬を助けるとともに、酸素を燃やして身体にエネルギーを供給するミトコンドリアを持つ細胞に酸素を届ける役割を果たすため、エネルギー代謝には不可欠だ。

・**コエンザイムQ10**

コエンザイムQ10はミトコンドリアの健康に欠かせない。肝臓（レバー）、腎臓、心臓などの内臓肉のほか、牛肉、イワシ、サバにも含まれる。植物性食品では、ホウレンソウ、ブロッコリー、カリフラワーなどの野菜から摂ることができる。ふだんこれらの食品を摂らない場合は、1日100ミリグラムをサプリメントで補ってもよい。

・ビタミンC

ビタミンCはミトコンドリアを酸化損傷から守るために重要な役割を果たす強力な抗酸化物質だ。柑橘類の果物、キウイ、イチゴに多く含まれる。

・脂肪

脂肪は妊孕性にとって重要なものだ。低脂肪食を摂っている女性は、妊孕性を最適化するためには**1日の総コレステロール摂取量が160ミリグラムを上回る必要**があることを知っておくべきだ。

・オメガ3脂肪酸

オメガ3脂肪酸は赤ちゃんの脳の形成に欠かせない。魚はオメガ3脂肪酸を含むため健康に良いが、水銀も含んでいる。**水銀量の少ない魚を選ぶようにし、魚をたくさん食べている場合は体内の水銀値を調べてもらおう。**魚を食べない場合は、オメガ3脂肪酸の値を調べてもらおう。オメガ3脂肪酸が不足している場合は、サプリメントの摂取を検討すべきだ。

・セレン

セレンは女性の卵子を取り巻く卵胞液（らんぽうえき）の健康維持を支える。**1日1粒のブラジルナッツで、セレンの1日当たりの推奨摂取量を賄う**（まかな）ことができる。妊孕性を高めるには1日約55マイクログラム、妊娠中は1日約65マイクログラムの摂取が必要となる。

◉妊孕性を高める食品を摂る

・色鮮やかな野菜と果物

色鮮やかな野菜と果物（とりわけ赤い野菜と果物）は特に妊孕性を高める効果があり、閉経を遅らせる可能性もある。こうした食品やその他の野菜・果物には**ポリフェノールと抗炎症化合物が含まれている。**

十分摂れていないと思う場合は、炎症の指標となるhs-CRP値を調べよう。0・5を超えていたら、食事の中で野菜と果物をもっと摂る必要があるだろう。

・アサイー

アサイーは**抗酸化物質を豊富に含む素晴らしい食品**であり、サプリメントで摂ることも冷凍食品売り場で見つけることもできる。野菜や果物を十分に摂るのが難しい女性には、とても助かる食品だ。

・**卵**

卵には**先天的欠損症の予防効果があるコリンが豊富に含まれる。**一般に、最も健康に良い卵の摂取量は、最適な代謝の健康を維持するため、1日1個とみられる。

・**脂肪分無調整の乳製品（条件付き）**

乳製品が女性にもたらす効果は一様ではない。一般に、無脂肪や低脂肪の乳製品は妊孕性を高めるのに最適ではない。一方で、**脂肪分無調整の乳製品はホルモン値が低い低体重の女性に有効とみられる。**ただし、自己免疫疾患やPCOSを患っている女性は、妊孕性の最適化のために乳製品を制限するか、完全に断つことを検討しよう。

◉運動は慎重に選ぶ

インターバルトレーニングとウエイトトレーニングは、ミトコンドリアの生合成を促進するため、驚くような効果が期待できる。ヨガはストレスを軽減し不安を和らげる効果があるため、妊孕性を高めるための素晴らしい選択肢だ。

一方、**習慣的な有酸素運動は妊孕性向上に最適ではない。**身体はエネルギー効率を高めることで習慣的な有酸素運動に適応するが、これが妊孕性に悪影響を及ぼす可能性があるからだ。

卵子凍結をするべきか?

いずれ子どもは欲しいが、それがいつかわからない場合、卵子を凍結することを検討しているかもしれない。

卵子凍結では、ホルモン（ヒト絨毛性ゴナドトロピン、卵胞刺激ホルモン、ヒト閉経期ゴナドトロピン、ゴナドトロピン放出ホルモンなど）の注射や、いわゆる「過剰排卵」を促す排卵誘発剤（クロミッドなど）の服用が必要になる。

卵子凍結の技術は、身体が卵子を多くつくりすぎたときに生じる卵巣過剰刺激症候群を引き起こさずに、最大数の卵子を採取するものだ。一般には15〜30個の採卵が目標となる。一方、採卵数が4個未満だと妊娠率が低下する（将来再び卵巣刺激と採卵が必要になるかもしれない）。

手順としては、まず卵巣を刺激した後、超音波ガイド下で採卵針を用いる簡単な手術によって卵子を採取する。その後、卵子は冷凍保存され、将来融解されて受精が行われる。これはバイオハック以外の何ものでもない。

卵子凍結を行うのに適した年齢には議論の余地がある。若いときに行えば、卵子がDNA損傷を受ける可能性は低くなる。しかし、凍結卵子を使用する可能性が高い37歳前後に卵子の凍結を行うほうが費用対効果が高いと示唆する研究もある。個別のアドバイスを得たい場合は、不妊治療専門医の診察を受けよう。

妊孕性を高めるために避けるべき要因

妊孕性を高めるライフスタイルの選択肢がある一方、妊孕性を損なう多様な影響因子も存在する。子どもを持ちたいと望むなら、次に挙げる影響因子に気をつけよう。

・トランス脂肪を含む食品

ファストフード、ドーナツ、包装されたペストリー、揚げ物がこれに含まれる。1日にトランス脂肪を4グラム摂取すると、妊孕性にきわめて悪い影響を及ぼすことが複数の研究から明らかになっている。[3]

・アルコール

2545組のカップルを対象にした体外受精（IVF）に関する大規模調査で、週に4杯以上のアルコールを摂取した女性は、週に4杯未満（1日1杯未満）だった女性と比較して、健康な子どもを妊娠・出産する確率が16％低かった。

また、妊娠初期にアルコールを多く摂取した女性ほど流産の確率が高かった。

約3000組のカップルを対象にした別の調査では、体外受精治療1カ月前にアルコールを1杯飲むと体外受精失敗のリスクが3倍になり、治療の週にアルコールを摂取した場合、そのリスクは4倍になった。[4]

・大豆

大豆にはイソフラボンと呼ばれる植物由来のエストロゲンが含まれる。

セブンスデー・アドベンチスト教会による2014年の調査は、**イソフラボンの摂取量が多いほど、不妊リスクが高まることを明らかにした。**[5]

もしあなたが妊活をしているなら、大豆由来食品（遺伝子組み換えでないものを選ぶ）

の摂取量を1日（1～3食）当たり40グラム未満に抑えるように心がけよう。

・性感染症（STI）や骨盤内炎症性疾患（PID）

淋病、ウレアプラズマ、マイコプラズマ、クラミジアなどの性感染症（STI）は、卵管の瘢痕（はんこん）を引き起こす骨盤内炎症性疾患（PID）の発症につながるおそれがある。**ほとんどの医師がウレアプラズマやマイコプラズマの検査をしないため、これらは見過ごされる場合がある。**

米国疾病対策センター（CDC）によれば、PIDに1回罹患した女性の卵管性不妊症の発症率は8％だが、PIDに3回罹患した女性の発症率は40％に上昇する。

・ホルモン避妊薬の長期使用

避妊薬には、体内の甲状腺ホルモンのバランスを変えるエストロゲンが含まれる。エストロゲンは、血中に浮遊する遊離甲状腺ホルモンの量を減らす甲状腺ホルモン結合蛋白を増加させる。これらは活性型の甲状腺ホルモンであるため、**甲状腺ホルモン剤と避妊薬を両方服用している女性は、より高用量の甲状腺ホルモン剤が必要になる可能性がある。**また、避妊薬の服用を止める場合は、甲状腺ホルモン剤の用量を減らす必要があるかもしれない。

・気分障害

気分障害（単極性障害と双極性障害の両方）と不安症が受精率の低下と関係している可能性を複数の研究が示唆している。

ストレスはミトコンドリアに重い負担をかけるが、妊孕性を保つには健康なミトコンドリアが欠かせない。

・慢性的な健康問題

自己免疫疾患や貧血症、低ビタミンD症、甲状腺機能異常、前糖尿病や糖尿病、子宮筋腫、子宮内膜症、生理不順（月経周期が21日より短いか35日より長い場合など）、無理な食事制限や肥満に伴う無月経、生理痛、ＰＣＯＳ（多嚢胞性卵巣症候群）といった慢性的な健康問題を抱えている場合は、妊娠しづらくなる可能性がある。

・有害な化粧品や洗剤

キッチンや浴室では身体に優しい製品を使うよう心がけ、家中にある洗剤を無害なものに切り替えよう。

妊活中はネイルサロンの利用も避けたほうがよい。ネイルサロンは、内分泌かく乱物質として知られるフタル酸エステルなどの化学物質にあふれているからだ。テフロンやビスフェノールＡ（ＢＰＡ）といった添加剤を含むプラスチックの使用も控えよう。台所用品の素材として望ましいのは、ステンレス鋼と鋳鉄だ。

Chapter13まとめ――セックスと妊娠のバイオハック

・トラウマが性的な喜びに影響していないか検証し、もし影響していると思うなら、セラピストやカウンセラーの助けを借りてトラウマを処理する。

・ホルモン避妊薬が自分に適しているか検討する。

・妊孕性を支えるために必要な栄養素を十分に摂り、妊孕性を高める食品を選び、ストレスになるまで運動しすぎないように気をつけることで、妊娠しやすい身体づくりをする。

・いつ子供を持つか、子どもを持つ決断をするかどうかわからなくても、現在妊娠可能年齢である場合は、卵子の凍結を検討する。

Chapter 14
人間関係――スマホ中毒と孤独からの脱出

大切なのは、あなたの気分を高揚させ、その存在があなたの最も良いところを引き出してくれる人たちだけと付き合うことだ。

――エピクテトス（古代ギリシャの哲学者）

私は絆の固い大家族で育ち、常に社交的なほうだったので、人とのつながりはずっと人生の中心にあった。

しかし、人とのつながりが、生存は言うまでもなく、長期的な幸福にも絶対不可欠なものであると理解するようになったのは、スタンフォード大学で教えながら、人間関係が健康に及ぼす影響を研究し始めてからだ。

社会的断絶は、喫煙や飲酒、肥満、座りっぱなしの生活以上に重大な疾病要因だ。

また、人々が喫煙し、酒を飲み、太りすぎ、座りっぱなしでいる理由の多くは、人間関係やコミュニティとのつながりの問題に関係している。

依存症に苦しむ人の多くは、幼少期や成人期の困難な人間関係によって、トラウマや愛着障害を経験している。80年に及ぶ（男性を対象とした）ハーバードの研究をはじめとする複数の研究によると、親密な人間関係は、長期的な幸福につながる最大の要因だという。[1]

社会的動物としてつながり合っている人間が、この健康に欠かせない柱を失ったのはなぜだろうか？　それを取り戻すにはどうすればよいだろうか？

社会的つながりがエネルギーに影響する

まず、「つながり」が長い間人類に果たしてきた役割を十分に理解する必要があるだろう。

ミトコンドリアは、宿主生物に取り込まれて共生関係を築いた原始細菌から進化した。この細菌は周りの環境からエネルギーを取り入れて、宿主生物の生存能力を高めた。これは実質的に、生命の進化を支えた最初のつながりだ。

しかし、私が最近になってようやく気づいたのは、ミトコンドリアは社会的なオルガネラ（細胞小器官）になるように進化したということだ。

これはどういう意味だろうか？

つまり、ミトコンドリアは、社会的ネットワークの中で人間と同じように行動し、振る舞うということだ——あるいは、私たち人間がミトコンドリアと同じように行動し、振る舞うように進化したと言ったほうが正しいかもしれない。

社会的行動は、生命の複数のレベルで維持されている。**ミトコンドリアは、集団を形成し、その中で互いに依存し合って行動する。**ミトコンドリアのネットワーク内で情報を交換し、エネルギーを供給するために、（融合というプロセスを通して）結合する。同期行動を示す（心拍や神経細胞の発火に合わせて振動する）。細胞内でそれぞれの機能を果たすことに特化する。分裂と呼ばれるプロセスで断片化され、増殖する。[2]

私たち人間も自らの社会的つながりを進化させてきた。社会的つながりは生命の繁殖の適応を支えるからだ。

私たちは共有環境の中で共存している。性交渉中にはパートナーと、妊娠中には赤ちゃんと結合する。声や表情、身振りのほか、さまざまなテクノロジーを通してコミュニケーションを取り合う。自分たちの行動を調整し同期させる（チームスポーツやオフィスでのグループミーティングを思い浮かべてみよう）。一人ひとりが専門的能力を身につけ、それぞれの社会的役割を果たし、それぞれの職業に就くことによって、集団的な目標を達成できる。そして、出産して新しい人間を生み出す。

私がミトコンドリアのとりこになった後に自問したのは、「エネルギー不足がほとんどの慢性病の根源であるならば、エネルギー不足の根源は何か」という問いだ。

そして私は、**人間関係の質がエネルギー容量に大きな影響を及ぼすことに気づいた。**人間関係の質は生活の質を実際に大きく左右する。

行動レベルでは、私たちは人間関係に苦しんでいるとき、いつの間にか疲れ果て、エネルギーをさらに消耗する現実逃避行動に出ていることが多い。たとえば、ジャンクフードを食べたり、テレビドラマを一気見したり、依存に走ったり、身体を動かさなくなったりする。

一方、つながりの欠如が細胞レベルでもたらす影響を裏づける研究もある。慢性的な心理社会的ストレスがミトコンドリアの数と質に影響を及ぼすことを複数の研究が明らかにしている。[3]

逆境的小児期体験（ACE）、育児や介護、ストレス、離婚、深い悲しみ、喪失といったさまざまな心理社会的ストレッサーが、あなたの細胞の機能に影響を及ぼすのだ。

自分を愛することが最高のバイオハック

言うまでもなく、他者とつながる能力は、自分とつながり、自分を愛することから始まる。

私はつながりについて研究するなかで、**他者を愛することを阻む最大の障壁のひとつは、自分を心から愛せないことだと気づいた。**トラウマ、虐待、ネグレクト、家庭内不和、喪失、完璧主義、有害な成功、自傷行為といった人々のつらい体験の話を聞くと、胸がつぶれる思いがする。美しくあることへの社会的期待による負担と、それが自分自身との関係に与えてきた影響については言うまでもない。

こうした問題によって、自信と自己愛は低下する。「お前は十分じゃない」という言葉を浴びせ続ける社会に生きながら、どうして自分を愛せると思えるだろうか？

本書に書いた他のことはすべて無視しても、**たったひとつ「自分を愛せるようになる」というバイオハックに取り組めば、人生のあらゆることが楽になる。**

自己愛への道は、自己発見と、鏡に映る自分を見つめ、今見えている姿を好きになり、ありのままの自分を愛することを阻むすべての障壁を克服することから始まる。

スマホを使わない人ほど幸福感が高い

テクノロジーは素晴らしい（そしてバイオハックの重要な相棒にもなり得る）が、負の側面も持ち合わせている。

たとえば、魅力的とみられるものの非現実的な基準を助長する、報酬経路をハイジャックする、前かがみの姿勢をとり続け、その姿勢が引き起こす不安に気づかない、といった問題が挙げられる。

テクノロジーは生活に浸透しており、それを私たちのプラスになるように利用して、生活を支配させないようにするには、テクノロジーとの新しい向き合い方が必要だろう。

現在米国では、家庭生活（home life）、教育（education）、活動（activities）、薬物使用（drug use）、性行動（sexual activity）、安全（safety）、自殺やうつ（suicide and depression）の問題を調べる思春期健診（「ＨＥＡＤＳＳ健診」と呼ばれる）の一環として、医師が思春期の若者に、ソーシャルメディアの利用について質問するのが当たり前になっている。

11歳以上の思春期の若者については、**ソーシャルメディアに費やす時間が１日１２０分を超えると「懸念される回答」と正式に見なされる**が、これはどの年齢の人にとってもソーシャルメディアにかける時間として懸念すべきものだろう。
スマートフォンなどのデバイスやアプリは、スクリーンタイムを追跡し、あなたが画面を見ることにどれだけの時間を費やしているか教えてくれる。

ソーシャルメディアのヘビーユーザーであるティーンエイジャーのメンタルヘルス障害を明らかにした研究は数多くあり、なかでもスマートフォンの使用を学生の不安感と関連づける研究が増えている。[4]
1997～2012年前後に生まれたZ世代は、テクノロジーが常に手元にあった最初の世代であり、おそらくテクノロジーの影響を最も受けている世代だ。
Z世代を対象にした研究によると、この世代は深刻な心理的苦痛や大うつ病、自殺念慮をしばしば経験し、他のどの世代よりも自殺未遂が多く、その数はミレニアル世代やその上の世代をはるかに上回っている。[5]
インスタグラムは2010年、スナップチャットは2012年にリリースされた（ここでは2つだけ紹介する）が、研究によれば、**Z世代の中で最も幸福感が高いのは、画面を見ている時間がいちばん少ない人たち**だという。
ソーシャルメディアとインターネットの利用をいっさいやめるという「解決策」はまずあり得ないため、せめてその悪影響を軽減する必要がある。

ソーシャルメディアに中毒性を感じる理由のひとつは、何らかの通知を受け取り、メッセージを開き、そこに含まれる情報に目新しいことを発見すると、快感を引き起こすドーパミンの大放出が起きるからだ。

これによって別の通知を得るまでのしばらくの間、つながりたいという欲望が抑えられる。これはドーパミン作用のループであり、行動中毒になるおそれがある。『精神疾患の診断・統計マニュアル（ＤＳＭ）』に載るほどまだ十分に研究が尽くされていないが、[6] インターネットの病的使用（ネット依存）はいずれＤＳＭに掲載されるだろう。

ソーシャルメディアのメリットとリスクは、使う本人とその使い方によるところが大きい。ソーシャルメディアがあなたに悪影響を及ぼしているなら――悪影響を及ぼしているか時間をかけてじっくり考えるべきだ――スクリーンタイムを減らすことを検討しよう。

画面の前で過ごす時間が長いほど、より健康的な他の体験をする時間が減るのは間違いない。実際、私たちが「認知の危機」の真っただ中にいると述べる研究者もいる。私たちの苦労の種は情報不足ではない。むしろ問題は、**あまりに多くの情報が四六時中押し寄せてくるため、情報を理解し、統合し、それに基づいて行動する能力が損なわれている**ことにある。

世界中で何億もの人々が認知障害を伴う疾患（一部例を挙げると、うつ病、不安症、認知症、自閉症、ＡＤＨＤなど）にかかっているのは、これが理由だと考えられる。

カリフォルニア大学サンフランシスコ校の研究者であるアダム・ガザレイ博士は、次のように述べている。

「常にテクノロジーと接触していることが、自然に触れること、身体を動かすこと、人と対面で会うこと、心身を回復させる睡眠といった健全な心を保つのに欠かせない行動をとることを妨げている。これが共感や思いやり、協調、社会的絆に及ぼす悪影響は、まだ理解され始めたばかりだ」[7]

私自身、多すぎる刺激や情報の影響を実感したことをきっかけに、自分の集中力と認知力の向上にきわめて有効なことをいくつか発見した。

それは、テクノロジーの利用状況をモニタリングして自己管理すること、定期的に瞑想を行うこと、心拍変動モニターを利用してストレスとストレス管理の介入の効果を追跡すること、メンタルを整えるメンタルフィットネストレーニングを行うことだ。

テクノロジーが私たちの生活に果たす役割が増え続けている状況を踏まえて、今後**身体と同じくらい心も鍛えるのが当たり前になる**ことを私は願っている。

スマホの利用状況を自己評価する

テクノロジーは、人間の健康に不可欠な要素である「人とのつながり」を阻む障壁になりかねない。

テクノロジーとの関わり方をあなたはどう自己評価するだろうか？

次の質問の答えを考えてみよう。

・散歩や深呼吸ではなく、スマートフォンをストレス解消の手段として使っていないか？

・スマートフォンを使うことで、面倒な人づきあいを意図的に避けていないか？

・デバイスを使っている間に時間が消え去ったような気がしないか？

・運転中に気がつくとスマートフォンをチェックしていないか？　この習慣が人生をいとも簡単に台無しにすることについて真剣に考えよう。

・最後に思いやりに欠ける内容を投稿したのはいつか？　あるいは誰かから標的にされたのはいつか？　そのときどう感じたか？

・最後に人との食事中にスマートフォンを使ったのはいつか？

・何もかも写真に撮って、文章にして、投稿したい衝動をどのくらいの頻度で感じるか？最後に「いま、この瞬間」に身を置いたのはいつか？

・スマートフォンの使用中にストレスを感じないか？

肝心なのは、テクノロジーから離れる時間をつくることだ。スマートフォンの利用時間を制限する方法を考え、人と直接つながる時間を増やすために、テクノロジーの利用に関する新しい習慣を身につけよう。

現実世界で人とつながる

テクノロジーは遠く離れた人とのつながりを感じさせてくれるが、対面でのつながりに代わるものはない。

社会的支援のネットワークが心身の健康を増進することは多くの研究で立証されている。[8] **友だちが多いと、肥満やうつ病になる確率が低下するなど、全般的な健康が向上する。**[9]

一方、孤独は深刻な健康リスクだ。[10] 孤独は、うつ病、認知力低下、認知症の進行、朝のコルチゾール値上昇、高血圧、病気、さらには早死にのリスクを高める。[11]

社会的孤立は、ストレス反応経路を活性化し、ミトコンドリア機能不全や代謝機能障害につながる。これは、神経発生の減少と炎症現象の増加をもたらすだけでなく、長期的に健康寿命を縮める可能性がある。

年齢を重ねても、社会活動は健康と幸福に欠かせない。

研究が明らかにしたところによると、67歳から95歳までの人々にとって、社会活動は幸福感に最も強く関係している因子であり、[12] 社会的交流がきわめて乏しい、もしくはまったくない高齢者は、自殺率が高い。[13]

人間が一人でいるようにできていないのは明らかだ。

個人主義が孤独を広げている

孤独感は人間が進化させた原始的な痛みの信号だ。孤独感が私たち人間を自分が属する部族に近づくよう促したとみられるからだ。

原始社会の人々は、コミュニティから外れていると、野生動物や近隣の部族から攻撃されるリスクにさらされた。つまり、近づくことは安全の確保に等しかった。

原始時代、人間は部族や集団の中で生活し、互いに支え合っていたとみられている。世界中の多くの社会で、子どもを産み、助け合いながら子育てをする女性の集団や、部族のために食べ物を調達しようと一緒に狩猟に出かける男性の集団があった。人々はあらゆる営みを共に行い、それは自分自身のためではなく集団やお互いのためだった。

世界の変化についてひとつ例を挙げると、特に現代の西洋社会において、「徹底した個人主義」が好ましいこととして称賛されるようになっている。

西洋社会では、人々は自己の利益に基づいて行動する傾向にある。資源を確保するのは非常に小さい直近の核家族を支えるためだ。

だが今日では、一人親家庭に生まれる子どもが増えたり、親が家族を支えるために仕事を掛け持ちせざるをえなかったりと、直近の家族でさえばらばらになっていることが多い。そのため、**人間関係が幸福度を左右し健康に影響を及ぼすとわかっていてもなお、孤立感や孤独感、ストレスが蔓延している。**

もし私たちが、原始社会では生存するために社会的つながりがいかに重要であったかを思い出すことができれば、現在や将来の私たちの生存にとっても社会的つながりが不可欠であることを理解できるようになるかもしれない。

親密につながり合ってオキシトシンを増やす

人間が持つたくさんの並外れた資質のひとつが、愛のためにつながり合うことだ。

特に女性はオキシトシン優位（オキシトシンは脳で産生されるペプチドホルモン）であり、それによって信じられないようなギフトを授けられている。女性は強力なオーガズムを得られ、子どもを産み育てることができ、コミュニティを築くことができる。

こうした側面はすべて、魔法のようなホルモンであるオキシトシンと関係している。

男性もオキシトシンを産生する。ただし、男性はバソプレシンが優位であり、生まれつき保護と防御のためにつながり合う。

原始時代には、こうした社会的役割が人類を生き長らえさせたとみられる。実際、女性はバソプレシンの後にオキシトシンを進化させ、それによって親密で結束の固い社会集団を形成できるようになったと想定される。

オキシトシンは社会的報酬を感じやすくする。私たちは信頼できる友人や家族といると、つながりを感じ、心が落ち着き、安心感を得るが、これはオキシトシンの働きによるものだ。

オキシトシンには（ドーパミン、セロトニン、ノルエピネフリンとともに）、愛情を感じやすくさせる作用がある。

愛情は単なる感情ではなく、空腹やのどの渇きと同様、行動を起こす原動力でもあり、人々がお互いに情報やリソースを共有するよう促したり、男女が親密度を深めるように導いて生殖の可能性を高めたりする。[14]

実は、オキシトシンは食物摂取の調節をつかさどる脳の部位（視床下部）でつくられ、食物摂取と食欲に重要な役割を果たしている。[15]

オキシトシンは、食物摂取に及ぼす影響とは別に、脂肪燃焼や体重減少、インスリン感受性を促進する。食欲や内臓脂肪を減らすのを助ける。[16]抗炎症剤と抗酸化剤の両方の役割を果たす。[17]また、傷の治りを早め、骨の健康を促進し、脂質代謝と糖代謝を改善する。

要するに、オキシトシンは体内のミトコンドリアと代謝の健康を守っているのだ。これは良好な社会的関係が長寿と相関している理由のひとつだ。

才気あふれる科学者スー・カーターの言葉を借りれば、オキシトシンはまさに自然の薬と言えるだろう。[18]

しかし、話はこれで終わらない。**オキシトシンは、出産や授乳、子育てや母性行動、乳児の大脳新皮質の成長や知的発達に必要な養育を手助けし、社会的行動を身につけるのに必要な社会的感受性と社会的適応性を高める働きもする。**

オキシトシンは、夫婦の絆や親子の絆、家族の絆、社会的絆を固く結びつけるものだ。[19] 長期的な夫婦の絆や家族関係が社会的知能や助け合うスキルの進化を促したとする理論があるが、オキシトシンはまさにそれを実現させたホルモンなのだ。

この神経化学作用が生命そのものにいかに重要であったかを理解したことによって、私は社会的断絶が深刻化する社会に「絶望の病」が蔓延している理由を悟った。

生存のために、愛情は食べ物とまったく同じように重要であり、愛情なくして人間は健康を保てないのだ。

愛情の欠如と社会的つながりの欠如は、人間の健康に信じられないほど有害であり、人々を依存症や社会的葛藤に陥りやすくし、心の病だけでなく肥満症や代謝性疾患にもかかりやすくする。

オキシトシンの主な役割は「変化する環境の中で安定を保てるようにする」ことだと研究者たちは考えている。

つまり、自分の人間関係が、自らが直面する困難への適応能力を実質的に左右するということだ。

触れることでオキシトシンを増やす

オキシトシンの分泌を増やすための第一歩は、社会的つながりを強化することだ。

そのためには、時間をかけることと、他者への思いやりが必要になる。

あなたにとって大切な人を最優先し、家族や友人と充実した時間を過ごそう。

善意で人を助けることも、オキシトシンを増やすことにつながる。コミュニティのボランティア活動でも、大事な頼み事がある友人の手助けでもいい。

次に、**触れることのオキシトシン分泌促進効果を活用しよう。**触れることは、赤ちゃんが親との絆を形成するうえで欠かせない手段だ（赤ちゃんを抱くだけで、あなたの脳内でオキシトシンが分泌されることをご存じだろうか？　そして赤ちゃんは絆を結ぶ相手としてあなたを文字通りプログラムに組み込む）。

触れることに関する研究で最も参考になるのは、養護施設の子どもたちを対象にした研究だ。スキンシップを十分に受けなかった子どもは、さまざまな発達の遅れが生じるリスクが高まる。

触れることは社会的絆を深める手段でもある。

触れ合いの欠如は、孤立や孤独、拒絶が心身の不調に結びつく理由のひとつと考えられる。原始時代には、集団から離れるのは危険なことであり、人との触れ合いの欠如は間違いなく身の安全を脅かすものだった。私たちは触れ合うことで他者とつながっているという感覚を得られ、安心感を抱くのだ。

私は、触覚の受容体をバイオハックする別の方法として、マッサージ療法を深く信奉している。たとえその相手をよく知らなくても、皮膚の接触は強力な効果を発揮する。

マッサージを受けられない場合は、**自分の腕をやさしくなでるだけで、神経系を落ち着かせることができる。**

触れ合いや良好な社会的関係、対面での良好な社会的つながり以外にオキシトシンの分泌を増やす方法として、**感謝を行動で示す、感謝を言葉にする、人に対して思いやりのある行動をとる**ことが挙げられる。

他者への感情的同調も安心感を高める。

私は対話を通して相手の経験に同調し、共感し、受け入れる「イマゴセラピー」の主な手法を学び、これが相手の感情経験とつながるだけでなく、困難な状況のなかで心理的安全性を再構築することによって対立を解決する素晴らしい方法でもあることを発見した。

オキシトシン分泌の最も奥深い形態のひとつであり、セックスに恋愛感情と愛着を引き起こす強力な効果がある要因が、オーガズムだ。

私は愛情を研究する多数の科学者の論文を調べ、**一人の人と多くセックスするほど、私たちの身体は愛情の神経伝達物質を多く分泌することを突き止めた。**

たとえば、ドーパミンは、畏敬の念や恍惚感、陶酔感、情熱、意味づけをもたらす。

セロトニンは、温かく穏やかな気持ちや他の誰かといるときの全般的な幸福感をもたらす。

ノルエピネフリンによって、人は誰かに夢中になりすぎて寝食を忘れる状態になる。

恋愛感情の高まりというのは、いろんな意味で、相手への生理的依存を経験しているようなものだ。

オキシトシンは、人と人とを結び付け、長年のパートナーへの愛着を生み出す接着剤の役割を果たす。

研究者によれば、空腹やのどの渇き、セックス、愛情などの衝動にはすべてドーパミン経路が関わっている。喜びの報酬によって、生来の生物学的欲求が満たされるからだという。[20]ドーパミンは、一人のパートナーだけに注意を向けることを可能にするため、性的動機づけに重要な役割を果たすと考えられている。

特に恋愛初期や求婚中は、他の性的パートナーへの関心が薄れる。[21]これは、つがいとなる相手を確実に選ぶために、その相手への執着を促す生物学的な働きだ。[22]

その一方で、離別あるいは事故や病気でパートナーを失った場合、離脱症状で苦しんだり、臨床的うつ病と診断されたり、免疫抑制が起きたりするほか、自殺願望を持ったり、他人を傷つけたりすることもある。

誰かを熱烈に愛し、その相手と日常的に性行為をし、触れ合い、オーガズムを得ると、オキシトシンの作用によって相手に愛着を感じるようになる。

人間はつがいの絆を強める「コミットメントデバイス」〔目標を達成するために将来の自分の行動に制約をかける仕組み〕として恋愛を進化させ、それによって親と子の生存率を高めていると科学者たちは考えている。[23]

また、家族を維持するために家族愛が進化し、家族全員の生存率を高めていると研究者たちは仮定している。

愛情の喪失が非常に劇的な経験となる理由のひとつは、社会的絆が私たちの生存や遺伝子の伝達と密接に結びついていること――つまり生物学的要件――にある。

これが脅かされたとき、私たちは大きな苦しみを味わうのだ。

オキシトシンとプラセボ反応

オキシトシンはプラセボ反応――ある薬や治療が効くと思うからこそ効く現象――に一役買っているとみられ、それは医療提供者の優しさや信頼度に左右されると考えられる。

信頼感を与える（よく目を合わせ、微笑み、積極的に話を聞き、自信と関心を持って振る舞う）医療提供者は、患者に安心感を抱かせ、オキシトシンの分泌を促す。

母親が子どものすり傷にキスをするとき、子どもの気持ちを楽にする薬としてオキシトシンを使っている。その薬は効き目抜群だ。なんて素晴らしいのだろう。

おわりに

マザーテレサはかつてこう言った。

「今日の西洋社会の最大の病は結核でもハンセン病でもありません。誰にも必要とされず、愛されず、顧みられていないと感じることです。身体の病気は薬で治せますが、孤独や絶望、諦めを癒せるのは愛だけです」

愛は、健康寿命を延ばし、長寿を叶え、充実した人生を送るための究極の鍵だ。人と人を結びつけ、より多くの生命を生み、安全を高め、活力を増し、最終的に人生に多くの意味づけをする力だ。

私たち全員の中にある、神聖な光を放つスパークだ。誰もが共通して持つ最も深遠で、最も強力で、最も美しいもの、それが愛だ。

本書は健康の定義を、逆境に直面したときにうまく適応し、元気を保つ能力としている。身体的レジリエンスがこれを可能にするが、愛も欠かせない。

体力やパワー、レジリエンスは、それを生かし奮い立たせる愛がなければ、ほとんど意味がない。

成長し力を発揮するには、つながりと安心感が必要になる。

愛すれば愛するほど恐れは減る。愛すれば愛するほどその相手を必死で守るようになる。愛に従って生きるほど回復が早まり、生きることを強く望むようになる。

愛すれば愛するほど私たちは健康になれるのだ。


生命エネルギーは回路のように私たちの細胞内を流れており、各細胞レベルで安全や危険を察知し、適切に反応している。

生きとし生けるものを支える宇宙の仕組みそのものが、無限の知性・愛・美を育むフィールドであり、それによって万物は現実世界に現れると私は信じている。

この神聖なエネルギーを使うとき、私たちは人生を存分に楽しめるようになる。

セックスは人生を変えるような体験になる。

家族は生きがいになる。

自分を愛することが尊い行為になる。

自分自身や自分の人間関係の中に愛を育むほど、自己実現を果たすことができ、自我を超越して人の役に立つ人生を生きることができる。

身体を大切にし、ミトコンドリアを流れる生命エネルギーを養うことによって、私たち一人ひとりの中にあるスパークを解き放てば、夢に描いていたよりももっと多くのことを実現できるようになる。

人を愛し、思いやり、コミュニティを広げて、人生の意味を細胞レベルで理解できるようになる。

健康と自分の中に育んだ愛がもたらす力で、生き方を変え、人生を最高に充実した豊かで輝きに満ちたものにすることができる。

さあ、光を放ち世界を照らそう。健康であればあるほどあなたは輝ける。だから進み続けよう。外へ出て、生き生きと、光り輝こう。

愛を込めて
ドクター・モリー

謝辞

まず、本書の実現に力を尽くしてくれたイブ・アダムソン、アレックス・グラス、ガブリエル・マットソン、ハーパーコリンズの担当編集チームのジュリー・ウィル、エマ・キューパー、カレン・リナルディ、アマンダ・プリツカー、イエレナ・ネスビッツ、ニッキ・バルダフ、ロビン・バイラルデロに感謝したい。

そして、この世でいちばん大好きな私の母、父、姉妹のニッキ、コリン、アリソン、マジソン、私の人生や仕事の強力なサポーターでいてくれる友人たち、カトリーン・ボリンスキー、サラ・ケニー、トム・チー、デヴィッド・ピアス・ジョーンズ、トッド・ハフマン、ロビン・コネリー、ジョン・スタントン、セリナ・チェン、アンソニー・レミ、ガブリエラ・ラヴィッド、ロバート・オリバー、ライアン・ベゼンコート、ジョナサン・ヤフ、ブランディリン・ブリアリー、レベッカ・ジーン・アロンズィ、フィン・マッケナ、イアン・ミッチェル、デイヴ・コランスキー、デイヴ・モリン、ロニー・レイ・カーランダー、メーガン・クレメン、ダニエル・シュマクテンバーガー、ジェイムス・シュマクテンバーガー、サンジーブ・シドゥ、スキ・メア、パリス・ロウザティ、アンダーソン・プガシュ、アニール・チマ、サラ・メイヤー・

タピア、マイケル・バッサー、テリー・ヒルトン、アラステア・トゥルーガー、マシュー・グッドマン、マット・ウィギンス、ザック・ベル、ベア・キッテイ、マックス・マーマー、ジャスティン・ボレタ、ジェレミー・ガードナー、フェードラ・ランドルフ、ベン・メットキャフ、ダスティン・ロバートソン、ベンジャミン・ジェームス・スミス、スマヤ・カズイ、ピーター・バースーン、ペルラ・ピエルガリーニ、ジル・ペンチャイナ、ニコル・アサーク、チャド・アサーク、ダラス・ハートウィグ、レネ・グラハム、リーモア・チャンダリー、ノラ・カーシュ、ステファニー・リウ、Ø・ベナム、ジャスティン・シェイファー、グラハム・ピルガー、アンドリュー・ウィルキンソン、メル・ワインバーガー、アーロン・マイケル、ジョン・マイケル・コリンズ、アンドレイ・カーカー、パリス・ロウザティ、ジーバン・エイクレジャ、ジェイソン・カープ、アンタウン・ナブハン、ジェイムス・ベシャラ、ジャスティン・ボレタ、ウィリアム・チョウ、デヴィッド・メルマン、トッド・ボルドリー、マット・チェチェロ、シルヴィア・ベニート、ピーター・バースーム、ライアン・ホワード、ノア・カーナー、タチアナ・ストラウス、クリスチャン・エドラー、ダスティン・ロビンソン、ドミニク・ピッツ、ジエイムス・クレメント、ヒンディー・フリードマン、ボビー・ブレイズン、キアナ・ソレイマン、ロアナ・カラス、ジャスティン・カーン、ペニー・レイン、タメトライアス・ファーマー、シャリカ・マジェティに感謝を捧げる。

　また、マウイ島のパシフィック・サイエンス・インスティテュート在籍中に本書の執筆を始めることを寛大な心で後押ししてくれたギャレット・リズィ、そして、イブ・アダムソンとアレックス・グラスと出会ったパレオＦｘに私を紹介してくれたトッド・シップマン、貴重な法的助言をくれたキャスリーン・セイジ、マーケティングの手助けをしてくれたジョナサン・ジェイコブス、本書の刊行に多大な協力をしてくれたレベルズとＪＰＴＲチームのケイシー・ミーンズ博士、ジョシュ・クレメンテ、サム・コルコス、誰よりも詳しく心拍変動のことを私に教えてくれたジェイ・ウィルス、ミトコンドリアのパワーに目を開かせてくれたベン・ギブソン、たくさんの刺激を与えてくれる存在であるデイヴ・アスプリーに感謝する。

さらに、私の旅を支える友人であり助言者である、スー・カーター博士、ステファン・ポージェス博士、ベン・キャプラン・シンガー博士、ステファニー・コールマン博士、ステファニー・ダニエル博士、ジェイソン・カム博士、エドワード・リッチ博士、マクブール・アリ博士、テリー・ブレイディ博士、スー・ゴールドスタイン博士、アーウィン・ゴールドスタイン博士、バリー・コミサリュック博士、アリー・フェデューシア博士、ブライアン・Ｄ・アープ博士、ヘレン・フィッシャー博士、サイダ・デジレッツ博士、アダム・ガザレイ博士をはじめとする多くの医師や学術研究者の皆さんに感謝したい。

参考文献

健康やミトコンドリア、バイオハックの知識を広げることができる素晴らしい文献は数多くある。本書全体を通してこれらの一部に触れているが、リスト化できる範囲をはるかに上回る数の文献が存在し、身体と心と健康について学ぶべきことはまだたくさんある。こうしたテーマについてもっと勉強したい人のために、私のお気に入りの本をいくつか挙げておきたい。

『8 Steps to a Pain-Free Back』（エスター・ゴークレイ著）未邦訳

『The Big Leap』（ゲイ・ヘンドリックス著）未邦訳

『Come As You Are』（エミリー・ナゴスキー著）未邦訳

『医者が教える健康断食』（ジェイソン・ファン、ジミー・ムーア著、鹿田昌美訳、文響社、2021年）

『複雑性ＰＴＳＤ　生き残ることから生き抜くことへ』（ピート・ウォーカー著、牧野有可里、池島良子訳、星和書店、２０２３年）

『Diagnosis and Treatment of Chronic Fatigue Syndrome and Myalgic Encephalitis: It's Mitochondria, Not Hypochondria』（サラ・マイヒル著）未邦訳

『Do Less: A Revolutionary Approach to Time and Energy Management for Ambitious Women』（ケイト・ノースラップ著）未邦訳

『Good Morning, I Love You』（ショーナ・シャピロ著）未邦訳

『サーノ博士のヒーリング・バックペイン　腰痛・肩こりの原因と治療』（ジョン・Ｅ・サーノ著、長谷川淳史監訳、浅田仁子訳、春秋社、１９９９年）

『Letting Go』（デヴィッド・Ｒ・ホーキンズ著）未邦訳

『Love Drugs』（ブライアン・アープ、ジュリアン・サヴァレスキュ著）未邦訳
『Roar』（ステイシー・シムズ著）未邦訳
『セルフ・コンパッション』（クリスティン・ネフ著、石村郁夫、樫村正美、岸本早苗監訳、浅田仁子訳、金剛出版、２０２１年）
『She Comes First: The Thinking Man's Guide to Pleasuring a Woman』（イアン・カーナー著）未邦訳
『Why We Get Sick』（ベンジャミン・ビクマン著）未邦訳

訳者あとがき

昨今はまさに健康ブームだ。

厚生労働省の専門家検討会が先日、「健康づくりのための身体活動・運動ガイド２０２３（案）」を公表し、1日60分以上の歩行と週2～3回の筋トレを推奨したのも記憶に新しい。いまや国を挙げて病気やフレイルを防ぐ健康づくりを推進するのが世界的な潮流となっている。

本書は、病気治療を重視する従来の医療システムから距離を置き、人々の健康を保ち、病気を防ぎ、健康寿命を延ばすことに力を尽くしているモリー・マルーフ医学博士による初の著書だ。医師、スタンフォード大学講師、各種ヘルス企業のアドバイザー、プロのバイオハッカーといったさまざまな顔を持つ著者のこれまでに培った経験と健康づくりのための知識が余すところなく詰め込まれた、世界的潮流ともマッチした一冊だ。

健康づくりへの意識が高まるなか、巷には、食事法（ファスティングやケトジェニックダイエット）、運動法（筋トレ術やＨＩＩＴ）、睡眠向上、脳機能強化、ストレス管理、マインドフルネスなど、健康法に関する本があふれているが、数多ある健康法関連本の中でも、本書には他に類をみない特徴がいくつかある。

1つ目は、その網羅性だ。先に挙げた食事、運動、睡眠、脳機能、ストレス管理、マインドフルネスといったテーマが本書にはすべて網羅されている（そしてテーマはそれだけにとどまらない）。まさに健康法大全と言えるだろう。

2つ目は、医学的・科学的エビデンスが詳細に提示されている点だ。人気のコンシェルジュドクターとして、ヘルス業界のアドバイザーとして第一線で活躍する著者が、豊富な臨床経験に基づく知見を交えつつ、最新の研究結果を数多く示しながら、各テーマについて専門的にかつわかりやすく解説しているため、健康問題が起こる理由も各介入方法が効く仕組みもよく理解できる。

3つ目は、男性と女性の生物学的な差異に起因する食事や運動などの介入の効果の違いに、細かい目配りがされている点だ。また、女性の周期性や性と妊娠というテーマにも多くのページが割かれている。女性にとって役立つ情報や助言が満載であるというだけでなく、男性にとってもパートナーをはじめ女性の身体について知る機会となるだろう。


本書はPART1〜5で構成されている。PART1は脳と身体の最適化の意義とバイオハックによる健康最適化の概説、PART2は運動、PART3は食事、PART4はストレスとメンタル、

PART5は人生全般の最適化の具体的な方法の紹介だ。

PART1では、現代人の「エネルギー危機」に触れ、エネルギー容量を増やすことが健康維持の鍵であること（Chapter1）、エネルギーを産生するミトコンドリアの健康が何より重要であることとミトコンドリア機能を高める方法（Chapter2）、バイオハックによる健康最適化の意義と流れ（Chapter3）を概説している。

PART2では、日常的な身体活動や正しい姿勢の維持（Chapter4）と運動やトレーニング（Chapter5）の重要性とその具体的方法を詳細に説明している。

PART3では、食品の選び方や主要栄養素の摂り方の注意点（Chapter6）、血糖値を正常範囲に保つ方法（Chapter7）、腸内マイクロバイオームの働きと腸の健康を保つ方法（Chapter8）、代謝柔軟性の高め方とその一手法としてのファスティングの方法（Chapter9）を紹介している。

PART4では、ストレスの原因（全般性不安やトラウマ）や心身に与える影響（Chapter10）、ストレスとメンタルの評価、メンタルを整える方法としての呼吸法や睡眠、マインドフルネス（Chapter11）について説明している。

PART5では、女性の月経周期のフェーズ別・ライフステージ別のホルモン変化と最適な過ごし方（食事・運動・サプリメント）（Chapter12）、性と妊孕性（妊娠力）の問題（Chapter13）、人とのつながりの大切さと「愛情ホルモン」オキシトシンの働き（Chapter14）

に焦点を当てている。

本書全体にわたって、健康最適化のさまざまな介入方法が数多く紹介されているが、何もかも一度に試すのではなく（おそらくそれは不可能だろう）、いちばん改善したい問題について、取り入れやすいものから少しずつ始めればいいと著者は述べている。そして、やり過ぎはよくないと釘をさすことも忘れない。そうした点もたくさんの患者やクライアントを診てきた医師ならではの配慮だろう。

本書を読んで私がいちばん衝撃を受けたのは、「座りっぱなしは早死ににつながる」というくだりだ。翻訳者の生活は基本的に座りっぱなしで、座っていなければ仕事が進まない（そういう方は翻訳者以外にもたくさんいると思う）。しかし、それが健康の鍵であるミトコンドリアのエネルギー産生機能を損ない、寿命を縮め、集中力の低下まで招くという（命にも収入にも関わる大問題だ）。

私の第一の改善目標は「座りっぱなしの回避」に決まった。そこで、まず起こした行動が、スマートウォッチを利用して一定の時間間隔でスタンディングの指示をしてもらうこと、そして、ジムへの再入会だ。

スタンディング時間の確保とジムでの週1回の筋トレクラス参加に始まり、その後少しずつ取り入れて今も続けているのが、朝一番のヨガ、毎朝の掃除（ＮＥＡＴ活動として）、朝食時の加糖ヨーグルトを無糖ヨーグルト＋はちみつひとさじに変更、毎晩飲んでいたノンアルコールワインをレモンを搾った炭酸水に変更（ブドウ糖果糖液糖の回避）、白米から玄米への変更、「まず野菜から食べる」の徹底、ＳＮＳの利用を控えることによるスクリーンタイムの削減、十分な睡眠時間の確保だ。

これだけでも心身に目に見える変化が起きた。自分史上最高値に達していた体脂肪率は３％低下し、体年齢は３歳若返り（自宅のスマート体重計調べ）、人間ドックで右肩上がりだった総コレステロール値も中性脂肪値も、ここ数年で初めて改善した。締め切りが迫っても追い詰められたような感覚が減って何とかなると思えるようになり、ここ一番の集中力も増したように思う。

有酸素運動をもう少し増やし、パンと甘い物をもっと減らし（これがなかなか難しい）、ファスティングを習慣化できれば、肌が光を放つことさえ夢ではないかもしれない（昨今男性向け基礎化粧品のテレビＣＭが増えていることを考えると、美肌の実現は誰にとっても大きな関心事ではないだろうか）。

いま本書を手に取っているあなたにも、改善したい問題について気になった介入方法をぜひ試してみてほしい。１つでも２つでも試せば、何かしらの効果が必ず現れるはずだ。経験者の私が保証する。
特に、その介入方法の科学的な仕組みを理解したうえで行えば、意欲を保ったまま長く継続でき、さらに効果が高まるはずだ（私はヨガの効果が圧電気という科学的視点で説明できることを知り、朝一番のヨガを習慣化できた）。そして、その効果は目先の短期的な効果にとどまらず、長期的に健康寿命を延ばすことにつながるだろう。

本書の翻訳に携われたことは、私自身の健康づくりにとっても、大きな出来事だった。本書を世に出してくれた著者のモリー博士、そして、本書の翻訳にあたり大変お世話になったダイヤモンド社の林拓馬氏に、この場を借りて、あらためて感謝いたします。

２０２４年１月

矢島麻里子

［著者］

モリー・マルーフ（Molly Maloof）

医学博士。世界中の起業家や投資家、テック企業のエグゼクティブを対象に個別化医療サービスを提供する人気のコンシェルジュドクター。スタンフォード大学メディカルスクールの講師として健康寿命に関する講義を担当した。医療活動、個人ブランド、起業家や教育者としての活動を通して、人々の健康寿命を延ばすことに情熱を注いでいる。2012年より、デジタルヘルス業界、コンシューマーヘルス業界、バイオテクノロジー業界の50社を超える企業のアドバイザーやコンサルタントを務める。アダモ・バイオサイエンスの創設者兼CEOでもある。本書が初の著書。

［訳者］

矢島麻里子（やじま・まりこ）

翻訳家。東京女子大学文理学部史学科卒業。主な訳書に『最高の脳で働く方法』『さあ、本当の自分に戻り幸せになろう 人生をシンプルに正しい軌道に戻す9つの習慣』『ポジティブ・インパクト まわりにいい影響をあたえる人がうまくいく』（いずれもディスカヴァー・トゥエンティワン）などがある。

脳と身体を最適化せよ！

――「明晰な頭脳」「疲れない肉体」「不老長寿」を実現する科学的健康法

2024年2月13日　第1刷発行
2024年4月1日　第3刷発行

著　者――モリー・マルーフ
訳　者――矢島麻里子
発行所――ダイヤモンド社
〒150-8409　東京都渋谷区神宮前6-12-17
https://www.diamond.co.jp/
電話／03･5778･7233（編集）　03･5778･7240（販売）

ブックデザイン・図版―國枝達也
校正――鷗来堂
DTP・製作進行―ダイヤモンド・グラフィック社
印刷――勇進印刷
製本――ブックアート
編集担当――林拓馬

©2024 Mariko Yajima
ISBN 978-4-478-11516-9
落丁・乱丁本はお手数ですが小社営業局宛にお送りください。送料小社負担にてお取替えいたします。但し、古書店で購入されたものについてはお取替えできません。
無断転載・複製を禁ず
Printed in Japan

本書の感想募集
感想を投稿いただいた方には、抽選でダイヤモンド社のベストセラー書籍をプレゼント致します。▶

メルマガ無料登録
書籍をもっと楽しむための新刊・ウェブ記事・イベント・プレゼント情報をいち早くお届けします。▶

《用語集》

・ATP

アデノシン三リン酸。細胞内でミトコンドリアがグルコースを使ってつくるエネルギーの形態。ミトコンドリアによって産生、貯蔵、消費される。

・ヴィーガン食

脂肪の摂取を減らし、インスリン抵抗性の改善を図る、高炭水化物・低脂肪の食事法。

・血糖値スパイク

食後に血糖値が高くなりすぎること。血糖値スパイクを多く経験するほど、排ガス(活性酸素種)が細胞から多く発生して血管の内側を傷つける。

・ケトジェニックダイエット

高脂肪・低炭水化物の食事法。主要栄養素の摂取量を記録しながら、健康に良い脂肪が豊富で、タンパク質を中程度含み、炭水化物を低く抑えた食事を摂る。

・ケトーシス

糖の代わりに身体の脂肪を燃やす状態。ケトーシス状態は、グルコースのない状態に身体を慣れさせ、代謝柔軟性に磨きをかける。

・コルチゾール

ストレスホルモンの一種。コルチゾール値が高いと、イライラしたり眠りが浅くなったりする。コルチゾール値が低いと朝の倦怠感や疲労感につながる。

・サルコペニア

老化に伴う筋肉量の減少とその結果生じる身体の虚弱化。身体機能障害の増加、転倒、入院、介護施設入居、そして死へとつながる。

・GI値

グリセミックインデックス。食品が血糖値をどの程度上昇させるかを示す指標。GI値が70を超えると高GI食品とみなされる。

・ファイトニュートリエント

植物栄養素。ビタミンやミネラルではないが、植物に含まれる健康に良いとみとめられている物質。植物が紫外線や害虫から身を守るために生み出す。

・フレイル

老化に伴う虚弱状態。年齢とともに筋肉が衰え、体格を維持する力がなくなるとフレイルにつながる。

・ホルミシス

軽度のストレスが有益な生物学的反応を生み出すこと。適度なストレスにより、エネルギー産生を増やす必要があるという信号がミトコンドリアに送られる。

・マイクロバイオーム

体内に生息する微生物の集合体。大腸に最も多く集まっている。消化や免疫、血糖バランス、ホルモン産生、代謝柔軟性など多くの機能を支えている。

・リーキーガット

消化管の炎症が引き起こす腸管バリアの損傷。食物の粒子や細菌の毒素が漏れて血中に入り込むようになってしまう。腸管壁浸漏とも呼ばれる。

・レジリエンス

柔軟な回復力。レジリエンスが高いと、ストレスなど外部からの刺激に対して影響を受けにくい。

原注

Chapter 1　なぜ「脳と身体の最適化」が必要なのか?

1. Craig Becker and William Mcpeck, "Creating Positive Health: It's More Than Risk Reduction." NWI White Paper, December 11, 2013.
2. Francesca E. Duncan, Emily L. Que, Nan Zhang, et al., "The Zinc Spark Is an Inorganic Signature of Human Egg Activation," Scientific Reports 6 (2016), https://www.nature.com/articles/srep24737.
3. J. Graham Ruby, Kevin M. Wright, Kristin A. Rand, et al., "Estimates of the Heritability of Human Longevity Are Substantially Inflated Due to Assortative Mating," Genetics 210, no. 3 (2018), https://doi.org/10.1534/genetics.118.301613.
4. Michael Lustgarten, Microbial Burden: A Major Cause of Aging and Age-Related Disease (self-published ebook, 2016), https://www.amazon.com/Microbial-Burden-Major-Age-Related-Disease-ebook/dp/B01G48A88A.
5. "Deaths: Final Data for 2016," National Vital Statistics Reports 67, no. 5 (2018): 76.
6. Elizabeth Arias, Betzaida Tejada-Vera, Farida Ahmad, and Kenneth D. Kochanek, "Provisional Life Expectancy Estimates for 2020," NVSS Vital Statistics Rapid Release, report 15 (July 2021), https://www.cdc.gov/nchs/data/vsrr/vsrr015-508.pdf.
7. "Heart Disease and Stroke Cost America Nearly $1 Billion a Day in Medical Costs, Lost Productivity," CDC Foundation, April 29, 2015, https://www.cdc foundation.org/pr/2015/heart-disease-and-stroke-cost-america-nearly-1-billion-day-medical-costs-lost-productivity.
8. "CDC Prevention Programs," American Heart Association, May 18, 2018, https://www.heart.org/en/get-involved/advocate/federal-priorities/cdc-prevention-programs.
9. Farhad Islami, Ann Goding Sauer, Kimberly D. Miller, et al., "Proportion and Number of Cancer Cases and Deaths Attributable to Potentially Modifiable Risk Factors in the United States," CA: A Cancer Journal for Clinicians 68, no. 1 (2018), https://doi.org/10.3322/caac.21440.
10. "National Diabetes Statistics Report," Centers for Disease Control and Prevention, January 7, 2022, https://www.cdc.gov/diabetes/library/features/diabetes-stat-report.html.
11. "Prediabetes—Your Chance to Prevent Type 2 Diabetes," Centers for Disease Control and Prevention, December 21, 2021, https://www.cdc.gov/diabetes/basics/prediabetes.html; "National Diabetes Statistics Report: Estimates of Diabetes and Its Burden in the United States," Centers for Disease Control and Prevention, January 18, 2022, https://www.cdc.gov/diabetes/data/statistics-report/index.html.
12. National Center for Chronic Disease Prevention and Health Promotion, Centers for Disease Control and Prevention, https://www.cdc.gov/chronicdisease/index.htm.
13. World Health Organization Constitution, https://www.who.int/about/governance/constitution.
14. M. Huber, M. Van Vliet, M. Giezenberg, et al., "Toward a 'Patient-Centred' Operationalization of the New Dynamic Concept of Health: A Mixed Methods Study," BMJ Open 6, no. 1 (2016), https://doi.org/10.1136/bmjopen-2015-010091.
15. "CMS: US Health Care Spending Will Reach $4T in 2020," Advisory Board, April 3, 2020, https://www.advisory.com/daily-briefing/2020/04/03/health-spending.

16. "Stress in America 2020: A National Mental Health Crisis," American Psychological Association, October 2020, https://www.apa.org/news/press/releases/stress/2020/report-october.
17. Esther G. Gerrits, Heeln L. Lutgers, Nanne Kleefstra, et al., "Skin Autofluorescence: A Tool to Identify Type 2 Diabetic Patients at Risk for Developing Microvascular Complications," Diabetes Care 31, no. 3 (2008), https://doi.org/10.2337/dc07-1755.
18. Deepika Pandhi and Deepshikha Khanna, "Premature Graying of Hair," Indian Journal of Dermatology, Venereology, and Leprology 79, no. 5 (2013), https://doi.org/10.4103/0378-6323.116733.
19. Pauline Anderson, "Physicians Experience Highest Suicide Rate of Any Profession," Medscape, May 7, 2018, https://www.medscape.com/viewarticle/896257; Centers for Disease Control and Prevention. "Supplementary Table 2: Male and Female Suicide Rates per 100,000 Civilian, Noninstitutionalized Working Persons Aged 16–64 Years for Major and Detailed Occupational Groups Meeting Reporting Criteria, National Violent Death Reporting System, Suicide Decedents (n = 15,779), 32 States, 2016," Morbidity and Mortality Weekly Report 69, no. 3 (2020), https://stacks.cdc.gov/view/cdc/84275.

Chapter 2　ミトコンドリアがエネルギーをつくる

1. Rene Morad, "Defeating Diseases with Energy," Scientific American Custom Media, January 9, 2018, https://www.scientificamerican.com/custom-media/jnj-champions-of-science/defeating-diseases-with-energy/.
2. Sanjeev K. Anand and Suresh K. Tikoo, "Viruses as Modulators of Mitochondrial Functions," Advances in Virology 2013 (2013), https://www.hindawi.com/journals/av/2013/738794/.
3. Nature Education, "Virus," Scitable: A Collaborative Learning Space for Science, 2014, https://www.nature.com/scitable/definition/virus-308/.
4. Sean Holden, Rebeckah Maksoud, Natalie Eaton-Fitch, et al., "A Systematic Review of Mitochondrial Abnormalities in Myalgic Encephalomyelitis/Chronic Fatigue Syndrome/Systemic Exertion Intolerance Disease," Journal of Translational Medicine 18, no. 290 (2020), https://dx.doi.org/10.1186%2Fs12967-020-02452-3.
5. W. M. H. Behan, I. A. K. More, and P. O. Behan, "Mitochondrial Abnormalities in the Post Viral Fatigue Syndrome," Acta Neuropathologica 83 (1991), https://doi.org/10.1007/bf00294431.
6. "A Mitochondrial Etiology of Common Complex Diseases," UCLA CTSI, YouTube, May 23, 2017, https://www.youtube.com/watch?v=1aCHrHwm_AI.
7. Yanping Li, An Pan, Dong G. Wang, Xiaoran Liu, et al., "Impact of Healthy Lifestyle Factors on Life Expectancies in the US Population," Circulation 138, no. 4 (2018), https://doi.org/10.1161/CIRCULATIONAHA.117.032047.
8. Caroline Hadley, "What Doesn't Kill You Makes You Stronger: A New Model for Risk Assessment May Not Only Revolutionize the Field of Toxicology, but Also Have Vast Implications for Risk Assessment," EMBO Reports 4, no. 10 (2008), https://doi.org/10.1038%2Fsj.embor.embor953; Anton Gartner and Alper Akay, "Stress Response: Anything That Doesn't Kill You Makes You Stronger," Current Biology 23, no. 22 (2013), https://doi.org/10.1016/j.cub.2013.09.036.
9. Michael Ristow and Katherine Scheisser, "Mitohormesis: Promoting Health and Lifespan by

Increased Levels of Reactive Oxygen Species (ROS)," Dose-Response 12, no. 2 (2014), https://dx.doi.org/10.2203%2Fdose-response.13-035.Ristow.
10. Li et al., "Impact of Healthy Lifestyle Factors."
11. Richard L. Auten and Jonathan M. Davis, "Oxygen Toxicity and Reactive Oxygen Species: The Devil Is in the Details," Pediatric Research 66 (2009), https://www.nature.com/articles/pr2009174.
12. Ari Whitten, The Energy Blueprint, https://theenergyblueprint.com/.
13. Rhonda P. Patrick and Teresa L. Johnson. "Sauna Use as a Lifestyle Practice to Extend Healthspan." Experimental Gerontology 154 (October 15, 2021), https:/doi.org/10.1016/j.exger.2021.111509.
14. Se-A Kim, Yu-Mi Less, Je-Yong Choi, David R. Jacobs Jr., and Duk-Hee Lee, "Evolutionarily Adapted Hormesis-Inducing Stressors Can Be a Practical Solution to Mitigate Harmful Effects of Chronic Exposure to Low Dose Chemical Mixtures," Environmental Pollution 233 (2018), https://doi.org/10.1016/j.envpol.2017.10.124.
15. Philip L. Hooper, Paul L. Hooper, and Laszlo Vigh, "Xenohormesis: Health Benefits from an Eon of Plant Stress Response Evolution," Cell Stress and Chaperones 15, no. 6 (2010), https://www.ncbi.nlm.nih.gov/pmc/articles/PMC3024065/.

Chapter 3　現代人に必要な科学的健康法

1. Karen Zraick and Sarah Mervosh, "That Sleep Tracker Could Make Your Insomnia Worse," New York Times, June 13, 2019, https://www.nytimes.com/2019/06/13/health/sleep-tracker-insomnia-orthosomnia.html.
2. Stacy T. Sims, Roar (Rodale, 2016).

Chapter 4　身体活動——わざわざジムに通わない

1. Frank W. Booth, Christian K. Roberts, John P. Thyfault, et al., "Role of Inactivity in Chronic Diseases: Evolutionary Insight and Pathophysiological Mechanisms," Physiological Reviews 97, no. 4 (2017), https://doi.org/10.1152/physrev.00019.2016.
2. Centers for Disease Control and Prevention, "Physical Activity and Health: A Report of the Surgeon General," November 17, 1999, https://www.cdc.gov/nccdphp/sgr/adults.htm.
3. Booth, et al., "Role of Inactivity in Chronic Diseases."
4. Lin Yang, Chao Cao, Elizabeth D. Kanter, et al., "Trends in Sedentary Behavior Among the US Population, 2001–2016," JAMA 321, no. 16 (2019), https://doi.org/10.1001/jama.2019.3636.
5. University of North Carolina at Chapel Hill, "Only 12 Percent of American Adults Are Metabolically Healthy, Study Finds," ScienceDaily, November 28, 2018, https://www.sciencedaily.com/releases/2018/11/181128115045.htm.
6. David A. Raichlen and Gene E. Alexander, "Adaptive Capacity: An Evolutionary Neuroscience Model Linking Exercise, Cognition, and Brain Health," Trends in Neurosciences 40, no. 7 (2017), https://dx.doi.org/10.1016%2Fj.tins.2017.05.001.
7. Booth et al., "Role of Inactivity in Chronic Diseases."
8. Booth et al., "Role of Inactivity in Chronic Diseases."

9. Booth et al., "Role of Inactivity in Chronic Diseases."
10. Steven N. Blair, "Physical Inactivity: The Biggest Public Health Problem of the 21st Century," British Journal of Sports Medicine 43, no. 1 (2009), https://bjsm.bmj.com/content/43/1/1.
11. Ann Regina Lurati, "Health Issues and Injury Risks Associated with Prolonged Sitting and Sedentary Lifestyles," Workplace Health and Safety 66, no. 6 (2018), https://doi.org/10.1177/2165079917737558.
12. Booth et al., "Role of Inactivity in Chronic Diseases."
13. M. Neuhaus, E. G. Eakin, L. Straker, et al., "Reducing Occupational Sedentary Time: A Systematic Review and Meta-analysis of Evidence on Activity-Permissive Workstations," Obesity Reviews 15, no. 10 (2014), https://doi.org/10.1111/obr.12201.
14. Neuhaus et al., "Reducing Occupational Sedentary Time."
15. Susan C. Gilchrist, Virginia J. Howard, Tomi Akinyemiju, et al., "Association of Sedentary Behavior with Cancer Mortality in Middle Aged and Older US Adults," JAMA Oncology 6, no. 8 (June 18, 2020), https://doi.org/10.1001/jamaoncol.2020.2045.
16. Hidde P. van der Ploeg, Tien Chey, Rosemary J. Korda, et al., "Sitting Time and All-Cause Mortality Risk in 222,497 Australian Adults," Arch Internal Medicine 172, no. 6 (2012), https://doi.org/10.1001/archinternmed.2011.2174.
17. James A. Levine, "Non-Exercise Activity Thermogenesis (NEAT)," Best Practice and Research Clinical Endocrinology and Metabolism 16, no. 4 (2002), https://doi.org/10.1053/beem.2002.0227.
18. Jared M. Tucker, Gregory J. Welk, and Nicholas K. Beyler, "Physical Activity in U.S. Adults: Compliance with the Physical Activity Guidelines for Americans," American Journal of Preventative Medicine 40, no. 4 (2011), https://doi.org/10.1016/j.amepre.2010.12.016.
19. Alia J. Crum and Ellen J. Langer, "Mind-set Matters: Exercise and the Placebo Effect," Psychological Science 18, no. 2 (2007), https://pubmed.ncbi.nlm.nih.gov/17425538/.
20. Laura Nauha, Heidi Jurvelin, Leena Ala-Mursula, et al., "Chronotypes and Objectively Measured Physical Activity and Sedentary Time at Midlife," Scandinavian Journal of Medicine and Science in Sports 30, no. 10 (2020), https://doi.org/10.1111/sms.13753.
21. Marily Oppezzo and Daniel L. Schwartz, "Give Your Ideas Some Legs: The Positive Effect of Walking on Creative Thinking," Journal of Experimental Psychology: Learning, Memory, and Cognition 40, no. 4 (2014), https://www.apa.org/pubs/journals/releases/xlm-a0036577.pdf.
22. Philippa Margaret Dall, Sarah Lesley Hellen Ellis, Brian Martin Ellis, et al., "The Influence of Dog Ownership on Objective Measures of Free-Living Physical Activity and Sedentary Behavior in Community-Dwelling Older Adults: A Longitudinal Case-Controlled Study," BMC Public Health 17, no. 496 (2017), https://bmcpublichealth.biomedcentral.com/articles/10.1186/s12889-017-4422-5.
23. Carri Westgarth, Robert M. Christley, Christopher Jewell, et al., "Dog Owners Are More Likely to Meet Physical Activity Guidelines Than People Without a Dog: An Investigation of the Association Between Dog Ownership and Physical Activity Levels in a UK Community," Scientific Reports 9, no. 5704 (2019), https://www.nature.com/articles/s41598-019-41254-6.
24. Ann Regina Lurati, "Health Issues and Injury Risks with Prolonged Sitting and Sedentary Lifestyles," Workplace Health and Safety 66, no. 6 (2018), https://doi.org/10.1177/2165079917737558.
25. Brittany T. MacEwen, Dany J. MacDonald, and Jamie F. Burr, "A Systematic Review of Standing

and Treadmill Desks in the Workplace," Preventative Medicine 70 (2015), https://doi.org/10.1016/j.ypmed.2014.11.011.
26. MacEwen et al., "A Systematic Review of Standing and Treadmill Desks in the Workplace."
27. Esther Gokhale and Socrates Adams, 8 Steps to a Pain-Free Back: Natural Posture Solutions for Pain in the Back, Neck, Shoulder, Hip, Knee, and Foot (Lotus Publishing, 2013).
28. Ruth R. Sapsford, Carolyn A. Richardson, Christopher F. Maher, and Paul W. Hodges, "Pelvic Floor Muscle Activity in Different Sitting Postures in Continent and Incontinent Women," Archives of Physical Medicine and Rehabilitation 89, no. 9 (2008), https://doi.org/10.1016/j.apmr.2008.01.029.
29. Nicholas A. Levine and Brandon R. Rigby, "Thoracic Outlet Syndrome: Biomechanical and Exercise Considerations," Healthcare 6, no. 2 (2018), https://doi.org/10.3390/healthcare6020068.
30. Rudd Hortensius, Jack van Honk, Beatrice de Gelder, and David Terburg, "Trait Dominance Promotes Reflexive Staring at Masked Angry Body Postures," PLOS One 9, no. 12 (2014), https://doi.org/10.1371/journal.pone.0116232.
31. Rabeb Laatar, Hiba Kachouri, Rihab Borji, et al., "The Effect of Cell Phone Use on Postural Balance and Mobility in Older Compared to Young Adults," Physiology and Behavior 173, no. 1 (2017), https://doi.org/10.1016/j.physbeh.2017.02.031.
32. Xiaofei Guan, Guoxin Fan, Xinbo Wu, et al., "Photographic Measurement of Head and Cervical Posture When Viewing Mobile Phone: A Pilot Study," European Spine Journal 24 (2015), https://doi.org/10.1007/s00586-015-4143-3.
33. "Why Good Posture Matters," Harvard Health Publishing, 2017, https://www.health.harvard.edu/staying-healthy/why-good-posture-matters.
34. "The Egoscue Method," https://www.egoscue.com/what-is-egoscue/.
35. "What Is Posture Alignment Therapy?" Vital Balance Massage, http://www.vitalbalancetherapy.com/posture-alignment-therapy.
36. "What Is Posture Alignment Therapy?"

Chapter 5　運動——最も効率的な最適化法

1. Raphael Bize, Jeffrey A. Johnson, and Ronald C. Plotnikoff, "Physical Activity Level and Health-Related Quality of Life in the General Adult Population: A Systematic Review," Preventative Medicine 45, no. 6 (2007), https://doi.org/10.1016/j.ypmed.2007.07.017.
2. Sang-Ho Oh, Don-Kyu Kim, Shi-Uk Lee, Se Hee Jung, and Sang Yoon Lee, "Association Between Exercise Type and Quality of Life in a Community-Dwelling Older People: A Cross-Sectional Study," PLOS One 12, no. 12 (2017), https://doi.org/10.1371/journal.pone.0188335.
3. Diane L. Gill, Cara C. Hammond, Erin J. Reifsteck, et al., "Physical Activity and Quality of Life," Journal of Preventative Medicine and Public Health 46, no. 1 (2013), https://dx.doi.org/10.3961%2Fjpmph.2013.46.S.S28.
4. David A. Raichlen and Gene E. Alexander, "Adaptive Capacity: An Evolutionary Neuroscience Model Linking Exercise, Cognition, and Brain Health," Trends in Neurosciences 40, no. 7 (2017), https://doi.org/10.1016%2Fj.tins.2017.05.001.
5. Alexandre Rebelo-Marques, Adriana De Sousa Lages, Renato Andrade, et al., "Aging Hallmarks: The Benefits of Physical Exercise," Frontiers in Endocrinology 9, no. 258 (2018), https://dx.doi.

org/10.3389%2Ffendo.2018.00258.
6. "Brain-Derived Neurotrophic Factor Controls Mitochondrial Transport in Neurons," Journal of Biological Chemistry 289, no. 3 (2014), https://www.ncbi.nlm.nih.gov/pmc/articles/PMC3894309/.
7. Alejandro Santos-Lozano, Helios Paareja-Galeano, Fabian Sanchis-Gomar, et al., "Physical Activity and Alzheimer Disease: A Protective Association," Mayo Clinic Proceedings 91, no.8 (2016), https://doi.org/10.1016/j.mayocp.2016.04.024.
8. J. J. Steventon, C. Foster, H. Furby, D. Helme, et al., "Hippocampal Blood Flow Is Increased After 20 Min of Moderate-Intensity Exercise," Cerebral Cortex 30, no. 2 (2020), https://doi.org/10.1093/cercor/bhz104.
9. Valentina Perosa, Anastasia Priester, Gabriel Ziegler, et al., "Hippocampal Vascular Reserve Associated with Cognitive Performance and Hippocampal Volume," Brain 143, no. 2 (2020), https://doi.org/10.1093/brain/awz383.
10. Booth et al., "Role of Inactivity in Chronic Diseases."
11. Y. H. Wei, Y. S. Ma, H. C. Lee, C. F. Lee, C. Y. Lu, "Mitochondrial Theory of Aging Matures: Roles of mtDNA Mutation and Oxidative Stress in Human Aging," National Library of Medicine 64, no. 5 (2001), https://pubmed.ncbi.nlm.nih.gov/11499335/.
12. Adeel Safdar, Jacqueline M. Bourgeois, Daniel I. Ogborn, and Mark A. Tarnopolsky, "Endurance Exercise Rescues Progeroid Aging and Induces Systemic Mitochondrial Rejuvenation in mtDNA Mutator Mice," Biological Sciences 108, no. 10 (2011), https://doi.org/10.1073/pnas.1019581108.
13. Bhupendra Singh, Trenton R. Schoeb, Prachi Bajpai, Andrzej Slominski, and Keshav K. Singh, "Reversing Wrinkled Skin and Hair Loss in Mice by Restoring Mitochondrial Function," Cell Death and Disease 9 (2018), https://www.nature.com/articles/s41419-018-0765-9.
14. Hannah Arem, Steven C. Moore, Alpa Patel, et al., "Leisure Time Physical Activity and Mortality: A Detailed Pooled Analysis of the Dose-Response Relationship," JAMA Internal Medicine 175, no. 6 (2015), https://doi.org/10.1001/jamainternmed.2015.0533.
15. U.S. Department of Health and Human Services, 2018 Physical Activity Guidelines for Americans, 2nd edition, https://health.gov/our-work/nutrition-physical-activity/physical-activity-guidelines/current-guidelines.
16. Arem et al., "Leisure Time Physical Activity and Mortality."
17. Barry A. Franklin, Paul D. Thompson, Salah S. al-Zaiti, et al., "Exercise-Related Acute Cardiovascular Events and Potential Deleterious Adaptations Following Long-Term Exercise Training: Placing the Risks into Perspective—An Update: A Scientific Statement from the American Heart Association," Circulation 141, no. 13 (2020), https://doi.org/10.1161/cir.0000000000000749.
18. James H. O'Keefe, Evan L. O'Keefe, and Carl J. Lavie, "The Goldilocks Zone for Exercise: Not Too Little, Not Too Much," Missouri Medicine 115, no. 2 (2018), https://pubmed.ncbi.nlm.nih.gov/30228692/.
19. "Million Women Study," National Cancer Institute. 2022年6月14日にアクセス。https://epi.grants.cancer.gov/cohort-consortium/members/million-women-study.html.
20. O'Keefe et al., "The Goldilocks Zone for Exercise."
21. Thijs M. H. Eijsvogels, Paul D. Thompson, and Barry D. Franklin, "The 'Extreme Exercise Hypothesis' : Recent Findings and Cardiovascular Health Implications," Current Treatment Options in Cardiovascular Medicine 20 (2018), https://dx.doi.org/10.1007%2Fs11936-018-0674-3.

22. Magnus Thorsten Jensen, Pouk Suadicani, Hans Oletlein, and Finn Gyntelberg, "Elevated Resting Heart Rate, Physical Fitness and All-Cause Mortality: A 16- Year Follow-up in the Copenhagen Male Study," Heart 99, no. 12 (2013), https://heart.bmj.com/content/99/12/882.full?sid=90e3623c-1250-4b94-928c-0a8f95c5b36b.
23. Mayo Clinic Staff, "Exercise Intensity: How to Measure It," Mayo Clinic, 2021, https://www.mayoclinic.org/healthy-lifestyle/fitness/in-depth/exercise-intensity/art-20046887.
24. Geetha Raghuveer, Jacob Hartz, David R. Lubans, et al., "Cardiorespiratory Fitness in Youth: An Important Marker of Health—A Scientific Statement from the American Heart Association," Circulation 142, no. 7 (2020), https://doi.org/10.1161/CIR.0000000000000866.
25. Booth et al., "Role of Inactivity in Chronic Diseases."
26. Zhihui Le, Jean Woo, and Timothy Kwok, "The Effect of Physical Activity and Cardiorespiratory Fitness on All-Cause Mortality in Hong Kong Chinese Older Adults," Journals of Gerontology: Series A 73, no. 8 (2018), https://doi.org/10.1093/gerona/glx180.
27. Katya Vargas-Oritz, Victoriano Perez-Vazquez, and Maciste H. Macias-Cervantes, "Exercise and Sirtuins: A Way to Mitochondrial Health in Skeletal Muscle," International Journal of Molecular Sciences 20, no. 11 (2019), https://doi.org/10.3390/ijms20112717.
28. Mikael Flockhart, Lina C. Nilsson, Senna Tais, et al., "Excessive Exercise Training Causes Mitochondrial Functional Impairment and Decreases Glucose Tolerance in Healthy Volunteers," Cell Metabolism 33, no. 5 (2021), https://www.cell.com/cell-metabolism/pdf/S1550-4131(21)00102-9.pdf.
29. Brian Glancy, Lisa M. Hartnell, Daniela Malide, et al., "Mitochondrial Reticulum for Cellular Energy Distribution in Muscle," Nature 523 (2015), https://doi.org/10.1038/nature14614.
30. Andre Lacroix, Tibor Hortobagyi, Rainer Beurskens, and Urs Granacher, "Effects of Supervised vs. Unsupervised Training Programs on Balance and Muscle Strength in Older Adults: A Systematic Review and Meta-Analysis," Sports Medicine 47 (2017), https://doi.org/10.1007/s40279-017-0747-6.
31. Osama Hamdy and Edward S. Horton, "Protein Content in Diabetes Nutrition Plan," Current Diabetes Reports 11, no. 2 (2011), https://doi.org/10.1007/s11892-010-0171-x.
32. Hamdy and Horton, "Protein Content in Diabetes Nutrition Plan."
33. Hiroyuki Kato, Katsuya Suzuki, Makoto Bannai, and Daniel R. Moore, "Protein Requirements Are Elevated in Endurance Athletes After Exercise as Determined by the Indicator Amino Acid Oxidation Method," PLOS One 11, no. 6 (2016), https://www.ncbi.nlm.nih.gov/pmc/articles/PMC4913918/.
34. "Optimal Protein Intake Guide," Examine, 2022, https://examine.com/guides/protein-intake/.
35. Tyler A. Churchward-Venne, Andrew M. Holwerda, Stuart M. Phillips, and Luc J. C. van Loon, "What Is the Optimal Amount of Protein to Support Post-Exercise Skeletal Muscle Reconditioning in the Older Adult?" Sports Medicine 46, no. 9 (2016), https://pubmed.ncbi.nlm.nih.gov/26894275/.
36. Robert W. Morton, Kevin T. Murphy, Sean R. McKellar, et al., "A Systematic Review, Meta-analysis, and Meta-regression of the Effect of Protein Supplementation on Resistance Training–Induced Gains in Muscle Mass and Strength in Healthy Adults," British Journal of Sports Medicine 52, no. 6 (2018), https://doi.org/10.1136/bjsports-2017-097608.
37. Patricia de Paz-Lugo, Jose Antonio Lupianez, and Enrique Melendez-Hevia, "High Glycine Concentration Increases Collagen Synthesis by Articular Chondrocytes in Vitro: Acute Glycine Deficiency Could Be an Important Cause of Osteoarthritis," Amino Acids 50 (2018), https://doi.

org/10.1007/s00726-018-2611-x.
38. David G. Le Couteur, Samantha M. Solon-Biet, Victoria C. Cogger, et al., "Branched Chain Amino Acids, Aging and Age-Related Health," Ageing Res Rev. (December 2020) 64:101198: 10.1016/j.arr.2020.101198.
39. Samuel McNerney, "A Brief Guide to Embodied Cognition: Why You Are Not Your Brain," Scientific American, November 4, 2011, https://blogs.scientificamerican.com/guest-blog/a-brief-guide-to-embodied-cognition-why-you-are-not-your-brain/.
40. Penelope Lein, George Picard, Joseph Baumgarden, and Roger Schneider, "Meditative Movement, Energetic, and Physical Analyses of Three Qigon Exercises: Unification of Eastern and Western Mechanistic Exercise Theory," Medicines 4, no. 4 (2017), https://dx.doi.org/10.3390%2Fmedicines4040069.
41. Lein et al., "Meditative Movement."
42. William James, The Principles of Psychology (Henry Holt and Company, 1890).
43. Rainer Kiss, Simon Schedler, and Thomas Muehlbauer, "Associations Between Types of Balance Performance in Healthy Individuals Across the Lifespan: A Systematic Review and Meta-Analysis," Frontiers in Physiology (2018), https://dx.doi.org/10.3389%2Ffphys.2018.01366.
44. Boguslaw Lipinski, "Biological Significance of Piezoelectricity in Relation to Acupuncture, Hatha Yoga, Osteopathic Medicine and Action of Air Ions," Medical Hypotheses 3, no. 1 (1977), https://doi.org/10.1016/0306-9877(77)90045-7.
45. Lipinski, "Biological Significance of Piezoelectricity."
46. Elizabeth Fain and Cara Weatherford, "Comparative Study of Millennials' (Age 20–34 Years) Grip and Lateral Pinch with the Norms," Journal of Hand Therapy 29, no. 4 (2016), https://doi.org/10.1016/j.jht.2015.12.006.
47. "Stu Phillips Discusses the Importance of Dietary Protein and Its Role in Muscle," STEM-Talk podcast, episode 82, February 25, 2019, https://www.ihmc.us/stemtalk/episode-82/.
48. Shamini Ganasarajah, Sundstrom Poromaa, et al., "Objective Measures of Physical Performance Associated with Depression and/or Anxiety in Midlife Singaporean Women," Menopause 26, no. 9 (2019), https://doi.org/10.1097/gme.0000000000001355.
49. Jarlo Ilano, "Badass for Life: Avoiding and Overcoming the Challenges of Aging," GMB, 2020, https://gmb.io/badass-for-life/.
50. Manal A. Naseeb and Stella L. Volpe, "Protein and Exercise in the Prevention of Sarcopenia and Aging," Nutrition Research 40 (2017), https://doi.org/10.1016/j.nutres.2017.01.001.
51. Nuria Garatachea, Helios Pareja-Galeano, Fabian Sanchis-Gomar, et al., "Exercise Attenuates the Major Hallmarks of Aging," Rejuvenation Research 18, no. 1 (2015), https://doi.org/10.1089/rej.2014.1623.
52. Karen L. Troy, Megan E. Macuso, Tiffiny A. Butler, and Joshua E. Johnson, "Exercise Early and Often: Effects of Physical Activity and Exercise on Women's Bone Health," International Journal of Environmental Research and Public Health 15, no. 5 (2018), https://dx.doi.org/10.3390%2Fijerph15050878.
53. Amelia Guadalupe-Grau, Teresa Fuentes, Borja Guerra, and Jose A. L. Calbert, "Exercise and Bone Mass in Adults," Sports Medicine 39, no. 6 (2009), https://pubmed.ncbi.nlm.nih.gov/19453205/.

Chapter 6　食事――栄養のベスト&ワースト

1. Ellen A. Wartella, Alice H. Lichtenstein, and Caitlin S. Boon, "Institute of Medicine (US) Committee on Examination of Front-of-Package Nutrition Rating Systems and Symbols," Overview of Health and Diet in America. Front-of-Package Nutrition Rating Systems and Symbols: Phase I Report. National Academies Press (US), 2010, 4, https://www.ncbi.nlm.nih.gov/books/NBK209844/; R Micha, JL Peñalvo, F Cudhea, et al., "Association Between Dietary Factors and Mortality from Heart Disease, Stroke, and Type 2 Diabetes in the United States," JAMA 317, no. 9 (March 2017): 912–924, doi:10.1001/jama.2017.0947.

2. Hyun Ah Park, "Fruit Intake to Prevent and Control Hypertension and Disease," Korean Journal of Family Medicine 42, no. 1 (2021), https://dx.doi.org/10.4082%2Fkjfm.20.0225.

3. Wartella et al., "Institute of Medicine (US) Committee on Examination of Front-of-Package Nutrition Rating Systems and Symbols" ; "A Systematic Review of the Effects of Polyols on Gastrointestinal Health and Irritable Bowel Syndrome." Advances in Nutrition 2017, https://doi.org/10.3945/an.117.015560; James J. DiNicolantonio and James H. O'Keefe, "The Benefits of Omega-3 Fats for Stabilizing and Remodeling Atherosclerosis." Missouri Medicine 117, no. 1 (2020): 65–69.

4. Jeff Nobbs, "Is Oatly Oat Milk Healthy?," JeffNobbs.com, January 16, 2020, https://www.jeffnobbs.com/posts/is-oatly-healthy.

5. Mohammad Perwaiz Iqbal, "Trans Fatty Acids—A Risk Factor for Cardiovascular Disease," Pakistan Journal of Medical Sciences 30, no. 1 (2014), https://dx.doi.org/10.12669%2Fpjms.301.4525.

6. "Artificial Trans Fats Banned in U.S.," Harvard School of Public Health, 2018, https://www.hsph.harvard.edu/news/hsph-in-the-news/us-bans-artificial-trans-fats/.

7. Pew Research Center, "What's on Your Table? How America's Diet Has Changed over the Decades," https://www.pewresearch.org/fact-tank/2016/12/13/whats-on-your-table-how-americas-diet-has-changed-over-the-decades/.

8. "Monounsaturated Fat," American Heart Association, June 1, 2015, https://www.heart.org/en/healthy-living/healthy-eating/eat-smart/fats/monounsaturated-fats.

9. Marta Guasch-Ferre, Vanping Li, Walter L. Willett, et al., "Consumption of Olive Oil and Risk of Total and Cause-Specific Mortality Among U.S. Adults," Journal of the American College of Cardiology 79, no. 2 (2022), https://doi.org/10.1016/j.jacc.2021.10.041.

10. Abdulaziz Malik, Amira Ramadan, Bhavya Vemuri, et al., "ω-3 Ethyl Ester Results in Better Cognitive Function at 12 and 30 Months Than Control in Cognitively Healthy Subjects with Coronary Artery Disease: A Secondary Analysis of a Randomized Clinical Trial," American Journal of Clinical Nutrition 113, no. 5 (2021), https://academic.oup.com/ajcn/article/113/5/1168/6155858?login=false.

11. James J. DiNicolantonio and James H. O'Keefe, "The Benefits of Omega-3 Fats for Stabilizing and Remodeling Atherosclerosis," Mo Med 117, no. 1 (January– February 2020): 65–69. PMID: 32158053, PMCID: PMC7023944.

12. Tanya L. Blasbalg, Joseph R. Hibbeln, and Christopher E. Ramsden, et al., "Changes in Consumption of Omega-3 and Omega-6 Fatty Acids in the United States During the 20th Century," American Journal of Clinical Nutrition 93, no. 5 (2011), https://dx.doi.

org/10.3945%2Fajcn.110.006643.
13. A. P. Simopoulous, "The Importance of the Ratio of Omega-6/Omega-3 Essential Fatty Acids," Biomedicine and Pharmacotherapy 56, no. 8 (2002), https://doi.org/10.1016/s0753-3322(02)00253-6.
14. Lucas F. R. Nascimento, Gabriela F. P. Souza, et al., "n-3 Fatty Acids Induce Neurogenesis of Predominantly POMC-Expression Cells in the Hypothalamus," Diabetes 65, no. 3 (2016), https://doi.org/10.2337/db15-0008.
15. Yang Hu, Frank B. Hu, and JoAnn E. Manson, "Marine Omega-3 Supplementation and Cardiovascular Disease: An Updated Meta-Analysis of 13 Randomized Controlled Trials Involving 127,477 Participants," Journal of the American Heart Association 8, no. 19 (2019), https://doi.org/10.1161/jaha.119.013543.
16. Nikos Stratakis, David V. Conti, Eva Borras, et al., "Association of Fish Consumption and Mercury Exposure During Pregnancy with Metabolic Health and Inflammatory Biomarkers in Children," JAMA Network Open 3, no. 3 (2020), https://dx.doi.org/10.1001%2Fjamanetworkopen.2020.1007.
17. Daniela Roxo de Souza, Bruno Luiz da Silva Pieri, Vitor Hugo Comim, et al., "Fish Oil Reduces Subclinical Inflammation, Insulin Resistance, and Atherogenic Factors in Overweight/Obese Type 2 Diabetes Mellitus Patients: A Pre-Post Pilot Study," Journal of Diabetes and Its Complications 34, no. 5 (2020), https://doi.org/10.1016/j.jdiacomp.2020.107553.
18. Beth McMurchie, Roberto King, Martin Lindley, et al., "Shedding Light on the Effect of Fish Oil Supplementation on Dark Adaptation Capabilities," ChemRxiv (2019), http://dx.doi.org/10.26434/chemrxiv.11302613.
19. David E. Frankhouser, Sarah Steck, Michael G. Sovic, et al., "Dietary Omega-3 Fatty Acid Intake Impacts Peripheral Blood DNA Methylation-Anti-Inflammatory Effects and Individual Variability in a Pilot Study." Journal of Nutritional Biochemistry 99 (January 1, 2022): 108839, https://doi.org/10.1016/j.jnutbio.2021.108839.
20. Carolina Donat-Vargas, Marika Berglund, Anders Glynn, et al., "Dietary Polychlorinated Biphenyls, Long-Chain n-3 Polyunsaturated Fatty Acids and Incidence of Malignant Melanoma," European Journal of Cancer 72 (February 1, 2017): 137–43, https://doi.org/10.1016/j.ejca.2016.11.016.
21. Mohammad G. Saklayen, "The Global Epidemic of the Metabolic Syndrome," Current Hypertension Reports 20, no. 2 (2018), https://www.ncbi.nlm.nih.gov/pmc/articles/PMC5866840/.
22. "Estimated Hypertension Prevalence, Treatment, and Control Among U.S. Adults," Million Hearts, 2021, https://millionhearts.hhs.gov/data-reports/hypertension-prevalence.html.
23. "Prevalence of Prediabetes Among Adults," Centers for Disease Control and Prevention, December 29, 2021, https://www.cdc.gov/diabetes/data/statistics-report/prevalence-of-prediabetes.html.
24. "Diabetes Statistics," Diabetes Research Institute Foundation, https://www.diabetesresearch.org/diabetes-statistics.
25. "Alzheimer's Disease Facts and Figures," Alzheimer's Association, https://www.alz.org/alzheimers-dementia/facts-figures.
26. "Heart Disease Facts," Centers for Disease Control and Prevention, https://www.cdc.gov/heartdisease/facts.htm.

27. Amanda M. Fretts, Jack L. Follis, Jennifer A. Nettleton, et al., "Consumption of Meat Is Associated with Higher Fasting Glucose and Insulin Concentrations Regardless of Glucose and Insulin Genetic Risk Scores: A Meta-Analysis of 50,345 Caucasians," American Journal of Clinical Nutrition 102, no. 5 (2015), https://dx.doi.org/10.3945%2Fajcn.114.101238.
28. Fretts et al., "Consumption of Meat Is Associated with Higher Fasting Glucose" ; M. B. Schulze, J. E. Manson, W. C. Willett, and F. B. Hu, "Processed Meat Intake and Incidence of Type 2 Diabetes in Younger and Middle-Aged Women," Diabetologia 46 (2003), https://link.springer.com/content/pdf/10.1007/s00125-003-1220-7.pdf.
29. "Cheap Meat's Cost on Food Quality," Jefferson County Farmers and Neighbors, Inc., https://www.jfaniowa.org/real-cost-to-food-quality.
30. Evelyne Battaglia Richi, Beatrice Baumer, Beatrice Conrad, et al., "Health Risk Associated with Meat Consumption: A Review of Epidemiological Studies," Vitamin and Nutrition Research 85, no. 2 (2015), https://doi.org/10.1024/0300-9831/a000224.
31. H. D. Karsten, P. H. Patterson, R. Stout, and G. Crews, "Vitamins A, E and Fatty Acid Composition of the Eggs of Caged Hens and Pastured Hens," Renewable Agriculture and Food Systems 25, no. 1 (2010), http://dx.doi.org/10.1017/S1742170509990214.
32. "Essential Nutrient May Help Fight Alzheimer's Across Generations," ScienceDaily, 2019, https://www.sciencedaily.com/releases/2019/01/190108084424.htm.
33. Nicholas R. Fuller, Amanda Sainsbury, Ian D. Caterson, and Tania P. Markovic, "Egg Consumption and Human Cardio-Metabolic Health in People with and Without Diabetes," Nutrients 7, no. 9 (2015), https://dx.doi.org/10.3390%2Fnu7095344.
34. Edgar Antonio Reyes-Montano and Nohora Angelica Vega-Castro, "Plant Lectins with Insecticidal and Insectistatic Activities," in Insecticides, ed. Ghousia Begum (IntechOpen, 2017), https://www.intechopen.com/chapters/60115.
35. Z. X. Tan, R. Lal, and K. D. Wiebe, "Global Soil Nutrient Depletion and Yield Reduction," Journal of Sustainable Agriculture 26, no. 1 (2005), https://doi.org/10.1300/J064v26n01_10.
36. Shawn M. Wilder, David G. Le Couteur, and Stephen J. Simpson. "Diet Mediates the Relationship Between Longevity and Reproduction in Mammals," Age 35, no. 3 (2013), https://www.ncbi.nlm.nih.gov/pmc/articles/PMC3636383/.
37. Andrea Zuniga, Richard J. Stevenson, Mehmut K. Mahmut, and Ian D. Stephenson, "Diet Quality and the Attractiveness of Male Body Odor," Evolution and Human Behavior 38, no. 1 (2017), https://doi.org/10.1016/j.evolhumbehav.2016.08.002.

Chapter 7　血糖値――最強の体内指標

1. Alexandra E. Butler, Juliette Janson, Susan Bonner-Weir, et al., "β-Cell Deficit and Increased β-Cell Apoptosis in Humans with Type 2 Diabetes," Diabetes 52, no. 1 (2003), https://doi.org/10.2337/diabetes.52.1.102.
2. "Diabetes Basics," Centers for Disease Control and Prevention, https://www.cdc.gov/diabetes/basics/index.html.
3. "The Surprising Truth About Prediabetes," Centers for Disease Control and Prevention, https://www.cdc.gov/diabetes/library/features/truth-about-prediabetes.html.

4. Jennal L. Johnson, Daniel S. Duick, et al., "Identifying Prediabetes Using Fasting Insulin Levels," Endocrine Practice 16, no. 1 (2010), https://doi.org/10.4158/ep09031.or.
5. David Spero, "Do You Know Your Insulin Level?," Diabetes Self-Management, November 22, 2017, https://www.diabetesselfmanagement.com/blog/do-you-know-your-insulin-level/.
6. Mark F. McCarty, "AMPK Activation—Protean Potential for Boosting Health Span," AGE 36 (2014), https://dx.doi.org/10.1007%2Fs11357-013-9595-y.
7. Tomoo Kondo, Mikiya Kishi, Takashi Fushimi, et al., "Vinegar Intake Reduces Body Weight, Body Fat Mass, and Serum Triglyceride Levels in Obese Japanese Subjects," Bioscience, Biotechnology, and Biochemistry 73, no. 8 (2014), https://www.tandfonline.com/doi/pdf/10.1271/bbb.90231.
8. Saeko Imai, Michiaki Fukui, and Shizuo Kajiyama, "Effect of Eating Vegetables Before Carbohydrates on Glucose Excursions in Patients with Type 2 Diabetes," Journal of Clinical Biochemistry and Nutrition 54, no. 1 (2014), https://dx.doi.org/10.3164%2Fjcbn.13-67.
9. Kimiko Nishino, Masaru Sakurai, Yumie Takeshita, and Toshinari Takamura, "Consuming Carbohydrates After Meat or Vegetables Lowers Postprandial Excursions of Glucose and Insulin in Nondiabetic Subjects," Journal of Nutritional Science and Vitaminology 64, no. 5 (2018), https://doi.org/10.3177/jnsv.64.316.
10. Jun Yin, Huili Yang, and Jianping Ye, "Efficacy of Berberine in Patients with Type 2 Diabetes Mellitus," Metabolism: Clinical and Experimental 57, no. 5 (2008), https://dx.doi.org/10.1016%2Fj.metabol.2008.01.013.
11. Mario Ciampolini and Riccardo Bianchi, "Training to Estimate Blood Glucose and to Form Associations with Initial Hunger," Nutrition & Metabolism 3 (2006), https://doi.org/10.1186/1743-7075-3-42.

Chapter 8　腸——微生物とうまく共生する

1. Céline Gérard and Hubert Vidal, "Impact of Gut Microbiota on Host Glycemic Control," Frontiers in Endocrinology 10 (2019), https://dx.doi.org/10.3389%2Ffendo.2019.00029.
2. David Zeevi, Tal Korem, Niv Zamora et al., "Personalized Nutrition by Prediction of Glycemic Responses," Cell 163, no. 5 (2015), https://doi.org/10.1016/j.cell.2015.11.001.
3. Teresa Vezza, Zaida Abad-Jiménez, Miguel Marti-Cabrera, et al., "Microbiota-Mitochondria Inter-Talk: A Potential Therapeutic Strategy in Obesity and Type 2 Diabetes," Antioxidants 9, no. 9 (2020), https://www.ncbi.nlm.nih.gov/pmc/articles/PMC7554719/.
4. Vezza et al., "Microbiota-Mitochondria Inter-Talk."
5. Vezza et al., "Microbiota-Mitochondria Inter-Talk."
6. Kassem Maki, Edward. C. Deehan, Jens Walter, and Fredrik Bäckhed, "The Impact of Dietary Fiber on Gut Microbiota in Host Health and Disease," Cell Host & Microbe 23, no. 6 (2018), https://doi.org/10.1016/j.chom.2018.05.012.
7. Yasmine Belkaid and Timothy Hand, "Role of the Microbiota in Immunity and Inflammation," Cell 157, no. 1 (2014), https://www.ncbi.nlm.nih.gov/pmc/articles/PMC4056765/#!po=52.3256.
8. Connie C. Qiu, Roberto Caricchio, and Stefania Gallucci, "Triggers of Autoimmunity: The Role of Bacterial Infections in the Extracellular Exposure of Lupus Nuclear Autoantigens," Frontiers in Endocrinology (2019), https://www.frontiersin.org/articles/10.3389/fimmu.2019.02608/full.

9. David J. A. Jenkins, Cyril W. C. Kendall, David G. Popovich, et al., "Effect of a Very-High-Fiber Vegetable, Fruit, and Nut Diet on Serum Lipids and Colonic Function," Metabolism: Clinical and Experimental 50, no. 4 (2001), https://doi.org/10.1053/meta.2001.21037.
10. Alex E. Mohr, Ralf Jäger, Katie C. Carpenter, et al., "The Athletic Gut Microbiota," Journal of the International Society of Sports Nutrition 17 (2020), https://jissn.biomedcentral.com/articles/10.1186/s12970-020-00353-w.
11. "Beta-Glucaronidase; Stool," Doctor's Data Inc., https://www.doctorsdata.com/beta-glucuronidase-stool/.
12. David W. Kaufman, Judith P. Kelly, Gary C. Curhan, et al., "Oxalobacter formigenes May Reduce the Risk of Calcium Oxalate Kidney Stones," Journal of the American Society of Nephrology 19, no. 6 (2008), https://dx.doi.org/10.1681%2FASN.2007101058.
13. S. C. Noonan and G. P. Savage, "Oxalate Content of Foods and Its Effect on Humans," Asia Pacific Journal of Clinical Nutrition 8, no. 1 (1999), https://pubmed.ncbi.nlm.nih.gov/24393738/; G. P. Savage, M. J. S. Charrier, and L. Vanhanen, "Bioavailability of Soluble Oxalate from Tea and the Effect of Consuming Milk with the Tea," European Journal of Clinical Nutrition 57 (2003), https://doi.org/10.1038/sj.ejcn.1601572.
14. W. P. N. Ganga W. Pathirana, S. A. Paul Chubb, Melissa J. Gillett, and Samuel D. Vasikaran, "Faecal Calprotectin," Clinical Biochemist Reviews 39, no. 3 (2018), https://www.ncbi.nlm.nih.gov/pmc/articles/PMC6370282/.

Chapter 9　代謝——断食は最高の薬

1. Ashima K. Kant, "Eating Patterns of U.S. Adults: Meals, Snacks, and Time of Eating," Physiology & Behavior 193, part B (2018), https://doi.org/10.1016/j.physbeh.2018.03.022.
2. Mark P. Mattson, Keelin Moehl, Nathaniel Ghena, et al., "Intermittent Metabolic Switching, Neuroplasticity and Brain Health," Nature Reviews Neuroscience 19 (2018), https://doi.org/10.1038/nrn.2017.156.
3. Deborah M. Muoio, "Metabolic Inflexibility: When Mitochondrial Indecision Leads to Metabolic Gridlock," Cell 159, no. 6 (2014), https://dx.doi.org/10.1016%2Fj.cell.2014.11.034.
4. Jason Fung, "Women and Fasting—Part 10," The Fasting Method, https://blog.thefastingmethod.com/women-and-fasting-part-10.
5. Stephen D. Anton, Keelin Moehl, William T. Donahoo, et al., "Flipping the Metabolic Switch: Understanding and Applying the Health Benefits of Fasting," Obesity 26, no. 2 (2018), https://dx.doi.org/10.1002%2Foby.22065.
6. Carlos López-Otín, Lorenzo Galluzzi, José M. P. Freije, et al., "Metabolic Control of Longevity," Cell 166, no. 4 (2016), https://doi.org/10.1016/j.cell.2016.07.031.
7. Anton et al., "Flipping the Metabolic Switch."
8. Jennifer Abbasi, "Interest in the Ketogenic Diet Grows for Weight Loss and Type 2 Diabetes," JAMA 319, no. 3 (2018), https://doi.org/10.1001/jama.2017.20639.
9. Abbasi, "Interest in the Ketogenic Diet Grows."
10. Shubhroz Gill and Satchidananda Panda, "A Smartphone App Reveals Erratic Diurnal Eating Patterns in Humans That Can Be Modulated for Health Benefits," Cell Metabolism 22, no. 5 (2015),

https://dx.doi.org/10.1016%2Fj.cmet.2015.09.005.
11. Yuan, Xiaojie, Jiping Wang, Shuo Yang, Mei Gao, Lingxia Cao, Xumei Li, Dongxu Hong, Suyan Tian, and Chenglin Sun. "Effect of Intermittent Fasting Diet on Glucose and Lipid Metabolism and Insulin Resistance in Patients with Impaired Glucose and Lipid Metabolism: A Systematic Review and Meta-Analysis." International Journal of Endocrinology 2022 (March 24, 2022): 6999907. https://doi.org/10.1155/2022/6999907.
12. Przemysław Domaszewski, Mariusz Konieczny, Paweł Pakosz, et al., "Effect of a Six-Week Intermittent Fasting Intervention Program on the Composition of the Human Body in Women over 60 Years of Age." International Journal of Environmental Research and Public Health 17, no. 11, January 2020: 4138. https://doi.org/10.3390/ijerph17114138.
13. Yuriy P. Zverev, "Effects of Caloric Deprivation and Satiety on Sensitivity of the Gustatory System," BMC Neuroscience 5 (2004), https://dx.doi.org/10.1186%2F1471-2202-5-5.

Chapter 10　ストレス——不安の原因を整理する

1. J. Douglas Bremner, "Stress and Brain Atrophy," CNS and Neurological Disorders Drug Targets 5, no. 5 (2006), https://www.ncbi.nlm.nih.gov/pmc/articles/PMC3269810/.
2. Mithu Storoni, Stress-Proof: The Scientific Solution to Protect Your Brain and Body—and Be More Resilient Every Day (TarcherPerigee, 2017).
3. Chris Hardy and Marty Gallagher, Strong Medicine: How to Conquer Chronic Disease and Achieve Your Full Genetic Potential (Dragon Door Publications, 2015).
4. Jos F. Brosschot, Bart Verkuil, and Julian F. Thayer, "Exposed to Events That Never Happen: Generalized Unsafety, the Default Stress Response, and Prolonged Autonomic Activity," Neuroscience and Biobehavioral Reviews 74, part B (2017), https://doi.org/10.1016/j.neubiorev.2016.07.019.
5. Brosschot et al., "Exposed to Events That Never Happen."
6. Brosschot et al., "Exposed to Events That Never Happen."
7. Allana T. Forde, Mario Sims, Paul Muntner, et al., "Discrimination and Hypertension Risk Among African Americans in the Jackson Heart Study," Hypertension 76, no. 3 (2020), https://doi.org/10.1161/HYPERTENSIONAHA.119.14492.
8. Gary Housley and Marion Burgess, "Health Effects of Environmental Noise Pollution," Australian Academy of Science, November 21, 2017, https://www.science.org.au/curious/earth-environment/health-effects-environmental-noise-pollution.
9. Pete McBride and Erik Weihenmayer, "Seeing Silence: One Photographer's Mission to Find the World's Quietest Places," NPR, October 3, 2021, https://www.npr.org/2021/10/03/1042831854/seeing-silence-one-photographers-mission-to -find-the-worlds-quietest-places.
10. Science Communication Unit, University of West England, "Noise Impacts on Health," European Commission Science for Environment Policy, January 2015, https://wayback.archive-it.org/12090/20220805012950/https://ec.europa.eu/environment/integration/research/newsalert/pdf/47si.pdf.
11. Brosschot et al., "Exposed to Events That Never Happen."
12. Qing Li, "Effect of Forest Bathing Trips on Human Immune Function," Environmental Health and Preventative Medicine 15 (2009), https://dx.doi.org/10.1007%2Fs12199-008-0068-3.

13. Leila Ben Amor, Natalie Grizenko, George Schwartz, et al., "Perinatal Complications in Children with Attention-Deficit Hyperactivity Disorder and Their Unaffected Siblings," Journal of Psychiatry and Neuroscience 30, no. 2 (2005), https://www.ncbi.nlm.nih.gov/pmc/articles/PMC551167/; Kaiser Permanente, "ADHD Linked to Oxygen Deprivation Before Birth," ScienceDaily, December 10, 2012, https://www.sciencedaily.com/releases/2012/12/121210080833.htm.
14. "Fast Facts: Preventing Child Sexual Abuse," Centers for Disease Control and Prevention, April 6, 2022, https://www.cdc.gov/violenceprevention/childsexualabuse/fastfact.html.
15. Steven E. Mock and Susan M. Arai, "Childhood Trauma and Chronic Illness in Adulthood: Mental Health and Socioeconomic Status as Explanatory Factors and Buffers," Frontiers in Psychology 1 (2011), https://dx.doi.org/10.3389%2Ffpsyg.2010.00246.
16. Mock and Arai, "Childhood Trauma and Chronic Illness in Adulthood."
17. Brosschot et al., "Exposed to Events That Never Happen."
18. Jane Stevens (PACEs Connection Staff). "What ACEs and PCEs Do You Have?" PACEs Connection, https://www.pacesconnection.com/blog/got-your-ace-resilience-scores.
19. Gay Hendricks, The Big Leap: Conquer Your Hidden Fear and Take Life to the Next Level (HarperOne, 2010).
20. Pete Walker, MA Psychotherapy, http://pete-walker.com/.

Chapter 11 メンタル——疲れた心を癒す習慣

1. 採点式のストレステストをしたい場合は、私のウェブサイトに掲載した「ホームズとレイのストレス度表（Holmes-Rahe Life Stress Inventory）」という広く用いられているストレス評価スケールを使うことをお勧めする。
2. H. R. Berthoud and W. L. Neuhuber, "Functional and Chemical Anatomy of the Afferent Vagal System," Autonomic Neuroscience: Basic and Clinical 85 (2000), https://pubmed.ncbi.nlm.nih.gov/11189015/.
3. David Peters, "The Neurobiology of Resilience," InnovAiT 9, no. 6 (2016), https://doi.org/10.1177%2F1755738016641980.
4. Bangalore G. Kalyani, Ganesan Venkatasubramanian, Rashmi Arasappa, et al., "Neurohemodynamic Correlates of 'OM' Chanting: A Pilot Functional Magnetic Resonance Imaging Study," International Journal of Yoga 4, no. 1 (2011), https://www.ncbi.nlm.nih.gov/pmc/articles/PMC3099099/.
5. Sengui Yaman-Sozbir, Sultan Ayaz-Alkaya, and Burcu Bayrak-Kahraman, "Effect of Chewing Gum on Stress, Anxiety, Depression, Self-Focused Attention, and Academic Success: A Randomized Controlled Study," Stress and Health 35, no. 4 (2019), https://doi.org/10.1002/smi.2872.
6. "Stress Management: Breathing Exercises for Relaxation," University of Michigan Health, August 31, 2020, https://www.uofmhealth.org/health-library/uz2255.
7. Nina E. Fultz, Giorgio Bonmassar, Kawin Setsonpop, et al., "Coupled Electrophysiological, Hemodynamic, and Cerebrospinal Fluid Oscillations in Human Sleep," Science 366, no. 6465 (2019), https://www.science.org/doi/10.1126/science.aax5440.
8. Daniel J. Levendowski, Charlene Gamaldo, Erik K. St. Louis, et al., "Head Position During Sleep: Potential Implications for Patients with Neurodegenerative Disease," Journal of Alzheimer's Disease

67, no. 2 (2019), https://dx.doi.org/10.3233%2FJAD-180697; Hedok Lee, Lulu Xie, Mei Yu, et al., "The Effect of Body Posture on Brain Glymphatic Transport," Journal of Neuroscience 35, no. 31 (2015), https://doi.org/10.1523/JNEUROSCI.1625-15.2015.
9. J. Kabat-Zinn, "Mindfulness-Based Interventions in Context: Past, Present, and Future," Clinical Psychology: Science and Practice 10, no. 2 (2003), https://psycnet.apa.org/doi/10.1093/clipsy.bpg016.
10. Carolyn Y. Fang, Diane K. Reibel, Margaret L. Longacre, et al., "Enhanced Psychosocial Well-Being Following Participation in a Mindfulness-Based Stress Reduction Program Is Associated with Increased Natural Killer Cell Activity," Journal of Alternative and Complementary Medicine 16, no. 5 (2010), https://doi.org/10.1089/acm.2009.0018.
11. Simon B. Goldberg, Raymond P. Tucker, Preston A. Greene, et al., "Mindfulness-Based Interventions for Psychiatric Disorders: A Systematic Review and Meta-Analysis," Clinical Psychology Review 59 (2018), https://dx.doi.org/10.1016%2Fj.cpr.2017.10.011.
12. Raphael Millière, Robin L. Carhart-Harris, Leor Roseman, et al., "Psychedelics, Meditation, and Self-Consciousness," Frontiers in Psychology 9 (2018), https://doi.org/10.3389/fpsyg.2018.01475.
13. Kristen Sparrow and Brenda Golianu, "Does Acupuncture Reduce Stress Over Time? A Clinical Heart Rate Variability Study in Hypertensive Patients," Medical Acupuncture 26, no. 5 (2014), https://www.ncbi.nlm.nih.gov/pmc/articles/PMC4203477/.
14. Peta Stapleton, Gabrielle Crichton, Debbie Sabot, and Hayley Maree O'Neill, "Reexamining the Effect of Emotional Freedom Techniques on Stress Biochemistry: A Randomized Controlled Trial," Psychological Trauma 12, no. 8 (2020), https://pubmed.ncbi.nlm.nih.gov/32162958/.
15. Magdalena Błażek, Maria Kaźmierczak, and Tomasz Besta, "Sense of Purpose in Life and Escape from Self as the Predictors of Quality of Life in Clinical Samples," Journal of Religion and Health 54 (2015), https://doi.org/10.1007/s10943-014-9833-3.
16. Aliya Alimujiang, Ashley Wiensch, Jonathan Boss, et al., "Association Between Life Purpose and Mortality Among US Adults Older Than 50 Years," JAMA Network Open 2, no. 5 (2019), https://doi.org/10.1001/jamanetworkopen.2019.4270.
17. Hielke Buddelmeyer and Nattavudh Powdthavee, "Can Having Internal Locus of Control Insure Against Negative Shocks? Psychological Evidence from Panel Data," Journal of Economic Behavior & Organization 122 (2016), https://doi.org/10.1016%2Fj.jebo.2015.11.014.

Chapter 12　女性ホルモン——周期を味方につける

1. Meg Walters, "Is There Really a Connection Between Your Menstrual Cycle and the Moon?," Healthline, August 31, 2021, https://www.healthline.com/health/womens-health/menstrual-cycle-and-the-moon.
2. Julie A. Hobart and Douglas R. Smucker, "The Female Athlete Triad," American Family Physician 61, no. 11 (2000), https://www.aafp.org/pubs/afp/issues/2000/0601/p3357.html.
3. Alida Iacobellis, "RED-S: The New and Improved Female Athlete Triad," SportsMD.com, June 12, 2019, https://www.sportsmd.com/2019/06/12/red-s-the-new-and-improved-female-athlete-triad/.
4. "PCOS (Polycystic Ovary Syndrome) and Diabetes," Centers for Disease Control and Prevention, March 24, 2020, https://www.cdc.gov/diabetes/basics/pcos.html#.
5. Andrea Dunaif, "Insulin Resistance and the Polycystic Ovary Syndrome: Mechanism and

Implications for Pathogenesis," Endocrine Reviews 18, no. 6 (1997), https://doi.org/10.1210/edrv.18.6.0318.
6. Nuzhat Shaikh, Roshan Dadachanji, and Srabani Mukherjee, "Genetic Markers of Polycystic Ovary Syndrome: Emphasis on Insulin Resistance," International Journal of Medical Genetics 2014 (2014), https://doi.org/10.1155/2014/478972.
7. Jasmine A. McDonald, Abishek Goyal, and Mary Beth Terry, "Alcohol Intake and Breast Cancer Risk: Weighing the Overall Evidence," Current Breast Cancer Reports 5 (2013), https://doi.org/10.1007%2Fs12609-013-0114-z.
8. "Fasting Mimicking Program & Longevity," ValterLongo.com, https://www.valterlongo.com/fasting-mimicking-program-and-longevity/.
9. "Menopause," Mayo Clinic, https://www.mayoclinic.org/diseases-conditions/menopause/symptoms-causes/syc-20353397#.

Chapter 13　セックスと妊娠――固定観念を解き放つ

1. K. E. Sims, "Why Does Passion Wane? A Qualitative Study of Hypoactive Sexual Desire Disorder in Married Women," PhD dissertation, University of Nevada– Las Vegas, January 1, 2007, https://doi.org/10.25669/29J8-AQLO.
2. S. A. Kingsberg, "Attitudinal Survey of Women Living with Low Sexual Desire," Journal of Women's Health 23, no. 10 (2003), https://doi.org/10.1089/jwh.2014.4743.
3. Misia Landau, "Trans Fats May Raise Risk of Infertility," Harvard Medical School, February 9, 2007, https://hms.harvard.edu/news/trans-fats-may-raise-risk-infertility#.
4. Brooke V. Rossi, Katharine F. Berry, Mark D. Hornstein, et al., "Effect of Alcohol Consumption on In Vitro Fertilization," Obstetrics & Gynecology 117, no. 1 (2011), https://doi.org/10.1097%2FAOG.0b013e31820090e1.
5. B. Jacobsen, K. Jaceldo-Siegl, S. F. Knutsen, et al., "Soy Isoflavone Intake and the Likelihood of Ever Becoming a Mother: The Adventist Health Study-2," International Journal of Women's Health 6 (2014), http://dx.doi.org/10.2147/IJWH.S57137.

Chapter 14　人間関係――スマホ中毒と孤独からの脱出

1. Liz Mineo, "Good Genes Are Nice, but Joy Is Better," Harvard Gazette, April 11, 2017, https://news.harvard.edu/gazette/story/2017/04/over-nearly-80-years-harvard-study-has-been-showing-how-to-live-a-healthy-and-happy-life/; "Welcome to the Harvard Study of Adult Development," Harvard Second Generation Study, https://www.adultdevelopmentstudy.org/; R. J. Waldinger and M. S. Schultz, "What's Love Got to Do with It? Social Functioning, Perceived Health, and Daily Happiness in Married Octogenarians, Psychology and Aging 25, no. 2 (2010), https://doi.org/10.1037%2Fa0019087.
2. Martin Picard and Carmen Sandi, "The Social Nature of Mitochondria: Implications for Human Health," Neuroscience & Biobehavioral Reviews 120 (2021), https://doi.org/10.1016/j.neubiorev.2020.04.017.
3. Martin Picard, Aric A. Prather, Eli Puterman, et al., "A Mitochondrial Health Index Sensitive

to Mood and Caregiving Stress," Biological Psychiatry 84, no. 1 (2018), https://doi.org/10.1016/j.biopsych.2018.01.012.

4. Danielle L. Clark, Jean L. Raphael, and Amy L. McGuire, "HEADS: Social Media Screening in Adolescent Primary Care," Pediatrics Perspectives 141, no. 6 (2018), https://doi.org/10.1542/peds.2017-3655.

5. J. M. Twenge, A. B. Cooper, T. E. Joiner, et al., "Age, Period, and Cohort Trends in Mood Disorder Indicators and Suicide-Related Outcomes in a Nationally Representative Dataset, 2005–2017," Journal of Abnormal Psychology 128, no. 3 (2019), https://doi.org/10.1037/abn0000410.

6. Tony Durkee, Vladimir Carli, Birgitta Floderus, et al., "Pathological Internet Use and Risk-Behaviors Among European Adolescents," International Journal of Environmental Research and Public Health 13, no. 3 (2016), https://dx.doi.org/10.3390%2Fijerph13030294.

7. Adam Gazzaley, "The Cognition Crisis: Anxiety. Depression. ADHD. The Human Brain Is in Trouble. Technology Is a Cause—and a Solution," Elemental, July 9, 2018, https://elemental.medium.com/the-cognition-crisis-a1482e889fcb.

8. Jiyoung Park, Shinobu Kitayama, Mayumi Karasawa, et al., "Clarifying the Links Between Social Support and Health: Culture, Stress, and Neuroticism Matter," Journal of Health Psychology 18, no. 2 (2013), https://doi.org/10.1177%2F1359105312439731.

9. Cheuk Yin Ho, "Better Health with More Friends: The Role of Social Capital in Producing Health," Health Economics 25, no. 1 (2016), https://doi.org/10.1002/hec.3131.

10. Park et al., "Clarifying the Links Between Social Support and Health."

11. John T. Cacioppo and Stephanie Cacioppo, "Social Relationships and Health: The Toxic Effects of Perceived Social Isolation," Social and Personality Psychology Compass 8, no. 2 (2014), https://doi.org/10.1111%2Fspc3.12087.

12. Noralou P. Roos and Evelyn Shapiro, "The Manitoba Longitudinal Study on Aging: Preliminary Findings on Health Care Utilization by the Elderly," Medical Care 19, no. 6 (1981), https://doi.org/10.1097/00005650-198106000-00007.

13. M. J. Heisel and P. R. Duberstein, "Suicide Prevention in Older Adults," Clinical Psychology 12, no. 3 (2005), https://psycnet.apa.org/doi/10.1093/clipsy.bpi030.

14. Enrique Burunat, "Love Is Not an Emotion," Psychology 7, no. 14 (2016), https://doi.org/10.4236/psych.2016.714173.

15. Daniel S. Quintana and Adam J. Guastella, "An Allostatic Theory of Oxytocin," Trends in Cognitive Sciences 24, no. 7 (2020), https://doi.org/10.1016/j.tics.2020.03.008.

16. Soo Min Hong, Jeong-Kyung Ko, Jung-Joon Moon, and Youl-Ri Kim, "Oxytocin: A Potential Therapeutic for Obesity," Journal of Obesity & Metabolic Syndrome 30, no. 2 (2021), https://doi.org/10.7570/jomes20098.

17. Evan A. Bordt, Caroline J. Smith, Tyler G. Demarest, et al., "Mitochondria, Oxytocin, and Vasopressin: Unfolding the Inflammatory Protein Response," Neurotoxicity Research 36, no. 2 (2019), https://doi.org/10.1007/s12640-018-9962-7.

18. C. Sue Carter, William M. Kenkel, Evan L. MacLean, et al., "Is Oxytocin 'Nature's Medicine'?," Pharmacological Reviews 72, no. 4 (2020), https://pharmrev.aspetjournals.org/content/72/4/829.

19. C. Sue Carter and Stephen W. Porges, "The Biochemistry of Love: An Oxytocin Hypothesis," EMBO Reports 14, no. 1 (2013), https://doi.org/10.1038/embor.2012.191.

20. D. W. Pfaff, Drive: Neurobiological and Molecular Mechanisms of Sexual Motivation (MIT Press, 1999).
21. S. M. Merrill, "An Exploration of the Transition from Romantic Infatuation to Adult Attachment," doctoral thesis, Cornell University, August 30, 2018, https://doi.org/10.7298/X45M640Z.
22. Z. Zou, H. Song, Y. Zhang, and X. Zhang, "Romantic Love vs. Drug Addiction May Inspire a New Treatment for Addiction," Frontiers in Psychology 7 (2016), https://doi.org/10.3389/fpsyg.2016.01436.
23. G. J. O. Fletcher, J. A. Simpson, L. Campbell, and N. C. Overall, "Pair-Bonding, Romantic Love, and Evolution: The Curious Case of Homo sapiens," Perspectives on Psychological Science 10, no. 1 (2015), https://doi.org/10.1177/1745691614561683.